浙江

针灸学术流派

◇ 方剑乔 马睿杰 主编

U0215224

浙江科学技术出版社

图书在版编目（CIP）数据

浙江针灸学术流派 / 方剑乔，马睿杰主编. — 杭州：浙江科学技术出版社，2019. 10

ISBN 978-7-5341-8534-2

Ⅰ. ①浙… Ⅱ. ①方… ②马… Ⅲ. ①针灸疗法-中医流派-浙江 Ⅳ. ①R245

中国版本图书馆CIP数据核字（2018）第282807号

书 名	浙江针灸学术流派		
主 编	方剑乔　马睿杰		
出版发行	**浙江科学技术出版社**		
	杭州市体育场路347号　邮政编码：310006		
	办公室电话：0571-85176593		
	销售部电话：0571-85062597		
	网　址：www.zkpress.com		
	E-mail：zkpress@zkpress.com		
排 版	杭州兴邦电子印务有限公司		
印 刷	浙江新华印刷技术有限公司		
开 本	710×1000　1/16	印 张	19.25
字 数	254 000		
版 次	2019年10月第1版	印 次	2019年10月第1次印刷
书 号	ISBN 978-7-5341-8534-2	定 价	58.00元

责任编辑 刘 丹 梁 峥　　**责任校对** 顾旻波

封面设计 孙 菁　　　　　**责任印务** 田 文

《浙江针灸学术流派》
编委会

序

浙江中医自古繁荣，学术流派纷呈，朱丹溪、张景岳、杨继洲等名家辈出，业已形成守正出新的浙派中医。

针灸医学作为中医学的重要组成部分，在中医外治法中占据主要作用。浙江针灸自古名家辈出，古有著《针灸大成》之杨继洲、著《针灸聚英发挥》之高武、著《针灸大全》之徐凤、专擅针灸治顽疾的明代御医凌云，近现代有精于针刺手法补泻的楼百层、针药并施的阮少南、精研手法与穴性的高镇五、喜用温针灸的施延庆、长于飞经走气手法的金文华、家传化脓灸的严定梁、精于文献研究的盛燮荪、自创铺灸的罗诗荣、擅长针灸治妇疾的虞孝贞等。

在浙江省中医药科技计划重点项目经费资助下，我们对杨继洲、凌云等十大针灸流派的形成、传承和学术思想、诊疗特色进行了认真梳理，形成了《浙江针灸学术流派》一书。本书既是纪念前辈们对浙江针灸发展的推动作用和为浙江中医药事业做出的巨大贡献，也为后学者提供了值得借鉴的针灸诊疗思路和方法，在彰显浙江针灸学术流派诊疗特色的同时，更有助于丰富浙派中医的学术内涵。

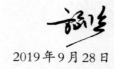

2019 年 9 月 28 日

编写说明

浙江历代针灸名家辈出，著述丰硕，从杨继洲的《针灸大成》、高武的《针灸聚英》到马莳的《黄帝内经注证发微》、张志聪的《黄帝内经灵枢集注》，在全国针灸界享有重要的学术地位，对中国针灸事业的发展贡献卓著。浙江近代医家上承《内经》《难经》学术之源，下袭宋元明各家学术流派之经验，在长期的临床实践中，根据当地的地理环境、患者体质、疾病类型等具体情况，推陈出新，逐渐形成了许多各具特色的学术流派。从明代以来，以针灸临床施治，颇享盛誉，承非物质文化遗产杨继洲针灸、凌氏针灸百年，中有阮氏九代、严氏七代、施氏七代，后继有金氏、高氏、虞氏、盛氏、罗氏等现代名家，传承不绝。各流派传承人至今仍活跃在浙江、上海地区，其学术流派特色鲜明，脉络清晰，享誉全国。

浙江省针灸学术流派研究尚属首次，参考国内其他地区流派研究标准，纳入了传承三代以上（包含三代），专长于或特殊贡献于针灸学科，有较为完整的学术理论和经验，并有著书立作的在省内外影响较大的流派。通过系统思维、创新思维模式开展，以将成熟完整的流派进行传承、保护和挖掘，对濒临断代或失传的流派进行抢救为原则，对浙江省内的针灸学术流派进行整理和研究。本书也是浙江省针灸学会成立40周年献礼之作。

本书的编写出版得到了浙江省中医药科技计划重点项目经费的资助。本书在编写过程中，得到了浙江省卫生健康委员会、浙江省中医药管理局和浙江省针灸学会的大力支持。同时，中国针灸学会副会长、中国针灸学会学术流派研究与传承专业委员会主任委员夏有兵教授，浙江省中医药学会肖鲁伟会长为本书提供了很多宝贵的意见；盛燮荪先生、高镇五先生、李栋森先生提供了大量的史料和参考书籍；各流派传承人给予了积极响应；胡天烨、俞大雄克服困难，坚持完成了"浙江针灸学术流派的整理与研究"课题。我们全体编写人员向他们致以崇高的敬意和衷心的感谢。

由于部分流派传承时间久远，本书中难免存在流派梳理和学术经验总结不全不实等问题，敬请读者和相关医家理解和斧正。

《浙江针灸学术流派》编委会

2019 年 10 月

目录

上篇

第四章　**浙江针灸学术流派临证医案**

下篇

第五章 ## 浙江特色针刺手法

第六章 ## 浙江特色灸法

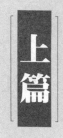

上篇

ZHEJIANG
ZHENJIU XUESHU
LIUPAI

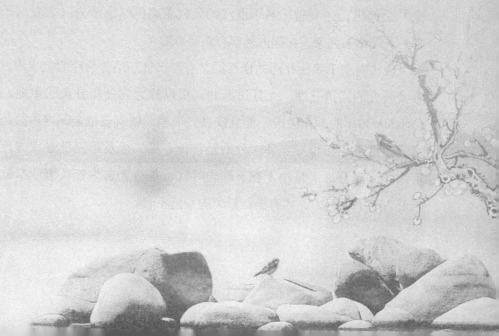

第一章

浙江针灸学术流派发展概述

　　浙江自古文化昌盛，人杰地灵。在中国针灸史上，浙江有着十分重要的地位，尤自宋明以来，针灸名家辈出，如著有《针灸资生经》之王执中、著有《针灸大成》之杨继洲、著有《针灸聚英发挥》之高武、著有《针灸大全》之徐凤，还有曾徙居于浙江的元代著名医学家滑寿（著有《十四经发挥》）等诸多名家，在国内外都有重要影响。

　　现代有精于手法补泻的楼百层，有善于针药结合治疗的阮少南，有长于针灸研究的高镇五等。尤其是浙北，可以称之为浙江针灸的重地，不仅有传承500多年的湖州凌氏，而且仅嘉兴一地，就有三位全国老中医药专家学术经验继承工作指导老师，分别是首批、第二批及第三批专家施延庆、严定梁和盛燮荪。正是由于在不同的时代，都有立志为针灸事业奉献终生的同道人的不断努力，才有浙江针灸的长盛不衰。

一、宋明时期

宋明时期，浙江针灸医家的学术思想具有鲜明的特点。他们出版著作，对针灸理论的发展起到了重要的推动作用；他们博采众长，形成了诸多流派，丰富了浙江针灸的学术内容；他们不拘泥于理论，注重实践经验的收集与整理，汲取了大量民间医学的治疗经验；他们在临证的同时，重视对临床治验或诊疗失治的记录，形成了大量医案，不仅能反映辨证论治的实践经验，也是对后世医家的一种警示，是浙江针灸史上的宝贵财富。

当时的浙江针灸医家对《黄帝内经》（以下简称《内经》）《难经》《针灸甲乙经》等经典著作做了注释和编述，并有著作出版。如明代张景岳的《类经》和《类经图翼》是对《内经》做了极为深刻的研究以后，重加分类和注释而成的一部巨著。滑寿的《十四经发挥》是在《针灸甲乙经》的基础上，汲取了《金兰循经》以经统穴的归纳方法，把有经有穴的十四经脉归纳为一个系统的整体。另有朱丹溪对十二经脉和奇经八脉的病候做了许多补充，使针灸学术理论有了很大的发展。

浙江针灸医家不管师从名家或家学渊源，均博采众长，方自成一家。如张景岳从朱丹溪"阳有余而阴不足"渐悟出"阴阳胜复"之理，成为温补派的代表。杨敬斋的《针灸全书》对100多种病证的治症取穴，绘成全身人形图，随图标明应取之穴，后学于临证时根据图就能得到应取之穴及穴位的位置所在，在当时堪称独具一格。

医学包含了各个体系的综合，生存环境、风土人情、宗教文化的不同，都会产生不同的医疗形式。浙江古代针灸学术的昌盛发展，离不开针灸医家从民间获取的资料，以及后期的整理提高。如杨继洲用羊眼练习针治内障，闻人耆年的《备急灸法》中记载的灸治急症，都是他们汲取民间的经验来丰富自己的医疗技术。

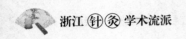

在医案记载方面，特别是针灸医案的记载，在晋代以前非常少见，而自宋代《针灸资生经》开始，就有了一定数量的医案记载。在后世浙江医家的著作中都收录了不少针灸医案，其中的突出代表是明代杨继洲的《针灸大成·卷九》，专列一个章节记录了31则医案，且记载翔实，是十分珍贵的文献资料。

二、清代及民国时期

清代自1616年至1911年辛亥革命而告结束，下逮民国时期，前后历经300年。由于清政府和国民政府的歧视，针灸医学一再受到摧残，但它在人民群众中仍有着深厚的基础，它以简、便、验、廉的独特治疗方法为人民保健事业发挥了重要作用。因此，尽管历经挫折，但仍在不断发展。

这一时期又可分为三个时期，即道光以前、道光二年以后、民国时期。

道光以前，针灸被列为太医院十三科之一，针灸学术仍有发展。浙江医家在医经研究方面有马莳的《黄帝内经注证发微》、张志聪的《黄帝内经灵枢集注》等，在针灸专著方面有《经学会宗》《针灸内篇》《凌门传授铜人指穴》。

道光二年，当朝下令"太医院针灸一科，着永远停止"。这直接导致针灸发展的停滞。许多针灸医家因此受挫，其中尤以浙江湖州双林凌汉章针灸世医为代表。针灸被废，凌氏的众多后人均改习内、外、妇科，对浙江针灸的发展影响巨大，危害颇深。幸而，活跃在民间的针灸医家依然在应用针灸，使针灸学术在举步维艰的大环境下得以生存下来。比较突出的有除了沿袭元明以来的刺灸法，开始较多应用温灸方法，如太乙神针、雷火针法，并刊行了灸法著作，如张文澜的《太乙神针》、孔广培的《太乙神针集解》、雷少逸的《灸法秘传》、赵学敏的《本草纲目拾遗》、吴尚先的《理瀹骈文》等。另外还有很多各具地域特色的刺灸法，如药物点灸法、铺灸法、漆针法仍在民间流传。

民国时期，中医包括针灸仍然受到摧残，同时西方医学的引进，更加重了对传统医学的打击。然而在针灸再度遭受覆灭的厄运时，各地（包括浙江）有志之士纷纷以各种形式挽救针灸、挽救中医。浙江医家创办的针灸学社、学馆有宁波张世镳（俊义）创办的中国东方针灸研究学社、东方针灸书局，编印的针灸医籍有《高等针灸学讲义》《温灸学讲义》等；绍兴裘吉生出版的《三三医报》和所编的《三三医学》中曾有《备急灸法》等针灸专著出版；浙江慈溪中医专门学校的张山雷编著的《经脉俞穴新考正》和《新考正经脉俞穴记诵编》，将针灸学与现代医学相结合；鄞县医家王有忠编绘的《中西汇参医学图说》，是中西医汇通的早期著作。同时，面向全国举办针灸函授班，培养针灸后继人才。

此外，20世纪30年代发源于江苏无锡的澄江学派培养的一批中国针灸代表人物，著名的有首批国医大师程莘农院士以及邱茂良、杨甲三、邵经明、高镇五、谢永光、留章杰、苏天佑、阮少南等，其中邱茂良、高镇五、阮少南成为澄江学派在浙江针灸传播的代表，对浙江针灸的学术思想和针灸教育模式起到了引领和示范作用。

三、中华人民共和国成立之后

中华人民共和国成立后，在党和政府的一系列正确方针政策之下，中医以及针灸迅速得到了复苏。地方选派优秀的医家去北京参加针灸学习班，成立设有针灸科的医疗机构，开办中医学校。在学术上也出现了繁荣的景象，针灸医家以前所未有的热情大量撰写针灸学术论文和医著。如黄学龙的《屠龙之术》《针灸疗法与生理作用》，陈璧琉、郑卓人合著的《灵枢经白话解》《针灸歌赋选解》，对全国针灸学术均有较大的影响。近年来，李栋森、杨楣良、盛燮荪等相继编著出版了《宋明浙江针灸》和《浙江近代针灸学术经验集成》，对浙江宋明时期的针灸名家学术思想和民国以前的针灸名家临证经

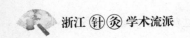

验进行了较为系统的研究和整理。

在现代针灸医家中有重手法者，有重疗法者，亦有重穴法者、重针药结合者。无论是手法派、疗法派或穴法派还是针药结合派，都体现了浙江针灸医家在长期针灸临床诊治过程中形成了各自的特色针法，这促使浙江针灸出现了一些相对固定的针法灸法流派，使得浙江针灸学术上升到新的理论高度，进一步推动着浙江针灸的蓬勃发展。

现代浙江针灸有以针刺手法为长的老一代针灸医家，如善用补泻手法的楼百层、以手法改良与创新为长的盛燮荪、崇尚针下辨气的阮步青；有注重疗效、创新针灸疗法的针灸医家，如创立钩针的杨楣良、创立铺灸的罗诗荣、倡用温针的施延庆、沿袭化脓灸的严定梁、推崇丛针疗法结合电针的方剑乔、创新粗针疗法的宣丽华、创立百会长留针的陈华德、提出头针抽添导引法的孔尧其；有重视手法亦重视穴位的针灸医家，如善用特定穴配伍的高镇五、创用手穴的陈峰；有注重针药结合的针灸医家如阮氏后人阮少南，善用针药治妇科疾患的虞孝贞；更有一批20世纪70年代及以后科班毕业、长期从事针灸临床的中青年专家，不断充实浙江针灸队伍，为发展浙江针灸贡献自己的力量。

近30余年，是浙江针灸真正兴旺发展之时。1979年，浙江省针灸学会成立，开启了现代浙江针灸发展的新纪元。1983年浙江中医学院（现浙江中医药大学）设立针灸专业本专科教育，并于1986年成立针灸推拿系，开始了针灸专业人才的正规化、规模化培养。20世纪80年代末，成立了浙江中医学院针灸推拿研究所，揭开了针灸临床和实验研究的新篇章，带动了全省的针灸科学研究工作。

纵观浙江针灸的发展历程，毋庸置疑离不开几代针灸医家的共同努力。无论是前人力挽遭受灭顶的针灸，还是曾有的中西汇通、中西结合的思路，抑或是现代针灸医家将实验研究与传统针灸相结合、试图进一步阐明经络与穴位的实质以及治病机制，都能使后人认识到针灸医学是一门具有科学性和实用性的传统医学。他们只有对浙江针灸学术流派的发展过程有一定的认识，才能肩负起传承浙江针灸学术的重任。我们期待，在全世界都掀起针灸热潮的今天，浙江针灸能有新的突破和更好的发展。

第二章

浙江针灸学术流派文献源流

一、凌氏与《经学会宗》《针灸经穴真传》

（一）凌振湖与《经学会宗》

浙江湖州凌氏世医是国内外颇负盛名的医学世家。自明代凌汉章（约1443—1519）始，凌氏的分支在苏、浙、沪等地区均有繁衍，代有传人，至今已有500多年。

凌氏先祖随宋室南渡，定居安吉，自此后子孙三代连续显达，凌氏针灸更是"驰名两京"，自汉章始连续四代为太医院御医。关于凌汉章的有关著作，近年来发掘已刊行的有《经学会宗》《凌门传授铜人指穴》《针灸内篇》等书。《经学会宗》旧抄本署"双林卧岩凌云汉章定本，孙振湖士麟成孺汇编，六世孙一鹗序贤订正"。凌振湖为汉章五世孙，名士麟，字成孺。光绪八年（1882年）《归安县志·卷三十·文存》记载明太祖七世孙病瘘，不良于行，诸医迭治，历三年而疾如故，天启癸亥（1623年），遣人跋涉千里来邀，经振湖针治二日，可扶杖起，越数日而霍然病愈。

现存《经学会宗》旧抄本，系海内孤本，南京图书馆珍藏，全四册，相当于现在的16开本，全书墨迹系出一人之手，末页之署名、印章为郑文焯。据考，郑文焯（1856—1918），字叔问，号小坡，别号鹤道人，清代高密（今山东）人，光绪举人，官内阁中书，工词，擅书画，长于金石，兼通医学。《经学会宗》内容为气穴篇，有手足太阴、手足阳明、手足少阴、手足太阳共八经，余阙。全书援引各家资料甚丰，对腧穴定位以《针灸甲乙经》为宗，立论严谨，言而有据，眉批多引《灵枢》《素问》有关经文，并间有阐发，与正文一源一流，上下呼应，相得益彰。据凌汉章十六世孙凌耀星家藏旧抄本《经学会宗》，内容有人体分部经穴图，以及十四经穴图和歌诀。另据凌汉章十五世孙凌煦之家传《针灸经穴真传》手抄本，其经穴分寸歌与凌耀星家藏本相同，并均有"今依汉章公遗本"之语，故可推知，《经学会宗》足本原为理论与临床皆备而卷帙颇多的一部针灸专著，以未付梓，辗转摘抄，或因经沧桑之变而致支离不全，然吉光片羽，亦可见其珍稀。

（二）凌氏与《针灸经穴真传》

《针灸经穴真传·一卷》系凌氏家传手抄本（未刊行），原抄本为十五世孙凌煦之手抄，仅存手足太阴、手足阳明、手足少阴、手足太阳八经，每经腧穴按照经脉循行次序编列，每一腧穴条下有取穴法、刺灸法、主治症，凌煦之于首页写明此为凌氏家传本，他在每一经脉、腧穴条目下有40余处按语。如对脾经及各腧穴，系统地逐穴评说尤详，谓："'足太阴脾经，为多气少血之经'，《神应经·百穴法歌》仅采用其足部七穴，余皆不用，大抵腹胸诸穴效果不确故也……大都与环跳、委中同用，治腰连腿痛有验；太白、商丘能愈痔病，脾热湿聚者效；商丘与丘墟、解溪同用，为草鞋风之主穴，脚背疼肿及足踝肿痛，斜针商丘出血，有消肿止痛于顷刻之效。三阴交主治甚多，难产与合谷同用……地机、血海为妇人月事之主穴。经延经少经闭，灸天枢、归来而不效，则再于地机、血海针灸之，可以收功……箕门不常用，腹股沟淋巴肿胀可以针之……大横能调脾气，多寒洞泄及腹胀痃癖气痞，灸之有效……"如在足太阳膀胱经前，凌煦之谓："《铜人》作六十三穴，无眉冲、督俞、气海俞、关元俞四穴；《腧穴折衷》更将肓俞列为奇穴，会阳穴列入督脉，仅六十一穴，盖非也，今依汉章公遗本，仍以六十七穴为是。"

据其所作按语，所称"汉章公遗本"当指《经学会宗》的经穴篇内容之一，从中可窥探凌汉章原著之精髓，亦可知凌氏著作之间的深刻渊源。

二、杨继洲与《针灸大成》

杨继洲（约1522—1620），字济时，明代三衢（今浙江省衢州市六都杨村）人，为唐信安侯杨向后裔。杨氏出身于医学世家，家学渊源，其祖父杨益曾任太医院太医。杨氏自幼受家中丰富的各种古医家抄本及医籍熏陶，博览群书，后又弃儒从医，终成一代著名针灸大家。

杨氏一生行医40余年，临床经验丰富，临证时针药结合。《针灸大成》是杨氏在其早年编纂的《卫生针灸玄机秘要》的基础上辑录了《神应经》《古今医统》《针灸节要》《医经小学》《针灸聚英》《标幽赋》《金针赋》《医学入门》等20余位医家的针灸资料汇集而成，其内容涉及《内经》《难经》的针灸原文、针灸歌赋、经络腧穴、针法灸法以及诸症治法医案，科目涉及内、外、妇、儿。书中还附有"阳掌八卦图"和"阴掌八卦图"，作者将掌心、手背按八卦易理分成"九宫八卦图"，与人体五脏六腑有机地联系起来，具有很高的临床价值。由此可见，《针灸大成》可谓针灸学科的百科全书。书稿编成后，经赵文炳、靳贤、黄镇庵等人整理资助，于明万历二十九年（1601年）刊行问世。

综观《针灸大成》，从中整理出杨继洲的学术思想与学术观点：

1.杨氏注重理论基础，溯源穷流

这从《针灸大成》第一卷《针道源流》就可看出。杨氏将援引的诸书概要、评述以及《内经》《难经》中针灸的内容作为理论基础，放在整本书的卷首，可见其对于针灸基础理论的重视。

2.通权达变，重视手法操作

杨氏独具特色的下手八法、十二字分次第手法等，包括了单式和复式补泻法，如截担补泻法就是其中之一，极大地丰富了针刺手法，为后世医家沿用至今。

3.善用腧穴，完善透穴理论

杨氏特别注重特定穴的运用。据统计，《针灸大成》全书中特定穴的使用占全部经穴的57.3%。在特定穴中，杨氏又特别拓展了井穴的理论。他从井穴主治及配伍运用方面，将井穴的作用具体化，强调了井穴在全身诸多腧穴中的重要地位，因而《针灸大成》也成为对井穴论述最全面的针灸典籍。《针灸大成》中还首次出现了穴对，"四关穴"的出现即开创了穴对的先河。除此之外，杨氏还将《玉龙歌》中对透穴的论述发展成透穴理论，对针法理论做出了巨大贡献。

4.针药结合，重视辨证论治

《针灸大成》中不仅有针刺的内容，亦有灸法的内容，甚至还专列一卷收录了《陈氏小儿按摩经》。杨氏临证时，注重四诊合参，但又不局限于此，他灵活运用脏腑辨证、八纲辨证，根据经络、脏腑、脉理、症状等多方面综合辨证，故效如桴鼓。

《针灸大成》是一部蜚声针坛的历史巨著，是继《内经》《甲乙经》等名著之后，针灸史上第三次大的总结。它自问世以来，已被译成英、日、德、法、拉丁等多种文字，且有多达几十个版本，至今仍不断有新的版本问世，足见《针灸大成》流传之广、影响之大、声誉之盛。杨继洲在针灸理论上的诸多建树，是推动中国针灸学术发展的重要助力，是针灸史上不可磨灭的印记，对中国针灸走向世界有着深远的影响和意义①。

三、楼百层与《内经》针刺补泻

楼百层（1913—1992），男，浙江省诸暨市人。1930年考入浙江中医专门学校（杭州）。1935年毕业后，悬壶桑梓。1947年夏迁至杭州开业。1956年春应聘参加浙江省中医药研究所工作。楼氏涉足医林50余年，致力于针灸研究，兼及内科，尤对各种针刺方法及补泻手法颇多创见。1980年与浙江省计算机技术研究所合作，成功地将其针灸经验输入电脑应用于临床，该成果获得浙江省1981年度优秀科技成果三等奖。1985年5月应邀赴澳大利亚进行针灸巡回讲学，深获好评，被澳大利亚自然疗法协会授予名誉会员。他先后发表论文30多篇，历任浙江省中医药研究所针灸研究室主任、研究员，浙江省针灸学会主任，中国针灸学会理事及中华全国中医学会浙江分会常务理事等职。

楼老认为，针灸与药物治疗有其相同之处，也有不同之处，针灸对同一脏器的两种性质相反的病证（如便秘与腹泻），常取用同一穴位，只是运用不同的补泻手法而已。历代文献中屡有记载，如《拦江赋》"伤寒无汗泻合谷补复溜，若汗多不止便补合谷泻复溜"；《针灸大成》"文伯泻三阴交补合谷，胎应针而下……今独不可补三阴交泻合谷而安胎乎？盖三阴交，肾肝脾三脉之交会，主阴血，当补不当泻；合谷为大肠之原，大肠为肺之腑，主气，当泻不当补"。此皆说明在同一腧穴处方中，可因针刺补泻手法的不同，以致作用完全相反。因此可见，楼老十分重视在正确辨证的基础上运用适宜的补泻手法，他认为"补泻反，则病益笃"（《灵枢·邪气脏腑病

---

① 伍康平，赵灵洁.杨继洲与《针灸大成》，《浙江档案》2013年第8期52-53页。

形》）。一般认为，阳证多为实热，宜针宜泻；阴证多为虚寒，宜灸宜补。疼痛多实，治宜泻之；痒麻多虚，治宜补之。针灸手法名目虽多，但总不离乎补泻之法。

楼老曾撰写发表了《论内经·针刺补泻》《常用针刺补泻手法》《试论针刺平补平泻法》《试论烧山火与透天凉的针刺手法》《试论针刺"补、泻"与"兴奋、抑制"》《试论针刺的"得气"、"候气"与"调气"》。他为针灸的普及以及腧穴、补泻手法的应用做出了非常大的贡献。

楼老提出：针灸治疗，是在经络学说基础上，以虚实为纲，以补泻为法的辨证施治过程。这也是针灸治疗的特色与关键。

（一）徐疾补泻

楼氏认为，徐疾补泻是《内经》论述针刺补泻法中主要的也是基本的一种。《素问·针解》有"徐而疾则实者，徐出针而疾按之；疾而徐则虚者，疾出针而徐按之"。这是徐疾补泻的出处和所遵循的理论依据。

无论什么补泻手法，楼老都认为应在得气的基础上。在《灵枢·九针十二原》中就有"刺之要，气至而有效"的记载。近代医家对徐疾补泻概括为：以进针和出针快慢来区别补泻的方法。然而，楼老根据对《内经》的研究，认为对徐疾补泻的理解并没有那么简单。

楼老研究认为，"出"是针对内而言的，"出""内"两字联系起来，就是由浅及深、由内而外相互往来的意思。这就说明它是指针在穴内上下往来的动作而言，这种动作是伴有如《铜人针灸经》在徐疾补泻法中所说的"如转如不转，徐徐下之"的微捻手法。据此，徐疾补泻的具体操作过程应是：针进入穴内后，由浅部徐缓地微捻纳入深部，再由深部疾速捻退至浅部，上下往来，以气调为度，这样可导致阳气内交，称之为补法；反之，由浅部疾速捻入深部，再由深部徐缓地微捻退至浅部，上下往来，以气调为度，这样可引导阴气外出，称之为泻法。

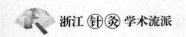

（二）迎随补泻

迎随补泻中的"迎随"，近代医家大多解释为：针刺时将针尖迎着经脉来的方向斜刺叫"迎"，为泻法；反之，将针尖随着经脉去的方向斜刺叫"随"，为补法。还有一种说法是，顺着经脉取穴，依次而针的称为"随"，为补法；反之，逆着经脉取穴，依次而针的称为"迎"，为泻法。

然而，楼老在仔细研究了《内经》经文及古代医家的著作后，结合临床实践分析认为，"迎随"二字实际是补泻手法的统称。迎随对补泻手法而言，即"泻者迎之，补者随之""迎者泻也，补者随之""迎者泻也，随者补也"。补泻是针对疾病虚实而言的，即"虚者补之，实者泻之"。

（三）呼吸补泻

呼吸补泻法是针刺手法结合患者呼吸时机的一种补泻手法。此法早在《素问》中就有详细的记载。现代文献中，对呼吸补泻多解释为：呼气时进针，吸气时出针，叫作补法；吸气时进针，呼气时出针，叫作泻法。

楼老根据《素问·离合真邪论》及《素问·调经论》的文意认为，《内经》对呼吸补泻的立论都是着眼于"气"字。简言之，针时使气留而不出的为补；反之，使气出而不留的为泻。由于"气"可进一步推广联系到呼吸之气，呼气为阳，吸气为阴，即"吸者随阴入，呼者因阳出"。又由于呼吸的具体表现动作是口鼻的出气和入气，因此，欲补之时，"气出针入，气入针出"；欲泻之时，"气入针入，气出针出"。借呼吸之气使针刺达到引阴阳出入调和之目的，亦即是"呼者阳也"的意思。明代杨继洲认为"此乃调和阴阳法也"。这也就是呼吸补泻之义。

呼吸补泻手法的具体内容，楼老认为其基本内容实际上就是徐疾补泻手法。因为两者同是以阴阳出入的理论为基础的。呼吸补泻中说的"吸则内针"和"呼尽内针"的"内"字，应当与徐疾补泻中的"内"字同义，也是指针刺入穴后，由浅部纳入深部而言的。据此，呼吸补泻手法的具体操作应是：针刺入穴内后，趁患者吸气时将针由浅部疾速地捻入深部，借其"吸者随阴入"之意，以"气入针入"的方法，使针与气相随继，而不逆迎（无令气忤），再随阴入时捻针（吸则转针），可不致使邪气散布；达到调气的目的后，借"呼者因阳出"之意，以"气出针出"的方法，徐缓地将针由深部微捻退向浅部（候呼引针），以导引阴气出外；"呼尽乃去"即是趁患者呼气时，由浅部退针出穴，不加按闭针孔，以使病邪从针孔泄出（大气皆出），这是泻法。反之，当患者呼气时，将针由浅部徐缓地微捻纳入深部，借"呼者因阳出"之意，用"气入针出"的方法，以导致其阳气之内交，操作中不能稍存急躁之心（如待所贵，不知日暮），要谨慎守护其气（适而自护）；达到调气的目的后，再借"吸者随阴入"之意，将针疾速地由深部捻退至浅部，即以"气入针出"的方法，而不使阳气外泄；最后趁患者吸气时，由浅部退针出穴，而疾速地按闭针孔，使神气内存，叫作补法。

综上所述，呼吸补泻法的全部内容是以徐疾补泻的操作技术为基本，辅之以呼气和吸气时机而构成的。也就是说，呼吸补泻法的具体操作内容是以徐疾补泻的手法为核心或基础的，呼吸时机仅仅是配合而已。

（四）开阖补泻

近代医家对开阖补泻的定义是指根据针退出穴外时按闭针孔与否，或按闭的快慢而分别的一种方法，在《内经》中即有概括的记述。其与徐疾补泻法、呼吸补泻法、提插补泻法、捻转补泻法并列为常用针刺补泻手法。

从《内经》经文上可以看出：补法时必须于出针后按闭针孔，甚至要迅速地按闭针孔；泻法时要不按针孔，甚至还要摇大针孔。

针刺补泻皆从"气"字出发，前文所讲的呼吸补泻即是着眼于"气"字。《素问·针解》记载补法"徐出针而疾按之"，泻法"疾出针而徐按之"；《素问·离合真邪论》"推阖其门，令神气存，大气留止，故命曰补""大气皆出，故命曰泻"。从中不难看出，徐疾补泻和呼吸补泻都包含有开阖

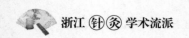

补泻的具体操作，开阖补泻则不包括进针和行针过程的操作动作，仅仅是针刺操作过程中的最后一个阶段。因此，开阖补泻只能是同其他补泻手法结合而用的，不能算是一种独立的补泻手法，实际上它只是徐疾补泻的一个组成部分。

（五）烧山火和透天凉

烧山火与透天凉等针刺复式手法，则是在上述针刺补泻手法基础上发展起来的。其具体操作方法是：烧山火，将针刺入应针深度的1/2时，行左右捻转手法9次以候气，若觉针下沉紧，再进入应刺深度，急行三出三入、紧按慢提的提插捻转手法，一般可使针下产生热感。透天凉，将针刺入应针深度，即行左右捻转手法6次以候气，若觉针下沉紧，再将针提起1/2，急行三入三出、紧提慢按的提插捻转手法，一般能使针下产生凉感。这两种手法，是以"阴阳立法""寒热正治"为目的。

四、严肃容与《千金要方》《外台秘要》化脓灸法

众所周知，灸法自晋唐宋以来，流传逐渐广泛，特别到了唐代，灸法尤为盛行，是医家治疗疾病的主要手段。《备急千金要方》是唐代医家孙思邈所著，他在《备急千金要方·卷三十》中有言："其有须针者，即针刺以补泻之；不宜针者，直尔灸之……若针而不灸，灸而不针，皆非良医也。"可见孙思邈十分重视灸法及针灸并用。《外台秘要》是唐代医家王焘编撰的医学专著，他崇尚灸法，在其《外台秘要》中有大量使用艾灸治疗疑难杂症的记载。

严氏灸法始于严氏始祖严曜堃，却是遥承了《备急千金要方》《外台秘要》中的灸法。《备急千金要方》中详述了艾炷直接灸，《外台秘要》中所载灸法医方亦为直接灸，常须数十壮或上百壮，皮肉烧灼之苦令患者难以接受。严肃容是严氏第五代传人，严氏在古代灸法的基础上形成了一套自具特

色的化脓灸法，并代有改进。

严氏化脓灸用穴精少，壮数以三至九壮为度，艾炷用特制铜模压制，贴灸用太乙膏薄贴，施灸时节为每年小暑至白露，注重发灸、养灸等。严氏化脓灸尤注重取穴精准，这也是秉承了《备急千金要方》中对"点灸"的要求："凡点灸法，皆须平直，四体无使倾侧，灸时孔穴不正，无益于事，徒破皮肉耳。若坐点则坐灸之，卧点则卧灸之，立点则立灸之，反此亦不得其穴矣。"

严氏化脓灸取精制艾绒，以陈年者为佳，用特制铜模制作成艾炷，每艾炷约重0.1g。取穴时须反复斟酌，定后以指甲压十字纹，继以细圆竹或笔套取印泥点之，以作标记。灸时体位须端正，灸头顶及天突穴，取坐位、仰靠位；灸背部，取坐位俯伏（两手按膝，头部垫一枕头）；灸胸腹部，取仰卧位。在穴位上涂抹少许大蒜汁，以便于艾炷黏附。艾炷置于穴位上，用线香点燃艾炷尖端。当燃至艾炷的2/3或患者感到灼痛时，医者用两手食指、中指、无名指连续均匀地在灸处周围轮番拍击，以减轻灼痛感，并借以控制火力，此为"拍灸法"。如欲加强温通攻散，拍击时须重而急速。每一艾炷燃4～5分钟，熄灭后用纱布蘸生理盐水或温开水浸润、洗净，再灸下一壮。灸毕，贴以太乙膏薄贴。灸后须每日更换膏药，保持灸处清洁，一般45天左右愈合。患者须暂停体力劳动，焦痂脱落前应吃"发物"，焦痂脱落后则应忌食"发物"，以利收口。灸后忌食虾蟹、姜，以防灸处发痒。

五、金文华与《金针赋》针刺法

金氏以其"飞经走气"的针刺手法而闻名，修炼气功，指力过人，行针手法以转针、摇针为主，入针浅而针感强，手法独特，自成一家。金氏以《内经》为刺法基础，又对徐凤《金针赋》中针刺法颇有研究，他认为《金针赋》是汲取何若愚《流注指微赋》和窦汉卿《标幽赋》两家之长，大凡行针手法如候气、调气、行气以及各种补泻手法的精义尽在其中。他在承袭古代针灸典籍的基础上又有自己的创新。金氏认为，针刺迎随补泻之义一是从内外出入浅深先后以调营卫，二是经脉上下往来的顺经逆经刺法，但在实际应用中应根据体质、病症、施术的需要加以变通。

金氏针刺手法注重穴位的定位。金老认为，针刺治病，要取得疗效，首先要得气，而得气的先决条件是找到正确的穴位，而要找到正确的穴位，就必须注重押手；金氏同时认为，穴位从字面来看，就是"洞穴"的意思，所以要找到正确的穴位，首先要找到相应的"洞穴"。其次，金氏在针刺时聚精会神，十分重视"守神"。《素问·宝命全形论》曰："凡刺之真，必先治神。"金老不仅以此为准则，还时常以此提醒后辈应当如是，方可提高针刺疗效。关于针刺得气，金老提出了"层"的概念和"压"字诀。金氏认为，每个穴位都是在一定深度的地方，并有一定厚度和大小的。针刺时刺得过深或过浅都没有刺到穴位，只有针刺到相应的层面，并给予一定的刺激，才能得气。"压"字诀是主要针对腹部穴位的，在针刺到达一定层面时，在针柄处给予一个虚劲，并传导到相应的"层"上，这样才可以得气。

金氏应用综合手法对《金针赋》龙、虎、龟、凤飞经走气手法的操作介绍如下：

金氏飞经走气手法：用28～30号不锈钢针，在取准穴位、常规消毒后，以左手拇指反复切按其穴，进针先入皮下，针尖斜向病所，微捻入分肉之间，待针下得气后，施补法应略扳倒针柄，左右轻慢摇动，泻法可不必扳倒针柄，左右摇动针柄宜快宜重，同时配合医者呼吸，即吸气时摇动针柄，呼气时用震颤手法。如此反复施行、持针勿释，使酸胀感或凉热感渐达病所，向远处放射。如感应迟缓者，可再在针刺浅深中调节，或退1～2分、或进1～2分，重复操作。

六、盛燮荪与《内经》五体刺法

《内经》中的九针"一针皮、二针肉、三针脉、四针筋、五针骨、六针调阴阳、七针益精、八针除风、九针通九窍"指导了当时的规范用针。九针形态不同，作用不同，体现了辨证用针的原则。《灵枢·官针》记载的九刺、十二节刺、五刺等26种刺法，已明确地说明了针刺不同部位以达到不同治疗作用。盛老在师承经验及临床运用下，创新总结出了五体刺法，辨证施用，疗效较一般刺法更佳。

五体刺法之"五体"与五脏相应，这也是五体刺法有效的理论基础之一。五体不仅赖经脉运行气血濡养，是经络系统的一部分，而且又赖营卫津液的充养和调节。皮部处于机体的浅部，位于浅部的浮络、孙络都属于皮部；经筋附着于骨，处于机体的深部；经脉在皮部与筋骨之间，处于分肉之间的中层。而无论"肺主皮毛"，肺有行气温润皮毛的气化作用，分肉腠理合于脾，脾为水谷精微化生之源，经脉伏于分肉之间，还是经筋和骨合于肝肾，肝肾血气充盈"淫气于筋""肾主骨生髓"，均说明了五体中皮、脉、肉、筋、骨以不同形式依赖于气血津液的濡养和营卫的调节，因此当五脏受损时可在五体有所反应，在五体施以刺灸法能达到治疗的作用。

五体刺法使穴位成为立体的空间，也更明确了病理的层次和病症的定位。外邪侵犯人体多按照皮、脉、肉、筋、骨的次序，最终侵犯脏腑。若能在外邪传变的过程中将其阻隔在浅层的皮部、脉部或分肉，则不至于使病邪达到深部的筋骨，可保脏腑不受邪。《素问·阴阳应象大论》曰："故善治者治皮毛，其次治肌肤，其次治筋脉，其次治六府，其次治五藏。"另一方面，可根据疾病传变至五体的部位，治疗相对应的脏腑；同一疾病发展至不同阶段，其病位的层次不同，也可用五体刺法来辨证施治。

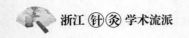

七、高镇五与《灵枢》速迟刺法

《灵枢·九针十二原》载"刺之微，在速迟"，精辟地指明了针刺的微妙作用在于速迟刺术。速迟，是徐疾之义，快慢的意思。高老临证用针重视补泻，他在《灵枢》经文的基础上结合临床，进一步研究和发展，独创了具有其自身特色的速迟刺法，并将速迟刺法应用于行针补泻，简化了针刺补泻手法。

速迟刺法，速者，针的运动频率快、疾、急和留针时间短暂之意；迟者，针的运动频率慢、徐、缓和留针时间长久之意。高老认为，在用毫针进行操作时，针一运动即有"速迟"，这一概念包括入针、进针、留针、出针、捻转、提插、震颤摇摆、搓刮弹拨等针支运动形式，因此，速迟之术贯穿在进针、候气、守气、调气、留针至出针的全过程。

速，包含了疾、急、快、角度幅度大的操作和针留穴内时间短者，刺激量大，针感强，作用力大，作用时间短；迟，包含了徐、缓、慢、角度幅度小的操作和针留穴内时间长者，刺激量小，针感弱，作用力小，作用时间长。进针、出针时，有徐疾之分；候气，则分徐徐得气和快速得气；运针调气、守气，则讲究频率快慢、幅度大小、时间长短、补泻之别。速迟之术的作用还与针具的粗细、材质、针刺深浅有关。高老经研究后发现，针粗刺深者，刺激量大、针感强、作用力大；针细刺浅者，则刺激量小、针感弱、作用力小。针支质料有不锈钢、铜、银、金等区别，对针的导气传热功能有不同的影响。

高老在临床运用速迟针术时，具体分为补法、泻法以及平补平泻三种手法。

施补法时，强调得气徐缓，选用针支宜细，迅速刺皮后，徐徐进针，缓慢捻转，捻转幅度在180°以内，或缓慢提插，幅度在5mm以内，针感轻或中等，术者指下感觉轻松，静留针，留针时间宜短。

施泻法时，强调得气迅速，选用针支可粗，迅速刺皮，进针直达腧穴深部，快速捻转，幅度360°～720°，或快速提插，幅度约1cm，针感重，术者指下感觉沉紧，间歇动留针或持续动留针，留针时间可长。

行平补平泻针法时，毫针粗细适宜，迅速刺皮后，进针速度适宜，捻转或提插、得气速度、针感轻重、术者指下感觉，均在补法泻法之间，留针时间适宜。

《灵枢·阴阳清浊》曰："刺阴者，深而留之；刺阳者，浅而疾之。"高老据此认为，阴证，宜刺深，久留针；阳证，宜刺浅，须疾出。《灵枢·邪客》载："先知虚实，而行疾徐。"高老强调，在施针之前，对患者的整体情况，如病情、体质、病史等有全面的了解，注重"三因制宜"，明辨虚实，辨证施术，方可取得满意疗效。

第三章

浙江针灸学术流派

一、杨氏针灸学术流派

杨氏针灸发源于衢州，在衢州特定的自然与社会环境中孕育而生，其最主要的杨氏及家传针灸技艺始见于1601年出版的《针灸大成》。《针灸大成》共10卷20余万字，是我国针灸学承前启后的经典巨著，已被译成英、日、德、法、拉丁等7种文字、46种版本，传播到140多个国家和地区。其倡导天、人相互协调这一中国古代哲学最高思想，阐发对宇宙间生死、寿夭、永暂、阴阳等对立统一的朴素辩证法的观点。在操作方式上，杨氏针灸重视基础理论、辨证选经、循经取穴、穴少而精；讲究手法操作，尤以"下手八法""十二字分次第手法"为著。现将杨氏针灸的学术思想及特色理论介绍如下。

（一）杨氏针灸传承脉络

杨氏针灸源于衢州，远播海内外，历经400多年，脉传谱系虽然复杂，但很明晰。杨氏针灸传承是非家族性的，在传承过程中，以自学自愿为特征，多为社会性松散型，以杨氏外姓传承为主。杨氏针灸技艺的师承关系多以同乡为纽带，有浓郁的地方特色，少有"一脉相承"，且呈网状交织传承，国内知名的有邱茂良、汪文产、叶彦恒、王樟连等。清光绪以来，杨氏针灸在衢州地区以同乡为纽带，薪火相传，历经六代。

第一代：雷鹤云（1883—1925），男，衢州龙游人。17岁考中秀才，后拜名医雷德富为师，私淑杨继洲，擅长杨氏针灸，驰驱白马行医，常为贫者施医送药，人称"白马先生"，传人周明耀。"私淑"是中医的一种传承形式，是指虽未能得老师亲自授业，但是通过《针灸大成》承传杨继洲学术及针技并尊其为师。雷鹤云是有衢州区域流派特色的第一代衢州杨氏针灸宗师，著有《外伤诊治》。

第二代：周明耀（1894—1967），男，衢州龙游人。师承雷鹤云，在龙游县城自立诊所，以"金针拨障术"驰名省内外。宗杨氏学说，如杨继洲所说"凡学针人眼者，先试针内障羊眼，能针内障羊眼复明，方针人眼，不可造次"，医疗作风相当严谨认真。中华人民共和国成立后，曾任浙江省三届政协委员。1955年、1957年，两度应北京同仁堂邀请，赴京为障盲患者治病。传人邱茂良。

第三代：邱茂良（1913—2002），男，衢州龙游人。著名针灸学家，博士生导师，曾任中国针灸学会副会长、卫生部医学科学委员会委员，世界卫生组织亚太地区临时顾问，1991年获国务院"有突出贡献专家"称号。从不与人发生门户之争，主张相互切磋，共同提高，深得同道嘉许。1928年考入浙江兰溪中医专门学校，师从张山雷学习内、妇等科，遂得其传。1932年毕业后返乡，在故乡龙游短暂行医，曾拜谒当地名医周明耀而未得其门。1933年，拜师江苏无锡针灸名家承淡安，卒业后执教于针灸学研究社，并协助承淡安于无锡举办中国针灸学研究社。1937年，抗日战争爆发，中国针灸学研究社被迫停办。据台州籍浙江省级名中医牟重临先生提供的其父亲牟允方回忆录资料记载："1938年返黄岩后，时有商人出身的方钱西，系中国针灸学研究社函授班学员。因中国针灸学研究社内迁重庆，该社教师邱茂良遂与方结约，在黄岩设台州分社，开班传授针灸，聘我（牟允方）担任老师。第一学期结束，方以为此举大有利可图，遂购置房屋，扩大设备，改称台州中医学校，并自任校长，邱茂良为教务主任，聘我为训育主任兼教师。"邱茂良从事中医内科、妇科、针灸科的教学。3年后，因战事影响，台州中医学校被迫停办，他返回故里行医。1941—1948年在家乡龙游行医期间，与时誉"医界奇才"的龙游名医江任毅（1902—1944，出身于中医世家）切磋，又请益周明耀，执弟子礼，遂得其传。传技王樟连。邱老在针刺手法上以针刺有序、"三才"一体、守神为尚为原则；在针刺得气方面，不仅要观察得气的反应，分析不得气的原因，更重要的是掌握得气的方法、调节和分类，这些都对针灸理论的发展起到了重要的作用。针灸的辨证论治，邱老是关键人物之一，其撰写的《针灸治法与处方》阐明了针灸治法与处方的起源。在针灸理论方面，他强调以经络学说为核心，并掌握阴阳五行、脏腑气血和八纲证治等中医基本理论。临床时，则要求使用现代医学手段以明确诊断，运用中医辨证论治的方法，根据病者所表现的症状，分别主客标本，结合针灸特点，应用各种不同的治疗法则，同时用中医内科的治法指导针灸立法处方，强调理、法、方、穴、术的完整性。其著有《针灸与科学》《内科针灸治疗学》《针灸学》《中国针灸治疗学》《中国针灸荟萃·治疗学分册》等10多部专著。

第四代：王樟连（1951— ），男，衢州龙游人，国家级名中医。曾任浙江中医药大学针灸系副主任，浙江省针灸推拿医院针灸科主任，中国针灸学会理事，浙江省针灸学会常务理事、副秘书长等职。长期从事中医针灸的教学、科研、临床工作。20世纪70年代在南京某部任军医时遥从邱茂良，与邱茂良交往切磋甚多，重视杨氏针刺手法，后又师从针灸名家高镇五先生，而邱茂良、高镇五同为承门师兄弟（高镇五1946年参加中国针灸学研究社，曾向陆瘦燕、邱茂良请教），算起来邱茂良亦为王樟连之师伯。1994年起在龙游设王樟连诊所，秉承杨氏针灸学术思想，临床应诊时注重辨证、辨病相结合，针药兼施，以"汤药攻其内，针灸治其外"，根据疾病的虚实选择针刺的深浅和迎随补泻，针刺手法轻柔，患者易接受。传人金瑛。王樟连教授曾主编《张山雷医籍选》中"经络腧穴新考证"一章，并参加了《针灸学》教材的编写，任编委。曾受卫生部及学院派遣，到德国慕尼黑大学医学院、巴西讲学和医疗。

第五代：金瑛（1969—　　），男，衢州龙游人。中国针灸学会理事，浙江省针灸学会常务理事，浙江省针灸学会疼痛分会主任委员。1989年师从王樟连教授，随师侍诊5年，尽得真传。博采众家之长，曾随当代浙江针灸名家高镇五、虞孝贞、方剑乔等临床学习，并于2015年11月拜著名针灸学家、国医大师石学敏院士为师，签订为期3年的师承协议。他精研针刺手法，秉承"三才进针法"，并有所创新。主张"法之所施，使患者不知所苦"，强调"先练指力，后言手法；先求得气，后言补泻"，在继承杨继洲"下手八法"和"十二字分次第手法"针刺精粹基础上，形成了自己的特色。针法方面，进针迟数有度，运针手法细腻，捻转角度均匀，提插深浅得当，强弱刺激适宜，故针感舒适，亦无痛楚。主张指力核心说，指出练好指力的目的在于激发经气——得气。其次，强调持针，要求持针"中正平直"。在练好指力、正确持针的前提下，以平补平泻为基础，熟练掌握针刺基本手法（提插、捻转），才能掌握"3部进针法"（即天、人、地3部进针）。

第六代：王爱君，女，衢州龙游人，衢州市中医医院副主任中医师，师从金瑛。谢蔚，衢州人，主治中医师，浙江省针灸学会疼痛分会秘书，师从金瑛。金宜慧，衢州龙游人，师从金瑛。周明琪，衢州江山人，衢州市中医医院中医师，衢州市针灸学会秘书长，师从金瑛。柴晟，衢州人，衢州市中医医院主治中医师，师从金瑛。

另外，衢州地区其他有影响力的针灸医师尚有：

汪文产，清代，男，常山城关人。以杨氏针灸驰名，曾任常山县中医师公会理事、中央国医馆常山支馆总务主任、县卫生参议员。

叶彦恒，男，已故，衢州柯城人。衢州近现代杨氏针灸师，衢州近代四大名医之一叶伯敬（1904—1970）之子。

张玉恢（1941—2015），男，曾任浙江省针灸学会第一届理事。20世纪60年代拜叶彦恒为师，又向叶伯敬请教。开有张玉恢中医全科门诊。张玉恢将杨继洲的医书著作《针灸大成》中提及的病例，按照一例一图模式线描作画，在插图下方的配文部分，用通俗的语言叙述该图的病名、病因与治疗方法，使研读者能一目了然地领悟杨继洲的医学精髓。

（二）杨氏针灸传承谱系

近现代衢州地区杨氏针灸主要传承谱系如下：

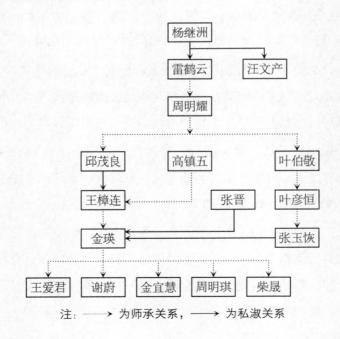

注：┈┈▶ 为师承关系，──▶ 为私淑关系

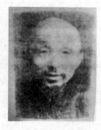

杨氏针灸第二代传人周明耀

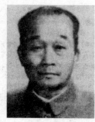

杨氏针灸第三代传人邱茂良

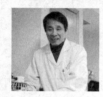

杨氏针灸第四代传人王樟连

杨氏针灸第五代传人、现任代表性传承人金瑛

（三）杨氏针灸学术思想及特点

1. 阴阳和谐的哲学思想

从杨继洲"阴阳者，造化之枢纽，人类之根柢也"的学术思想可知，针药之道在于运用阴阳之枢纽。杨继洲在《针灸大成·诸家得失策》说："人之一身，犹之天地，天地之气，不能以恒顺，而必待于范围之功，人身之气，不能以恒平，而必待于调摄之技。故其致病也，既有不同，而其治之，亦不容一律，故药与针灸不可缺一者也。"接着从天人时空演化论证道：

"'大哉乾元，万物资始；至哉坤元，万物资生。'是一元之气，流行于天地之间，一合一辟，往来不穷，行而为阴阳，布而为五行，流而为四时，而万物由之以化生，此则天地显仁藏用之常，固无庸以赞助为也。"杨继洲在实践中有"通阴阳""别阴阳""回倒阴阳""取阴阳""阴阳交贯之道""阴阳相通""随阴阳而造化""进退阴阳""消息阴阳""阴阳相合""阴阳相济""总统阴阳""引道阴阳""分阴阳""和阴阳"之论。

阐释中国传统文化阴阳和谐、天人合一的哲学思想，是杨氏针灸最显著的文化特征。杨氏针灸倡导天、人相互协调这一中国古代哲学的最高理想，阐发对宇宙间生死、寿夭、永暂、阴阳等对立统一的朴素的辩证观点，引导人们在无限的宇宙中，取类比象（"人之一身，犹之天地"），探索人身小宇宙，奋发进取。

2. 鲜明的杨派医学特点

风格鲜明的杨氏针灸操作方式（下手八法、十二字分次第手法）和取穴少而精的处方特色等是杨氏针灸的重要特征之一。

（1）重视基础理论，辨证选经

杨氏在临床治疗时首先进行辨证，然后根据辨证选取有关经络，最后才确定选穴，而选取何经乃是治疗成败的关键。这一观点较以前某病用某穴有本质的不同。杨氏根据临床经验认为，针刺疗效的取得，得气比逢时更为重要。明代以后按时取穴针法未能盛行，这与杨氏的学术思想影响有关。杨氏重视选经与得气的观点，对现代针灸临床治疗有着重要的指导意义。杨氏针法对后世影响也颇深。

（2）循经取穴

杨氏"宁失其穴，勿失其经；宁失其时，勿失其气"的思想，对后世影响也很深。这是杨氏结合自己的临床经验，对《内经》"经脉所通，主治所及""气至而有效"的进一步阐发。杨氏取穴少而精。

（3）讲究手法操作

杨氏家传与独创的操作手法为下手八法和十二字分次第手法。

下手八法系杨氏所创。揣、爪、搓、弹、摇、扪、循、捻八法，包括了进针前的寻穴，进针后的催气、候气等多种辅助针法，亦包括出针后的按穴。下手八法注重催气，如搓、弹、循、捻都可以增强针感，使酸、麻、胀等针感顺经络一定方向传导，达到气至病所的目的。气至病所所产生的治疗作用是立竿见影的，正如《内经》所云："气至而有效。效之信，若风之吹云。"杨氏下手八法有着很高的临床实用价值，极为后世针灸医家所推崇，并沿用至今不衰。在科研中，已成为手法研究的重要内容；在临床中，被众多医师所采用；在教学中，全国高等中医药院校教材《针灸学》《针法灸法学》等书中，均把杨氏下手八法列为重要针刺手法，目前在对国外的针灸教学中，把杨氏八法作为重要手法向国外介绍，引起了世界各国的重视和极大兴趣。

十二字分次第手法是杨氏一套完整的、连贯的针法，可称作一套针刺常规操作规程。"爪切、指持、口温、进针、指循、爪摄、针退、指搓、指捻、指留、针摇、指拔"，强调双手配合，结合临床实际而得之，珍贵而实用。十二字分次第手法亦颇受后世重视。现代针灸教材中，有关针刺操作的程序，是受杨氏十二字分次第手法的启迪而进一步完善确定的。

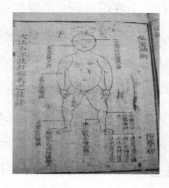

《针灸大成》卷十按摩经儿科部分内容"保婴神术"

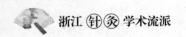

（4）临证全面，针灸处方精妙

临证经验举隅：①中风证治；②胁痛证治；③汗证证治。

《针灸大成》卷九"治症总要"是杨氏祖传和自己的临证经验，全篇主要论述针灸对各科（内、外、妇、儿、五官等）疾病的治疗，共151条，其中有68条列举了症状与针灸的处方。

（四）杨氏针灸的重要价值

1. 医学价值

杨氏针灸是中医文化的重要组成部分，对研究针灸学的发展具有极其重要的价值，也对保护人们的健康起着重要的作用。现今人们的保健意识越来越强，应开发利用好杨氏针灸中医文化遗产，形成有衢州区域特色的地方中医针灸流派。

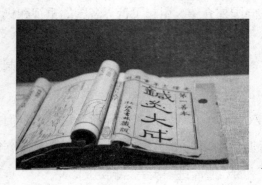

附以全身图的《针灸大成》

杨继洲的主要作品《针灸大成》总结了明代以前我国针灸的主要学术经验，其中特别收载了众多的针灸歌赋；重新考定了穴位的名称和位置，并附以全身图和局部图；阐述了历代针灸的操作手法，加以整理归纳，如"杨氏补泻十二法"等；记载了各种病证的配穴处方和治疗验案，都是可以借鉴和学习的。

随着环境恶化给人体健康带来的危害、化学药物的毒副作用及其在治疗疾病过程中面临的无奈，人类越来越认识到针灸对健康的重要作用。针灸疗法具有独特的优势，有广泛的适应证，疗效迅速显著，操作方法简便易行，医疗费用经济，副作用极少。现代科学更进一步证实了针灸对人类身体保健、疾病预防的科学价值。传承发展杨氏针灸，有助于推动我国卫生科技事业的发展，保护人民身体健康。

2. 精神价值

杨继洲的医德医风也值得后人称道和学习。在治疗过程中，他以患者为本，重视患者的病前预防和病后调摄，强调"病以人殊，治以疾异""治法因乎人，不因乎数；变通随乎证，不随乎法"；为了更好地治病救人，他注重自身技能的练习和医术的全面提升，在通读医书经典之余还在动物身上练习针法操作，以保证针灸技术的纯熟安全。

3. 文化价值

杨氏针灸是中医针灸的重要组成部分，对中医针灸文化在世界范围的传播，作用无可替代。2010年11月16日在肯尼亚首都内罗毕举行的联合国教科文组织保护非物质文化遗产政府间委员会第五次会议审议通过了中国申报项目"中医针灸"，将其列入人类非物质文化遗产代表作名录。在国际交流中，针灸已成为中华文化的"形象大使"、中医文化国际交流的"先行兵"，保留了被广泛认可的国家文化遗产要素。"衢州杨继洲针灸"2009年成功被列入第三批浙江省非物质文化遗产名录，2014年成功被列入第四批国家级非物质文化遗产名录。

杨氏针灸是在中国特定的自然与社会环境中产生的文化，是真正从衢州走出去的、被全世界所公认的珍贵文化遗产，蕴含大量的实践观察、知识体系和技术技艺，凝聚着中华民族强大的生命力与创造力，是中华民族智慧的结晶，也是全人类文明的瑰宝。

二、凌氏针灸学术流派

浙江湖州为江南富饶之地，人杰地灵，名医辈出。湖州的凌氏族系自平章公景夏始，随宋室南渡，遂家安吉，居铜山乡。自明凌云始至今已历十七代，其后人继承祖业，先后四代任太医院御医。凌氏医术世代相传，分枝繁衍，尤以针灸远负盛名，历经500多年，其传人遍布苏、浙、沪等地区，长盛不衰。

凌氏的祖先可追溯到东汉校尉凌操，到凌云已是三十九世。洪武年间，凌云以金针度世，独步天下，医技超群，誉满京城。凌氏家学以《内经》为基础，兼读家传与其他经典医籍，对经典有独特的认识。其针灸学术尤以针法为长，精于针刺手法，熟于穴法。腧穴定位以《甲乙经》为宗，尤注重因病、因部位而施以不同针法（透天凉、烧山火），因腧穴部位、病症主治等不同情况而运用透穴针法、沿皮刺法等。凌氏针法，不用艾烧针尾之温针，多用冷针而注重手法，以捻针手法为主，一般均用留针法以调经脉气血。求治者接踵而来，其效可信，历久不衰。

（一）凌氏针灸传承脉络

凌氏针灸以凌云为代表，属双林支，本书以凌云为凌氏针灸始祖。

第一代：凌云（1465—1506），男，字汉章，号卧岩，生活在明代成化至弘治年间，归安（今浙江省湖州市双林镇）人。凌云早年为诸生，后弃学从医，北游泰山时遇一道士授其医术，因虚心好学，熟谙典籍，尤以针灸术名噪一时。有淮阳王风湿病三年之久，召四方名医诊治无效，请云诊治，予投以针，不过三日便可步行如故。孝宗闻其名召至京，授云御医，与李时珍等少数几位医家同列于《明史》。

作为一代宗师的凌云，熟谙经典，以《内经》《难经》《甲乙经》为基础，兼读《伤寒论》《金匮要略》及其他针灸内科医籍，理论基础扎实，常常能起危疾。已经发掘刊行的与凌云相关的著作有《经学会宗》《凌门传授铜人指穴》《针灸内篇》等书，都是关于医经、经脉、腧穴和针灸方法的专著，可见他特别注重针刺手法的运用。

凌氏针灸注重取穴进针，进针前先以左手拇指或食指按准穴位，按捺得穴后，即以爪切穴位，令气宣散，然后沿甲刺入。针入穴位以后，强调针刺需有足够的刺激强度，在进针后需不断运针，使得气保持足够的刺激时间。运针多采用"转针"之法，催使得气：欲令气上行，则右手持针，针转向上，左手在针体上方行循摄之法；欲令气下行，则右手持针，针转向下，左手在针体下方行循摄之法。亦讲究补泻之法：补者一退三飞，紧按慢提，直须热至；泻者一飞三退，紧提慢按，直待寒侵。补者如待所贵不知日暮，泻者内圆外方惊针即止。在进针行针的过程中，又需察人颜色，及时调整手法，以确保其手法与患者的即时状况相适应等。凌氏针法，用留针者多。

第五代：凌振湖（生卒年不详，据考为明末清初医家），男，名士麟，字成儒，为凌云四世孙藻湖之子。据《归安县志》所载，明太祖七世孙朱勤荛病痿，不良于行，诸医迭治，历三年而疾如故，天启癸亥（1623年），遣人跋涉千里来邀，经振湖针治二日，可扶杖起，越数日而霍然病愈。朱感颂备至，至兴"天下如振湖者有几"之叹。振湖生卒年已不详，但据此可知为明末清初之际凌氏世医中的一代著名针灸家。

第六代：凌奂（1822—1893），男，名维正，字晓五，号隐壶。凌氏世医中继汉章之后而最负盛名者，系凌氏归安苕濠支，相当于双林支的第十二世孙，晚年号折肱老人。因正值清朝廷太医院废针灸一科，故凌奂随其舅吴古年学习内外科，既继承家业，又得名师传授，精通多科，其治病不拘一格，或以针灸，或投方药，各取所长，总以拯危疗疾为要。针药兼擅而以内科闻名遐迩，从游者百余人，无论诊治时病抑或杂病，皆有奇验，医名颇震，时有"凌仙人"之称。晓五次子绥曾（字爽泉）亦传父业。凌奂撰有《医学薪传》《饲鹤亭集方》《本草利害》《六科良方集要》《凌临灵方》等七八种著作。道光十九年（1839年），湖城大水，继而流行霍乱，凌氏以针刺委中、曲池、少商等穴,并以食盐填于脐中,脐上置附片施艾灸而活人甚多。

凌德(1831—1901),男,名维嘉,号蛰庵,字嘉六,为凌奂之弟,寓居上海,著有《内经素灵要旨》《温热赘言》《女科折衷纂要》等医著。弟及甫,精外科术,著《外台方选》《疡科正名》。晓五长子绂曾(1843—1904),字公赤,号初平,光绪年间曾两膺特召为醇亲王治病,后入仕途,著有《时疫救急十六方》等医著。因晚清王朝阻挠针灸之学,迫使当时医家弃针灸重药治,故惟归安之系以内、外科为主而疏于针术。

第九代:凌禹声(生卒年不详),男,字汝霖,系墨香之子。承家业,初在青浦,后于1917年悬壶上海。

第十代:凌梦夔(生卒年不详),凌耀星(1919—2012),女,为禹声嫡传。凌耀星系明代御医凌老先生的十六世嫡传,主任医师,曾任上海中医药大学及上海市中医研究院专家委员会教学组长,系全国名老中医,享受国务院政府特殊津贴。1936年松江女中高中毕业后,随父亲凌禹声学习中医,并临床侍诊,后自设诊所。1956年进上海中医学院任教,历任教研室副主任、主任、顾问等职。曾任上海中医药大学、上海市中医药研究院专家委员会教学组长、内经教研室教学顾问。曾任卫生部全国高等医学院校中医专业试用教材编审委员、中国中医研究院研究生部客籍教授等职。多次应邀赴美国、日本等国家和中国香港地区讲学。主编《实用内经词句辞典》《难经校注》《难经语译》《中医治癌秘诀》《中医治疗疑难病130例纪实》五部中医专著。凌耀星教授在临床上是一位著名的专家,治顽症、起沉疴的案例不胜枚举,她一生精勤不倦、博极医源。她常说:"医术高无顶、深无底,必须在实践中积累经验、不断提高,一切为患者着想。"凌教授的高尚医德更是众口一词、有口皆碑。正如患者赠给她的条幅所赞扬的那样:"一星如月倚壶天。"

（二）凌氏针灸传承谱系

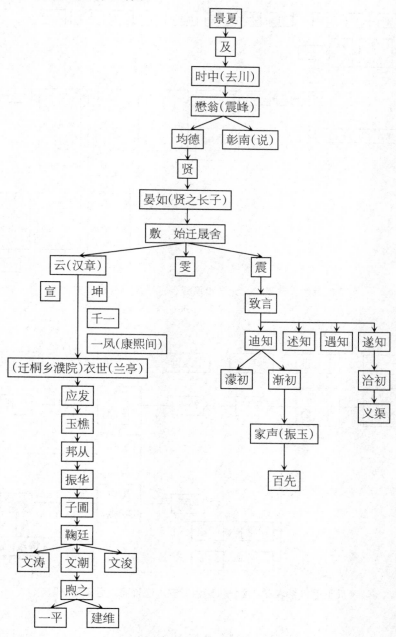

凌氏世医世系表一

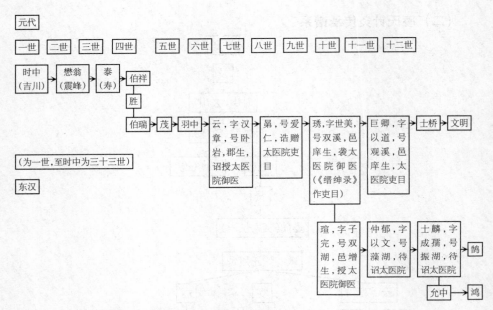

凌氏世医世系表二　元学士震峰公宗子寿一公双林支世系

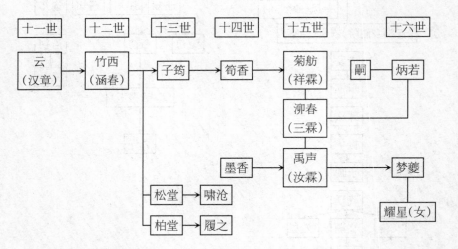

凌氏世医世系表三　凌氏世医由归安入迁青浦之后裔之业医者

（三）凌氏针灸学术思想及特点

凌氏针法，长期以口授心传为主，凌氏针灸既重视《内经》针法研究，如其所著之《经学会宗》，悉宗《内经》有关经脉、腧穴之论述，并对经文有精辟的注释，又十分重视穴法，著有《步穴歌》流传于世。凌氏取穴进针的具体操作方法包括养针、揣穴、指腹揉穴、指甲定穴、指甲切穴、破皮进针。在针刺疗疾时，凌氏强调治神，并对"得气"的判断有独到的见解，其对于穴位的运用较为纯熟，开创了皮部刺法的先河，在针灸学发展史上有重要的意义。

凌氏治病，颇重医德，因作《家训》一则曰："医乃仁术，攸关人命寿夭，审证必须周详，与病家共其休戚。切戒炫奇好胜，唯利是图，急难之病，必具仁济之心，勿责酬，勿计劳。"对初针灸者，必告病家宜忌之诀，并发给病家《针家须知宜忌例》《灸家须知宜忌例》。其大概内容是：针后勿以手摸穴，禁止下水，不宜负重操劳，必须忌口，并有针后须知保养，慎风寒，节劳欲，使气血恢复于正常；灸后，在1个月内须服鲜发之物，以催发灸疮，待灸疮化脓得畅之后，即须忌口，避免重活，远离房帷等。

1. 取穴

凌氏精于取穴，《针灸问对·序》云："语凌则曰，熟于穴法，凡所点穴，不必揣按，虽隔衣针，亦每中其穴也。"凌氏不仅取穴准，对定穴也很有研究，有些定穴法也有异于别人，在其《步穴歌》中做注解以更正之。如背部足太阳膀胱经取穴，则认为应去脊计算。歌云："先从脊后量三寸，不是灸狭能伤筋。"取膏肓俞谓："膏肓俞在四椎下五椎上，各去脊中三寸半。"

《针灸经穴真传·一卷》系凌氏家传手写本（未刊行），由凌汉章十六世孙一平、建维提供，原抄本为十五世孙凌煦之手抄，仅存手足太阴、手足阳明、手足少阴、手足少阳八经，每经腧穴按经脉循行次序编列，每一腧穴条下有取穴法、刺灸法、主治症。在每一经脉、腧穴条目下，煦之有40余处按语，如在足太阳膀胱经前，煦之谓："《铜人》作六十三穴，无眉冲、督俞、气海俞、关元俞四穴；《腧穴折衷》更将肓俞列为奇穴，会阳穴列入督脉，仅六十一穴，盖非也，今依汉章公遗本，仍以六十七穴为是。"

对脾经及各腧穴，系统地逐穴评说尤详，谓："足太阴脾经，为多气少血之经，《神应经·百穴法歌》仅采用其足部七穴，余皆不用，大抵腹胸诸穴效果不确故也。现仅列举脾经些许腧穴如下：脾经始于隐白，隐白为十二井之一，卒然昏厥，痰迷不醒，可以开之，所谓兼百会治尸厥者是也。三阴交主治甚多，难产与合谷同用，淋浊与气海同灸，小肠疝气与大敦、气海、关元同灸，均有著效；漏谷不常用。地机、血海，为妇人月事之主穴。经衍经少经闭，灸天枢、归来而不效，则再于地机、血海针灸之，可以收功；阴、阳陵泉，为膝部主穴，鹤膝风必用之，诸家皆以阴陵泉能开水道，小便不能或小便不禁，与水分、三里同针有效。"

2. 针具与养针

凌氏针具，制作十分讲究，针柄以银丝缠绕，并用白矾、山甲、木鳖、地鳖虫、油松节、麻黄、当归、乳香、没药、郁金、灵磁石等煮针，既具药效，又取消毒之作用。

"养针"一词，是凌氏针灸世代相传的一个专用名词，其内容包含了保障针刺效果相关的一系列注意事项，如对于首次接触针刺治疗的就诊者，医者应告知其针刺治病的基本原理、针刺产生的正常感应、针灸治疗前后与留针时的相关注意事项等，其目的是得到患者的理解、信任与配合。凌氏养针说的内容还包括医者的自身素养、体质与指力等方面的修养，如此才能做到持针坚实有力，运针从容自如，调气得心应手。

3. 进针操作步骤

凌氏取穴进针的具体操作方法包括揣穴、指腹揉穴、指甲定穴、指甲切穴、破皮进针。

（1）揣穴

指腹揣穴，是在基本取穴法的前提下运用押手手指（可用拇、食、中指）的指腹对穴位仔细揣探定位，以探知穴位的基本状况。一些位于关节活动部的穴位（如大椎、阳池、肩髃、解溪等），或需要引起肌肉收缩成形部位的穴位（如承山、颊车、耳门等），则需要让患者做相应的主、被动活动，以利于精确取穴。医者在运用指腹触摸、按压寻找穴位时，宜依据医者指下的感觉和被按压者的反应，探得穴位的准确定位、寒热虚实，并确定穴位的方向、组织的层次，同时应避开血管、骨骼，另外需同时探知皮肤与皮下组织的硬度、厚度、深度与部位等，以达到司外揣内的目的，并以此决定进针的力度、角度、方向与深度。

（2）指腹揉穴

指腹探得穴位后，开始对穴位进行按揉。揉穴的目的在于导气，有利于经气的聚集或邪气的疏散，而经过揉按的穴位，其反应性可明显增强，下针后更易徐而和地得气，从而能提高针刺的疗效。医者需视病情与治疗的需要，决定揉穴的手法、方向、范围、时间、强度。对于一些顽固性疾病或不易得气的患者，则可以适当增加按揉的范围、力度与时间。

（3）指甲定穴

运用指腹所找到的穴位，只是大致的穴位，并不是一个非常精确的穴点。因此，在完成上述操作后，医者还需将指甲垂直于皮肤的表面或直对穴位的方向，运用指甲尖对穴位进行仔细探查，以最终确定穴点。比如，对于位于骨边与肌腱边缘的穴位（如三间、三阴交、尺泽等），爪甲的平面宜与骨骼或肌腱的方向一致，先做横向的探查，以确定其骨边或肌腱边的位置（先确定其线），然后再做纵向的探查，用以确定在线（经络）上的一个精确的点。

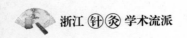

（4）指甲切穴

确定穴点后，随之用切指对所确定的穴位进行爪切。在凌氏取穴进针法中，切穴的目的是使患者神朝于穴，并给机体一个由揉到针的过渡性的刺激，以提高患者对针刺的适应性；同时还具有固定穴位，使穴位开放、气血宣散，不伤营卫，消除痛点，令针尖有所依附，便于确定进针的方向等作用。切穴时需注意指甲在经络上的方向，必须保持适当的时间，不过需注意爪切时用力不可太重。

（5）破皮进针

押手在完成揣穴、揉穴、定穴、切穴后，将切指指甲停留在穴位上，并保持适当的压力，稍等片刻，然后刺手持针将针尖的侧面停靠在切指指甲面的中央离被刺穴位皮肤约5mm的部位，随之运用腕力将针尖快速而轻巧地沿着指甲面滑下，刺入1～3mm深，将针尖穿过真皮层，刺入天部，然后将刺手的拇、食二指回归至针柄处，随之视治疗的需要或针下的不同感应而施于相应的后续手法。至此，凌氏取穴进针法完成。

4.凌氏补泻手法及刺法特色

《针灸内篇》署林屋江上外史撰，序言称此秘由双林凌声臣传之外孙宣沛九，据手抄本的成书年代，大概在道光元年（1821年）。全书首列凌氏口秘针法及练针法，次列十四经图，内丹诀、禁针、禁灸歌，以及有关《内经》《难经》《神应经》的补泻法与凌氏所传针法的对比考证。其中尤以因病、因部位而施以不同针法、透针法、沿皮刺法等内容，系深得凌氏真传，兹举述其要如下：

（1）补泻手法

"凡针入穴，宜渐次从容而进，攻病者知酸知麻知痛，或似酸似麻似痛之不可忍者即止，此乃病源已在于此。至于面部任脉不现此种情形，又有不二之法，横斜可深，直插宜浅，斜不过一寸，直不过五分。"凌氏针法有

"多用捻转"及"宗左转为补右转为泻"的特点。进针皆用捻转，并重视左手重按的指切押手法，针入穴位之后，其常用手法有"龙虎交战"的补泻兼施法。用补者，以"苍龟探穴""饿马摇铃""烧山火"为主；欲泻者，以"赤凤展翅""白虎摇头""透天凉"为主。补者如待贵人，不知日暮；泻者内圆外方，得气即止。凌氏以左补右泻的定式，主张分层施行补泻，"补者三飞一退，慢提紧按，留针以待针下微暖而退针，急扪其穴；泻者一飞三退，慢按紧提，留针以待针下微凉而退针，摇大其孔，不闭其穴"，即烧山火、透天凉手法。凌氏认为横斜可深，直插宜浅，运动其针是取得感应的要着，弥补了《标幽赋》关于针刺得气理论之不足，是明代以来刺法运用的发展，凌氏论述针法很有临床价值。

（2）刺法特色

凌氏注重因腧穴部位、病症主治等不同情况而运用透穴刺法、沿皮刺法、平针刺法、横针刺法、浅刺法、深刺法、刺络出血法等。

①透穴刺法：（中府穴）此穴在云门下一寸六分，针一分，沿皮向外一寸半，治喉闭、胸满、寒热、面肿、膈痛、呕吐、食不下。（列缺穴）掌后横纹为纲，去一寸五分，以食指相叉指头处，针一分，沿皮透太渊，治半身不遂，一切危症。（悬厘穴）针透听宫一穴。（阳谷穴）针透腕骨；（攒竹穴）针透鱼尾；（颊车穴）针三分透地仓；（风池穴）左针透右风池，右针透左风池。

②沿皮刺法：（中府穴）针一分，沿皮向外一寸半。（云门穴）针一分，沿皮向外一寸半。（少商穴）针一分，沿皮向后三分。（少泽穴）针一分，沿皮。（支正穴）针一分，沿皮向前一寸。（厉兑穴）针一分，沿皮外。（足窍阴穴）沿皮向后三分。（大敦穴）针一分，沿皮外。

③平针刺法：（太冲穴）平针五分向后寸半。（睛明穴）平针一寸在流泪孔中。（背部两行膀胱经各背俞穴）针一分向外寸半或平针三分。

④横针刺法：（青灵穴）横针五分。另有斜刺法：（期门穴）针二分向外寸半。（前顶穴）针一分向外五分。

⑤浅刺法：（太白穴）针三分；（公孙穴）针五分；（府舍穴）针七分；（周荣穴）针一分；（申脉穴）针三分；（涌泉穴）只宜针三分。

⑥深刺法：（极泉穴）针半寸；（曲池穴）针半寸；（阴包穴）针二寸半；（五里穴）针二寸半；（阴廉穴）针半寸。

⑦刺络出血法：（瘛脉穴）宜锋刺出血；（三间穴）以三棱针刺出血为佳；（涌泉穴）传尸痨可弹针出血等。

5. 留针法

凌氏认为针灸之宣，虚证十居七八，故恒多采用"留针"，其陈久痼疾，年迈弱，无热感凉感者，多益转针之数，或以汤药辅佐之。凡遇急暴赤肿、回阳九针与十三鬼穴，则不必留针。又小儿稚阳之体，皮薄肉脆，血少气弱，当浅刺疾发，亦非留针所宜。然"留针"亦不纯属补法。凌氏认为出针必待正气复来，或邪气散尽之时。同时强调出针之手法宜轻缓而有力，并依据病况之不同、留针后的不同反应而施以相应的出针手法。

凌氏针灸，以家传秘本、口授心传为主，加之年代久远，战乱频繁，其家传抄本或散佚不复，或残缺不全。从目前仅存的部分著述及后人撰本，很难窥其学术全貌。然凌氏针灸，融传承与创新，崇针法，精穴法，源远流长，可谓后学之楷模。

三、阮氏针灸学术流派

"阮氏针灸"的家族谱系始源于三国时期"竹林七贤"阮籍、阮咸的后裔，在北京市前门大栅栏街开有一家名号为"七贤堂"的中医诊所。可惜阮氏世代相传的，写有"京都七贤堂"隶书大字的两个大木箱及全套祭祀礼器等，均被毁于"文革"。

（一）阮氏针灸传承脉络

第一至第四代先祖的记录经历"文革"现已不可考。

第五代：阮魁元（生卒年不详），男，在北京市前门大栅栏街"七贤堂"中医诊所坐堂执业，生有二子，生平学术事迹、照片、书籍、学术专业遗物等经历"文革"，现已不可考。

第六代：阮耀南（1879—1960），男，受业后执业于北京市前门大栅栏街"七贤堂"中医诊所。1899年受绍兴名士鲍德馨力邀，离京移居于绍兴县仓桥直街，后于绍兴县北后街210号开有一间名号为"卫生医局"的中医诊所，诊所户型为单开间一进平屋连二进二楼（此房在1987年绍兴市旧城改造中拆除）。

阮耀南先生是绍兴县中医师公会学术咨询委员，与曹炳章、何廉臣、陈幼生、傅柏杨、徐仙槎、邵兰荪等同辈绍兴名医皆有交往。因信仰佛教，每逢初一、十五均至绍兴县龙山下的凌霄社会馆开展名医义诊，免费施医施药，每次均要治疗100余名患者。

临床擅用阮氏复式补泻手法施以特制金质针灸针，辅以艾灸、拔罐、中药、膏药、虎骨药酒等方式医治病患，因疗效显著，声名鹊起。如当时绍兴县锡业协会会长王筱松患中风偏瘫症治愈后，为表感谢，特制一块泥金大字牌匾，与协会众人敲锣打鼓送至诊所。诸如此类患者治愈后为表感谢赠送的大块金字牌匾挂满诊所四壁，足有三圈之多，惜均在"文革"之中被作为"四旧"砸烂烧毁。

阮耀南先生在抗战时期担任绍兴县中医师公会救护队队长，在绍兴县遭日机轰炸时，冒死救护伤员。绍兴县沦陷后，被汉奸以此作为胁迫，强行用8个银圆明买实抢了绍兴县仓桥直街居住的四开间一进平屋连二进三楼的房产，长子阮国梁因此惊怒交集，郁闷不乐而病故于1945年。抗战胜利后，汉奸被枪毙，国民党将此房作为敌产没收。中华人民共和国成立后，当地政府接收此房产，"文革"后期在绍兴龙山上还清晰可见白墙上的"阮耀南针灸"几个广告大字，该房于2012年改作"绍兴陈桥驿先生史料陈列馆"。

第七代：阮少南（1932— ），男，主任中医师。自幼随父阮耀南先生学习中医针灸，启蒙教育从《幼学琼林》、"四书""五经"开始，及长，开始学习《内经》《难经》《脉经》《伤寒论》《温病条辨》《汤头歌诀》《药性赋》《本草纲目》《针灸大成》等多种中医药、针灸学书籍。1947年参加承淡安老师的中国针灸学研究社函授部学习，1948年毕业于苏州中国针灸学研究社函授部及天津砥柱国医学社函授部，1949年12月至1955年在浙江省绍兴市北后街210号执业从事中医针灸，1952年担任绍兴市中医进修班《针灸学》《中药学》的兼职教师，1956年参加名医傅再扬牵头组织的绍兴市府桥中医联合诊所（内科：傅再扬、俞修源，骨伤科：张凤鸣，针灸科：阮少南，儿科：孟涵中）。1956年下半年，根据党的中医政策，全国各地医疗、医教、医学、科研部门分别吸纳名中医，1956年8月绍兴市府桥中医联合诊所自动解散，进入绍兴市第一人民医院针灸科工作，时任中医门诊部主任兼院务委员。

1959年被聘任为绍兴市医学科学研究所特约研究员，1962年被评为绍兴市名中医，享受高级知识分子待遇。1970—1972年到绍兴市红山卫生院中医针灸科工作，1972—1977年调绍兴市第二人民医院中医针灸科工作。1978年调任浙江省中医药研究所针灸科工作，其间担任浙江省中医药研究所针灸科主任医师。1980—2007年任浙江省针灸学会副会长。1986—2001年任《浙江中医杂志》编委。1992年起享受国务院政府特殊津贴，曾任浙江省第六届政协委员、浙江省第七届政协常委，浙江省第三、四届针灸学会副会长，第二批全国老中医药专家学术经验继承工作指导老师。1996年被聘为浙江省名中医、浙江省老科学技术工作者协会优秀工作者。1997年入编《中国中医药年鉴》杏林人物栏，1998年被英国剑桥国际名人传记中心咨询委员会特聘为委员。

曾赴奥地利、澳大利亚、新西兰、新加坡、日本等地讲学，培养了100多名中、高级医务人员和外国留学生。出版专著、合著有《常见病针灸治疗》《神经系统疾病针灸治疗》《中国当代针灸名家医案》《名医针灸精华》《现代针灸医案选》等，发表学术论文20余篇，其中《针刺益气明目法治疗视网膜脱离38例临床观察》一文在世界针灸联合会10周年学术大会上做了交流。

临床主张衷中参西，在发扬中医特色的同时与现代医学有机结合，擅长治疗原发性癫痫，顽固性抽动症，儿童发育提前或滞后，初、中期类风湿关节炎，强直性脊柱炎，慢性萎缩性胃炎，胃黏膜肠化，胆汁反流性胃炎，视网膜剥离，慢性青光眼，多囊卵巢综合征，幼稚型子宫等针灸科适应证及疑难杂症。

第八代：阮步青（1955—　），男，主任中医师。1985年毕业于浙江中医学院，家传及师承全国老中医药专家学术经验继承工作指导老师阮少南主任中医师。现任中国针灸学会理事、浙江省针灸学会副会长、浙江省针灸学会刺法灸法专业委员会主任委员、浙江省知识界人士联谊会理事、浙江省医学会医学鉴定专家库成员。曾任浙江省中医药研究院门诊部主任、浙江省立同德医院第二门诊部主任、浙江省立同德医院针灸推拿科主任、国家重点专科学术带头人。从事中医针灸医教工作40年，坚持传统与现代相结合、科研与临床相结合、疗效与标准相结合。主持和参与课题研究3项，参编著作3部，发表论文10余篇，曾应邀赴澳大利亚、日本学术交流考察，带教各国留学生200余人。

临床以中医辨证施治方法结合现代医学技术诊断疾病，针灸治疗或中药内服、外用并施为特色，注重和保持了原生态传统手法的临床运用，从取穴到行针、得气、辨气、阮氏复式补泻手法一气呵成。临床擅长治疗脑卒中后遗症，失眠，面神经麻痹，三叉神经痛，过敏性鼻炎，支气管哮喘，慢性胃

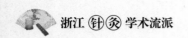

炎，慢性结肠炎，腹部手术后肠粘连，前列腺肥大，痛经，月经不调，风湿性、类风湿关节炎，强直性脊柱炎，骨性关节炎，颈、腰椎间盘突出症，小儿抽动症，脑瘫，遗尿，弱视，近视等各种针灸适应证及多种疑难杂症。

阮步春（1958—　），女，主治中医师。1982年调入浙江省中医药研究院，1989年毕业于浙江中医学院中医专业，2002年开办私人中医诊所。家传及师承全国老中医药专家学术经验继承工作指导老师阮少南主任中医师，从事中医针灸工作30余年，参编著作有《常见病针灸疗法》《名医针灸精华》，发表论文有《肠粘连针灸疗法》《阮少南治腰椎间盘膨突症的经验》《百会穴临床体验》等。

临床擅长运用以独特的复式手法为主的阮氏针灸疗法，辨证论治、标本兼顾，灵活运用穴位配伍，针药结合治疗内、外、妇、儿科常见病及多种疑难杂症。

第九代：阮晨（1987—　），女，阮步青之女。2011年毕业于浙江中医药大学，阮氏针灸第九代继承人，现为浙江省立同德医院针灸推拿科住院中医师。参与课题1项，发表论文1篇。

临床擅长运用传统针灸结合中草药治疗颈、腰椎间盘突出症，肩周炎，膝关节炎，面瘫，脑卒中后遗症，失眠，过敏性鼻炎，痛经等常见病及部分疑难杂症。

朱奇（1984—　），男，阮步春之子。2007年毕业于浙江中医药大学，阮氏针灸第九代继承人，现为杭州阮步春中医诊所主治中医师。

临床擅长针药并用治疗面瘫，失眠，青少年近视，颈、腰椎病，妇科病，以及进行亚健康调理等。

（二）阮氏针灸传承谱系

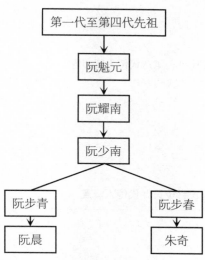

注：以上均为家族关系

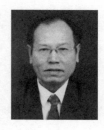

阮氏针灸第七代传人阮少南

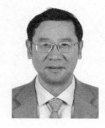

阮氏针灸第八代传人阮步青

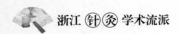
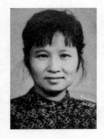

阮氏针灸第八代传人阮步春

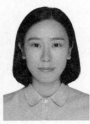

阮氏针灸第九代传人阮晨

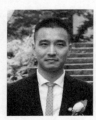

阮氏针灸第九代传人朱奇

阮氏针灸家传古籍

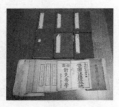

阮氏针灸家传古籍

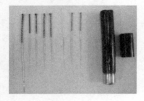

阮耀南先生曾用的金质针灸针

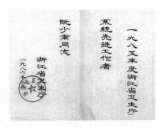

阮少南先生被评为先进工作者

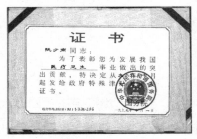

阮少南先生享受国务院政府特殊津贴证书

（三）阮氏针灸学术思想及特点

1. 中医辨证，西医辨病，重在疗效

阮氏中医针灸在临床上通过衷中参西、四诊合参、八纲辨证来辨别疾病的病因、病机、部位及证型等，同时辅以现代医学检查手段明确诊断，而后确定相应的治疗原则及方法。辨证是决定治疗的前提和依据，论治是治疗疾病的手段和方法。辨证论治在诊治疾病过程中是相互联系、不可分割的，是临床上理法方药、理法方穴的具体运用。

针灸作为外治法的一种形式，既能运用于经络病的防治，也能运用于脏腑病的治疗，因此在取穴上如同中药处方，强调配伍，要求做到辨证选穴。例如中风偏瘫虽为常见病，在治法上却很有讲究，在选取肩髃、曲池、合谷、环跳、风市、阳陵泉、昆仑等局部穴位的基础上，进一步根据辨证选穴以治本。如痰湿阻络型取中脘、足三里、丰隆以化湿豁痰；阴虚阳亢型取肾俞、太溪、百会、行间以育阴潜阳、息风通络；气血亏虚型取百会、关元、足三里以补气益血；脉络瘀阻型取膈俞、血海以活血化瘀等。中风相当于西

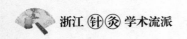

医的脑血管意外，包括脑出血、脑血栓、脑梗死等，其病位在脑，故选取对侧头部三阳经穴并加强刺激，促进脑局部微循环，从而化瘀通络。

阮氏中医针灸在最大限度地体现和保留中医基本特色的前提下，始终遵循国家关于"中西医并重"的政策方针，积极吸取中医病症与西医相关疾病的诊断技术，使运用中医治疗疾病和观察疗效时，具备与西医相同的诊断指标，既客观又公正地将中、西医疗效评判放在一起比较，令患者有更多、更好的选择机会。

2. 宜针宜灸，针抑或药，因病而论

阮氏中医针灸遵循传统的中医针灸理论，在临床治疗中重视四诊合参。凡针刺前，必经四诊合参后，合理选择相应治疗方案。凡针灸（选取相应的毫针，长短粗细根据病症配穴选穴，应用针刺的补泻手法，或进一步选取温针灸、隔药灸、化脓灸、麦粒麝香灸、耳针、耳穴贴敷等方式）、拔罐（闪罐、气罐、走罐等）、膏药（传统中药黑膏药贴、现代麝香镇痛贴膏等）、器械（颈托、护腰、牵引器等）、中药（中药汤剂、酒剂、成药等），只要对治疗有利，皆为可用。在治疗顽症痼疾时，往往运用针灸搭配中药双管齐下，内外兼施。

汤药与针灸，法虽异而理相同，不可偏废。唐代医家孙思邈曾指出"良医之首乃汤药攻其内，针灸攻其外"，只有这样，"则病无所逃矣，方知针灸之功，过半于汤药矣"。虽"知针知药，固是良医"，但对于顽症治疗需要内外相挟，在针灸外治的同时内服中药，如此或许能达到病必当愈。阮氏中医针灸认为《内经》《甲乙经》《针灸大成》为针家必读，《伤寒论》《金匮要略》及近代医家方书、各类现代中西医相关书籍亦要认真学习阅览。

斗转星移，时代变迁。随着时代前进的步伐，摸清疾病的变化规律、医学模式的进阶转换，如此才能立起沉疴。

附颈部痰核（锁骨上坏死性淋巴结炎）医案一则。

王某，女，23岁，1997年9月初诊。患者于1997年5月初起无明显诱因下持续低热、盗汗、乏力、消瘦，伴左颈部胸锁乳突肌前多个大小不等椭圆形肿块。于他院就诊后行局部麻醉下锁骨上淋巴结活检，病理报告示左锁骨上坏死性淋巴结炎。经消炎、激素等内科治疗无效后，于同年6月行手术切除。术后于8月初患者再次出现持续低热、盗汗、乏力，伴右锁骨上肿块，B超示右锁骨上淋巴结1cm×1cm。于9月初前来诊治，诊见患者消瘦，右颈部淋巴结压痛，皮肤颜色正常，伴低热、乏力，舌胖质偏绛，苔薄，脉弦。

（1）处方：白毛夏枯草15g，山海螺15g，牡丹皮12g，神曲15g，野菊花12g，蒲公英15g，紫地丁15g，忍冬藤30g，赤灵芝30g，生地黄12g，山慈菇15g。

（2）取穴：百劳、大椎、少海、曲池、列缺、照海。

（3）针刺手法：曲池泻法，不留针，百劳补法，大椎、少海、列缺、照海平补平泻，留针20分钟，隔日1次。

上法随症加减，调治半年后，肿块消失，低热、乏力等症随之而去，随访未见复发。

3. 金针刺穴，针至病所，气为主导

阮氏中医针灸第五代先祖阮魁元于1898年前，偕二子继承前辈在北京前门的商业区大栅栏街开设"七贤堂"中医针灸诊所，以金针治疗为主要专业特色之一，兼用中药合治。祖传医术颇得病员信赖，求诊者络绎不绝。

家传的金针针具由针身及针柄两部分组成，针身含金90%，含银10%，一端用砭针石磨出针尖制成金针身，另一端用纯银丝缠绕于部分金针身组成针柄。在银楼（金银珠宝首饰制作和销售商场）有拔丝加工，可拉制成直径0.3~0.5mm的金、银丝。

金针针刺治疗时用高度白酒浸泡针具、消毒皮肤，选穴精简，每穴施用补泻手法，视病情轻重及体质强弱的不同，3~5分钟不等，并伴以默诵"行

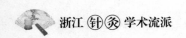

针诀"1～3遍。

金针针刺手法的训练：金针的直径较不锈钢针粗，但针身润滑性优于不锈钢针，故进针时要求有较好的指力、腕力及臂力，需要经过一定的训练来提高，如棉垫、纸垫的针刺手法训练等。

金针针刺治疗假设作用分析：

（1）金针相对现代不锈钢针的直径更粗，刺激量更大。

（2）金针针刺治疗过程中游离出的金离子，疑似与西医用金制剂治疗类风湿关节炎机制类同。

（3）金针针刺治疗过程中游离出的银离子，疑似与西医用杀菌剂抗感染作用类同。

（4）以上的疑似作用能在治疗时被穴位、经络所放大。

阮步青通过对家传金制毫针与不锈钢毫针的比较，从材料特性和疗效特性的角度，找到两者间的区别，意识到金制毫针所具有的独特治疗作用，可以进行发掘和应用。经反复斟酌，计划用不锈钢毫针做基础载体，应用电镀工艺在不锈钢毫针的表面镀上一层薄薄的24k黄金。1995年3月与苏州环球针灸器械厂销售部徐小波经理一起，经反复多次实验，就不锈钢毫针表面所镀的24k黄金镀层厚度的合理性，从1～5μm之间的不同厚度，兼顾实用性和经济性进行了筛选。从最初的5μm镀层，价格8元/根，到后来的3μm镀层，价格5元/根。试制成功后，定名为"不锈钢镀金毫针"。因当时不锈钢毫针与不锈钢镀金毫针价格相差33倍，成本过高，不锈钢镀金毫针只生产了很小的批量，故专用于治疗风湿患者，并观察及评估诊治患者疗效，分别设立了不锈钢镀金毫针组与不锈钢毫针组进行对照，通过对照发现，不锈钢镀金毫针组明显优于不锈钢毫针组，证实不锈钢镀金毫针对风湿等疾病具有优于不锈钢毫针的作用。

附痛痹（类风湿关节炎）医案一则。

　　周某，女，36岁，公务员，1996年2月16日至浙江省中医药研究院门诊部就诊。患者周身肘、腕、指、膝、踝及趾关节肿痛，活动困难，伴晨僵1小时许。查类风湿因子滴度134IU/ml。诊见面色㿠白，舌淡胖，苔白腻，脉弦紧。辨证为风寒湿痹之痛痹。治法拟行气活血，通络止痛。

　　（1）取穴：百会、肾俞、关元、合谷、外关、曲池、肩髃、太冲、申脉、昆仑、足三里、环跳、阿是穴。

　　（2）操作：选不锈钢镀金毫针0.30mm×25mm，押指法进针，待得气后，行平补平泻，留针30分钟（阿是穴不留针）。每周3次，10次一疗程，一疗程后休息10天。

　　经3个疗程治疗后，周身关节肿退痛减，继续巩固治疗3个疗程后关节肿痛基本缓解，查血沉21mm/h，类风湿因子滴度21IU/ml。递减至每周1次，30次后基本痊愈。

　　4.阴阳虚实，表里寒热，辨气之道

　　阮氏中医针灸在临床治疗患者时尤为重视针刺刺法的辨气，从而决定手法的或补或泻。针刺辨气之法，需由术者在针刺操作过程中仔细揣摩，方能神而明之。刺穴时若针下出现"如闲处幽堂之深邃"之空松手感，乃气虚抑或气血虚所致，当运用补虚的操作手法；若针下出现"邪气来也紧而疾"之紧快手感，乃气滞血瘀寒凝所致，当运用泻实的操作手法；若针下出现"谷气来也徐而和"之缓缓柔而和手感，乃穴位气血运行的正常状态。这些针刺辨气的理论依据，不断地指导临床。只有这样正确地辨别正邪虚实，用对了补虚泻实的针刺手法，才能有良好的疗效。

　　附风水表证（雷公藤总苷中毒性肾炎）医案一则。

　　柯某，女，54岁，教师，1996年5月初就诊。3月前因类风湿关节炎于他院住院，经用雷公藤总苷治疗后，出现毒副反应，全身高度水肿，近2个月无以消退。后因住院疗效欠佳出院，遂至浙江省中医药研究院门诊部就诊。诊见患者不能自主行动，被人用担架抬至诊疗床平卧，全身呈高度水肿，面部水肿若斗大，腹胀如鼓，四肢肿粗如水桶，手、脚高度水肿，状若蒸出笼的白馒头，其肌肤如蒙白霜，语声低微。神志清醒，舌淡白胖大满口，齿痕深，苔白若粉样，脉浮细。查血清尿素 19.6mmol/L，血清肌酐 182μmol/L。

观察患者虽全身呈高度水肿，但其肌肤白亮如蒙霜，从阴阳学说辨别其肿在表，在外属阳，肌肤白亮属阳，应归属为阳证之风水表证。另患者虽病势危重，但目光有神，提示雷公藤之毒尚未完全伤及脏腑经络之本，为脏腑元气未失之象，仍有一线可以救治的希望。因患者病势危重，在门诊治疗存在着相当大的风险，告知患者家属仍需住院治疗，但因患者及其家属执意坚持门诊进行针灸治疗，遂同意在门诊予患者行一次针灸治疗后再观察。

（1）取穴：百会、风池、八邪、合谷、外关、内关、曲池、太冲、三阴交、丰隆、足三里、风市、气海、天枢、中脘。

（2）操作：嘱患者平卧位。局部皮肤消毒后，取 0.25mm×50mm 不锈钢毫针先泻八邪穴，刺穴如入无人之巷，得气后缓缓泻后，摇大针孔出针，即有淡黄色组织液注出，沁湿床单。余穴位得气后，行平补平泻法。留针时穴位针孔边持续缓慢淡黄色组织液注出。30分钟后不仅床单、床垫尽湿，治疗床的地面上也全是大摊的淡黄色组织液，粗略估计针刺时穴位所排出的淡黄色液体总量约有1500ml，患者自觉明显缓解。

后患者每周依法行3次针灸治疗，针刺治疗出针后穴位所排出的淡黄色组织液逐次减少，一疗程10次针灸治疗结束后，水肿较前明显消退，肾功能检验指标复常。

5. 补虚泻实，调和阴阳，手法至要

阮氏中医针灸针刺手法练习时极为重视指法、指力及腕力的基础训练，要求做到柔顺敏锐，收放自如。在针刺治疗前，需遵《内经》"凡刺之针，必先治神"，做好与患者的交流沟通，提高患者的依从性。医者集中精神专注于行针，专注得气、辨气及补泻手法的应用。阮氏针刺手法在辨证施治、理法方穴及刺法灸法等方面遵循中医理论精髓，应用脏腑、经络、阴阳、表里、寒热、虚实，辨而治之。就顽症痼疾、体弱多病者，必在针灸治疗的同时加服中药。

针刺手法是治疗疾病取效之关键。阮氏针刺手法的特点是，施术时轻松自然，神情专注，多应用单手进针，将点穴、押指、破皮及进针一系列动作一气呵成，持针手指用力柔实，腕力则虚悬，收放自如，使运针有"手如握虎"之力。运力于指，力达指尖、沿针透力，力至神到，气随神达，而获良效。

《灵枢·官针》篇云："病小针大，气泻太甚，疾必为害；病大针小，气不泄泻，亦复为败。"阮氏中医针灸在临床中根据疾病之寒热、正气之盛衰、体质之强弱、肌肉之厚薄、节气之变化、病位之深浅等，确定针具的粗、细、长、短，灵活应用迎随、提插、捻转、徐疾及开阖等各种补泻手法，掌握恰当的刺激量和针刺深度，把握施术的分寸，掌握在恰到好处的程度上。

附阮少南治疗视网膜剥离经验。

基本处方：穴取百会、太冲（双）、上星、合谷（双）、光明（双）及患侧之睛明、鱼腰、瞳子髎、阳白。针刺百会、太冲得气后行补法，其余各穴得气后行平补平泻，所有穴位均留针20分钟。若兼夹风阳，百会改平补平泻并加刺三阴交（双）、太溪（双）、风池（双）、外关（双）。加刺诸穴除三阴交、太溪行补法留针20分钟以外，其余两穴均行泻法，不留针。兼湿痰阻遏，加刺阴陵泉（双），得气后行补法，留针20分钟。以上治疗每周3次，隔日1次，针刺10次休息1周，再继续治疗，3个月为一个疗程。眼科眼底检查每月1次。在治疗期间，应注意休息，避免过劳、饮酒，保持心情愉悦。

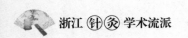

附医案一则。

秦某某，男，58岁，教师，1995年8月初诊。患者于1994年12月经检查诊断患左眼视网膜脱离，行手术治疗。治愈后3个月病复发，行第2次手术，术后视物清晰，眼底检查裂孔完全闭合。术后2个月左眼视物又现黑影，检查诊断仍为左眼视网膜脱离。医嘱行第3次手术。患者不愿而来本科就诊。诊见：形体略盛，面色偏红，舌红边有齿痕，苔薄，脉弦。血压162/98mmHg，血脂偏高，一直在服用降压降脂药物。证属气阴两亏，虚阳上越，左目有乏濡养，以致失明。治宜益气潜阳，滋阴明目。以上述兼夹风阳治疗方案针刺2个月，视物已有所见，眼科眼底检查裂孔已大有好转，续治1个月，视物已正常，眼底裂孔完全闭合，恢复工作。迄今随访未见复发。

四、严氏针灸学术流派

平湖严氏针灸，起源于清道光年间，由始祖严曜垒所创，家学渊源，针药兼修，尤以化脓灸久负盛名。严氏针灸至今已有七代，其传人主要分布于嘉兴平湖、上海、杭州等地。其后代在传承祖业的基础上，不断发展和改进，将传统针灸与现代医学紧密结合，使严氏针灸对于现代疾病也有很好的疗效。现将严氏针灸的学术思想及特色理论介绍如下。

（一）严氏针灸传承脉络

第一代至第四代：因年代久远，生卒年已不可考，生平事迹略述于下。

严氏针灸始于先祖严曜垒，其祖籍青浦，启蒙老师不可考，曾随双林（浙江吴兴县治）凌真人（名云，字汉章）后裔深造。后于道光年间至平湖行医。清代马承昭《续当湖外志·卷八》称其为："青浦严曜垒精针灸，其术盛行于我湖。因家焉。生子三……"先祖严曜垒公从青浦于清道光年间迁至平湖，定居松风台医寓，以针、灸、方、脉，设严曜垒家疯科诊室。将其传承于《千金要方》《外台秘要》的传统灸法加以改进完善，逐渐形成以促使灸疮化脓为主要特色的"严氏化脓灸"。因效果明显，医名在江、浙、沪地区广为流传。曜堃公有子三人，分别是严友箎、严友彰、严友陶，都从事针灸行业。三世严小苍、严次平、严杏山，严次平深研医理，处方严谨。四世孙严海珊、严子和（1887—1932），虽年轻却颇有作为，在医理与临床两方面均继祖业，而又有新知卓见，传世医业。在鼎盛时期，历代被称为"平湖严针灸"。第五代传人为严肃容、严察明兄弟俩，幼承家学，勤奋苦学，博览群书而术有专攻。在1937年为避战乱赴沪，4年后严肃容回平湖继续守业，严察明则在上海承祖传创业。

第五代：严肃容（1903—1968），男，字不阿，浙江平湖城关人。出身于针灸世家，严氏针灸第五代传人。自幼随父学习中医典籍，苦练针灸医术，于1922年辅父行医，1941年担任县国医公会常务理事。中华人民共和国成立后，于1958年转入城关镇医院工作，1962年被浙江省命名为浙江省名中医，曾有不少业内人士和外国留学生慕名登门观摩学习。

严老擅长传统针灸、方药治病，对"化脓灸"治疗侏儒、蛊毒、哮喘等顽症痼疾颇有研究，名声享誉浙北及苏南。因业务繁忙，撰有临床笔记而无暇发表，由长子定梁领衔发表《平湖严氏化脓灸法简介》《针灸强壮疗法之选穴与应用》等论文。曾先后被选为浙江省第二届政协委员，县第一、第二、第三届政协常委。

严察明（1904—1960），男，浙江平湖城关人。为严子和次子，严氏针灸第五代传人。1937年为避战乱从平湖来沪，定居于南京西路设医寓，承祖学创业。临证应用冷针及处方，夏季则以化脓灸治"针所不为"的痼疾。中华人民共和国成立后，有上海人力车工会及上海水泥厂邀为特约医师，对贫困职工患者予以减免诊费。在20世纪50年代中期，上海空军医院曾邀其一周3次门诊，但因其体弱而未能成行。其不仅传承了祖业，还勤奋好学，闲时医籍常不离手，无门户之见，能博采众长，且为人谦和，对患者悉心诊治，故而渐得口碑，把"平湖严针灸"誉称传扬至沪，且得上海针灸界认同。

第六代：严定梁（1924—2004），男，浙江平湖人，主任中医师。1944年毕业于上海国医专科学校。严氏自幼随父习医应诊，勤求家训，受家庭熏陶、父亲言传身教，颇得真传。其治病以针与灸为主要手段，主张先针后灸，针药并用。严氏善于应用透针法，可以一针透二穴或二穴以上，多为浅表刺激，其认为透针能同时发挥几个穴位的作用。取穴少、手法轻是其针灸临床的特点。严氏临证主张因人、因病、因时制宜，其临床各种灸法均有采用，常用直接灸法，即家传化脓灸法。

严氏为浙江省中医院针灸科创办人，亦是嘉兴市中医院针灸科创办人之一，从事临床和教学几十年，师承名门，学验俱丰。严氏为国家级名中医，浙江省高级职称评委会考评委员。曾任浙江省针灸学会常务理事，浙江省中医院针灸科主任，浙江省针灸学会顾问。发表《平湖严氏化脓灸法简介》《针灸强壮疗法之选穴与应用》《针刺治疗血吸虫病脾切除后血小板过高症的临床观察》《读杨氏灸法札记》《透刺十二则》等论文十数篇。晚年时经中国医史文献研究所牵线，受日本株式会社出版社之邀，前往北京为日本学者讲学，次年又应邀前往日本大阪做学术交流。

严君白（1932—　），男，教授，主任医师。1962年毕业于上海中医学院。严教授1951年随父兄执业于严氏诊所，勤求家训，颇得真传，尤擅祖传灸法。学术上主张：①脏腑辨证和经络辨证相参，针药兼施，穴简精准；②治病求本，标本兼治，重视脾胃、气血的盛衰；③擅长化脓灸，起沉疴、疗顽疾。

曾为上海市第一人民医院针灸科主任，曾任摩洛哥中国针灸专家组副组长，日本镰田医院针灸顾问，原上海第一医学院（现复旦大学上海医学院）中山临床医学院兼职教授。兼任上海市针灸学会理事，《上海针灸杂志》编委。首批国务院政府特殊津贴获得者。2011年获"上海市名中医"称号。主编《针灸学》等教材，并参与《新编中国针灸学》《住院医师指导丛书：针灸分册》等有关篇章的撰写。著有《大椎求源》《化脓灸治疗慢性泄泻26例》等影响深远的论文，被译成日、英、法文，广为传播。

严熹（1927—2010），男，浙江平湖人，副主任医师。毕业于上海国医专科学校。1959年由上海普陀区联合诊所调入普陀区中心医院针灸科，任科主任兼中医带徒班主任。1980年任上海中医学院国针班学员临床带教，任区卫生技术人员技术考核鉴定委员，上海市针灸学会委员。1979—1987年任普陀区第五、第六、第七届政协委员。1988年退休。

严华（1934—　），女，浙江平湖人，上海市针灸经络研究所副主任医师。1954年毕业于上海医药专科学校。1960年7月，进入龙华医院针灸科任中医师，并开展化脓灸专科门诊。1980年转入上海市针灸经络研究所。毕生投入灸法的临床和科研工作，对化脓灸的继承和发扬做出了积极的贡献。擅长用灸法治疗哮喘等呼吸系统疾病，对化脓灸治疗哮喘的理化指标有深入的研究，探索了影响化脓灸治疗哮喘的因素及热证之灸，还设计了能碾压3种规格艾炷的制艾器，并获得了专利，为灸治的进一步开展提供了更便利的条件。

曾被聘为临床研究室主任，上海市针灸经络研究所学术委员会委员。曾任上海中医学院针灸硕士生临床带教老师。发表论文10余篇。于1979年及1988年获得上海中医学院科技成果三等奖各1次；合作课题获1994年度国家中医药管理局科技进步二等奖、1996年度上海市卫生局科技进步二等奖；参与他人课题获1994年度上海市科技进步三等奖2次。

第七代：严蕊雪（1952—　），女，资深传承主治中医师。毕业于浙江中医学院。长期从事中医针灸临床工作，对中医针灸治疗各类风湿病有较深造诣。运用针刺、传统灸法及各种治疗方法进行临床诊治，并擅长对类风湿关节炎、顽固性头痛及免疫类疾病的治疗，深受患者信赖。在省级以上期刊发表论文数篇。

严晨（1968—　），男，资深传承主治中医师。1991年毕业于上海中医学院中医专业。在上海市中医医院内科、上海市承志堂中医门诊部从事临床工作24年。擅长针药结合及使用严氏化脓灸综合治疗类风湿关节炎、头痛等筋脉痹痛，内科、妇科常见病以及养生保健和调养。主编及参编《现代中医免疫病学》《上海市名中医学术经验集》《针灸名家撷英》《跟名医做临床》等论著。

周奕阳（1977—　），女，副主任医师。2002年毕业于上海中医药大学中医临床专业，硕士研究生学历。自2002年7月开始于上海市中医医院肿瘤科工作至今。跟从上海市名老中医严君白教授临床多年，从事中医肿瘤医、教、研工作10余年，临床擅于肺癌、肠癌、乳腺癌、肝癌等常见恶性肿瘤的中医治疗及肿瘤术后的中医药调理，并将严氏化脓灸运用于肿瘤术后康复和肿瘤化疗后白细胞减少等疾患，提高患者生存质量及机体免疫功能。2003年加入上海市中西医结合学会肿瘤专业委员会，2004年加入上海市抗癌协会胃肠肿瘤专业委员会。参与国家级、省部级、局级课题多项，并发表学术论文多篇。

龚秀杭（1957—　），女，副主任中医师，兼职副教授。1982年毕业于浙江中医学院中医系。毕业后在浙江省中医院针灸科从事临床工作，现就职于浙江省新华医院名中医馆。1983—1987年师承国家级名中医严定梁，为老师总结经验撰写和发表文章20万字，传承了严老师的针刺手法，手法轻巧，取穴简练；1996—1998年参加中国援助马里医疗队，为非洲人民提供医疗服务。临床擅于治疗内、外、妇、儿等各科常见病和疑难杂症，具有先针后灸、针药并用、攻补兼施的特点。1999年以来运用针灸或穴位埋线治疗肥胖、高脂血症、脂肪肝、月经不调、多囊卵巢综合征等取得满意疗效。完成和参与多个国家级、省厅级课题。

（二）严氏针灸传承谱系

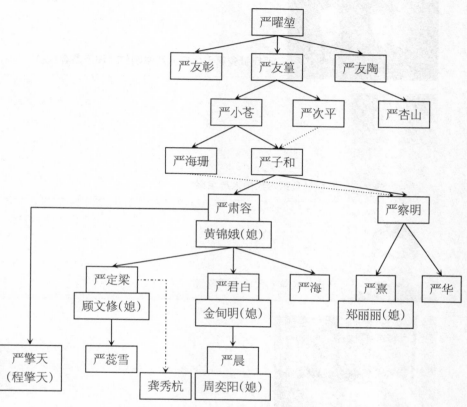

注：┈┈▶ 为过继关系，┈┈▶ 为师承关系，──▶ 为家族关系

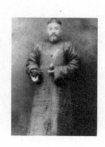

严氏针灸第四代传人严子和

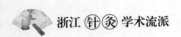
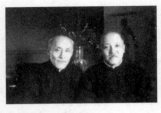

严氏针灸第五代传人严察明(左)和严肃容(右)

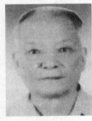

严氏针灸第六代传人严定梁

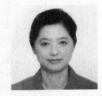

严氏针灸第七代传人严蕊雪

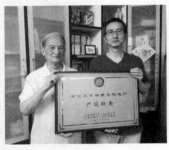

严氏针灸第六代传人严君白和第七代传人严晨

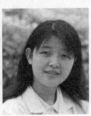

严氏针灸第七代传人周奕阳

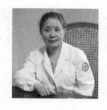

严氏针灸第七代传人龚秀杭

（三）严氏针灸学术思想及特点

1. 针刺学术特色

严氏针灸，家学渊源，认为学医必先具有中医基础精确的辨识能力，针药兼修，方能成为良医。对孙思邈认为医者必须既善于针灸，又长于用药，深得要领，并常以宋·林亿等《续千金方》"知药而不知灸，未足以尽治疗之体，知灸而不知针，未足以极表里之变"以及双林凌氏"针而不灸，灸而不针，非良医也；针灸而不药，药而不针灸，亦非良医也；知药知针，方是中医，而经络脏腑必熟谙，否则动手便错。因此，针灸必通内科，内科当知针灸，庶能得心应手"之训启迪后学。

严氏顶刺法是严氏针刺的一大特色，除此之外，擅于针药并用，擅用透针法，取穴少、手法轻，风池穴的多种刺法也是严氏针刺的特点。现分别介绍如下。

（1）严氏顶刺法

严氏顶刺法是一种轻刺法的进针手法，为严氏家传之术，手法独特。其操作方法为：确定穴位后，以左手拇指或食指重压穴点，并左右做掐动数次，使气血宣散，尽量避免进针时刺破附近血络；右手持针，以拇食两指紧撮针根之上与针柄下端，小指或无名指抵住针体；进针前左手（押手）押住一方，右手小指一面抵住针体，一面押住一侧皮肤，使进针处皮肤略为绷紧，此时右手以拇食两指用适当之力轻捷地刺入皮下一分左右，再视诊治需要，施行进针后手法。

严氏顶刺法进针时手法要轻柔，切忌急躁，急则不易刺进，易使针体弓

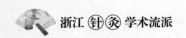

弯，如一刺未入，针体已成弓形，须将刺手放松，使针体放直再刺，务必使力点集中于针尖。由于医者手指会接触到针体，故医者双手应在术前消毒。

（2）针灸药并用，调和脾胃气血

严氏非常重视扶正、强壮的原则，认为病邪是在人体正气虚弱时侵入人体的，因而治病除了祛除病邪改善病况，还要调理患者的生理机能，增强其抗病能力。严氏对于针、药各有所长以及"脾胃为五脏六腑之海，气血生化之源"的认识非常深刻，正如杨继洲在《针灸大成·诸家得失策》中所云"疾在肠胃，非药饵不能以济；在血脉，非针刺不能以及；在腠理，非熨焫不能以达，是针灸药者，医家之不可缺一者也"，《素问·经脉别论》曰"饮入于胃，游溢精气，上输于脾。脾气散精，上归于肺，通调水道，下输膀胱。水精四布，五经并行"。因此，严氏传人皆秉承祖训，在临证时正确选择合适的治疗方式，祛邪的同时注重顾护脾胃之气，运用得当，疗效显著。

严君白教授临证主张脏腑辨证与经络辨证相结合，针药兼施，标本兼治，重视脾胃气血的调和。他认为针药兼施以调气为先。疾病是由于各种因素造成机体的阴阳失衡、气机失调而产生的，所以严君白教授认为一切治疗手段都是第二位的，而机体具有的自身修复的潜能——抗病能力才是第一位的，医家的责任就是调动机体的潜能，排除障碍，加速康复，其中针灸是刺激穴位、通过经络的反应达到调气血和阴阳的作用。所谓"用针之要，在于调气"，而发挥好这种调节作用需要医患双方的合作。第一，患者的配合，即治神。第二，医者以脏腑辨证结合经络辨证建立正确的立法方药及恰当的刺激量。严氏针刺时均强调"三因治宜"，手法敏捷流利，舒展顺随，补泻不拘常规，万变不离轻重二字。严君白教授行医60余载仍保持必先准确定穴，右手按揉欲针穴位的习惯，这样不仅可减轻疼痛，而且可令气血疏散，免伤营卫。轻巧地刺入皮下后再行捻转提插补泻，持续运针约1分钟，以达到合适的刺激量。

严蕊雪医师治疗类风湿关节炎时同样强调针药并用。她认为，对于药物所不至之处，通过针刺补泻可以达到疏通局部气血、调畅气机的作用，令久病瘀血郁结之邪宛陈而除之，令关节疼痛者通过针刺达到疏经通络、活血化瘀之功。严医师认为，类风湿关节炎在关节未变形的早期可通过长期针刺和综合治疗达到修复关节功能及形态的作用，对改善患者生活质量起到明显作用。在施治上她主张分经而治，视十二经脉气血多少为辨证施针的依据，取穴精准，选穴少而精，多选用常用穴以及关节肿胀压痛处，每以手法补泻运针，以得气为度。并在辨证论治的基础上分期配伍相应中药，如早期急性发作期，严医师认为此期病位浅表，表现以邪实为主，大多表现为关节红肿灼痛，治宜清热凉血、利湿通络为要，方用白虎汤、知柏地黄汤等加减；迁延变形期，严医师认为此期多因病久日甚，邪浊流注关节，以致正虚邪实，气血不畅，故治疗以软坚散结、通利关节为主，兼顾活血化瘀，同时注意攻补兼施，但须做到攻之不伤其正，补之不恋其邪，无代表方可列举；慢性稳定期，此期严医师认为久病必虚，强调须辨其所需而施治，或兼补中益气，或兼养血通络，或兼养阴柔络、强筋健骨等，当酌情而为之，但必须培补正气，只有正气盛，才能邪不可干。在此病的治疗上，严医师特别强调全程关注脾胃的重要性，方药常常佐以健脾和胃之法，以顾及长期接受治疗之基本条件。

（3）擅用透针法，取穴精少

严氏针刺的另一大特色就是透针法的使用。透针法分为深刺透针法和浅刺透针法，后者运用更多，可以一针二穴或多穴，取穴精简，却能同时发挥几个穴位的作用，并能激发经气，沟通表里，增强皮肤表面感应点刺激量。

深刺透针多用于表里二经相透，有加强和沟通表里的作用，进针后缓慢推进到相应深度，以不穿出体外为宜；浅刺透针用于本经一针二穴或数穴，若邻近经穴之间，局部浅表之上，本经二穴之间亦均可应用。

透针法以一穴为主方，适当配伍他经穴位，有本经相透和异经相透之分。本经相透有加强经脉刺激的作用，因凡属同一经之腧穴，相邻相近者绝大部分经穴均有共同作用，也有其不同作用，但极少矛盾。因此本经相透可取相近腧穴同中有异的作用，共同振奋本经经气；异经相透包括表里相透，有密切联系表里二经、同时发挥其作用之优点，亦有不属表里经脉，而在治疗上有此需要，部位上可以相透者。此外，阿是穴亦可局部透针，以调和气血，促使病灶之吸收与修复。

（4）风池穴多种刺法

风池穴出自《灵枢·热病》篇，别名热府，属足少阳胆经，为手、足少阳，阳维和阳跷脉之会，是临床最常用的穴位之一。风池主治多种疾病，尤其对风邪引起的疾病效果颇佳。临床常用于治疗偏头痛、三叉神经痛、颈椎病、脑卒中、耳鸣、近视等。风池的针刺深度和角度一直为各医家所探讨，说法不一。据文献记载，风池穴宜直刺3～7分，《针灸资生经》《针灸大成》提出可针1寸2分，《循经考穴编》提出透刺1寸5分；针刺角度方面，通常针尖朝对侧眼球或朝鼻尖方向。

严君白教授认为，针刺或艾灸（间接灸）风池穴，可以振奋人体一身之阳气，疏通经络，调理气血，故阳气盛，气血通，风寒之邪自然容易消散。因此，风池穴的临床运用绝不限于上述这些疾病，只要患者出现阳气不足、正虚邪恋的证候，都可以从风池穴入手。他对风池穴的针刺有深入的研究，在临床中根据病症的不同，采用不同的针刺角度，常用的有以下7种。

常规浅刺法：

①针尖向鼻尖方向斜刺，主治多种疾病。用1.5寸毫针向鼻尖方向刺入0.5～1.0寸。须有局部酸胀，或向头顶、颞部、前额及眼眶扩散，可主治各种头痛、颈性眩晕、耳性眩晕、感冒、不明原因的发热、过敏性鼻炎、副鼻窦炎、耳鸣、面神经麻痹、脑卒中后遗症、癫痫、颈淋巴结肿大、甲状腺功能紊乱等多种疾病。严君白教授认为，鼻为肺之窍，向鼻尖方向针刺可增强

其祛风散寒、宣肺解表、宣通鼻窍之功效，用于治疗外感风寒表实证，效果更为显著。

特殊深刺法：

②针尖斜向内上、对侧眼窝下端方向深刺，主治头面部疾病。取2.5寸毫针，用小幅度捻转法，向对侧眼窝方向靠颈椎深刺，可达2寸。此时多出现较强的针感，循胆经向上，传至耳颞部及头顶部，再向前传至前额，直抵眼部。患者得气后，可感到头痛、头晕、头沉、目眩、面痛、耳塞等症状减轻或消除。

③针尖向同侧鼻旁平直刺入，治疗中风后遗症。刺法同前，针尖所到之处相当于眼窝下2.3寸，针感或同前，或向上、下肢及躯干传导。

④针刺向咽喉方向，主治假性延髓性麻痹等症。取2寸毫针向咽喉方向刺入1.5寸。严君白教授分析认为，风池穴深层解剖示有丰富的血管、神经分布，故针刺可改善椎动脉供血。另外，风池为胆经要穴，"胆主决断"，向咽喉方向深刺，可增强其醒脑开窍、通利咽喉之功效。

⑤针刺方向微向外（颞侧），主治偏头痛、重度失眠等症。取3寸毫针，针刺方向稍向外，进针2.5寸，针感向前额部放射。风池穴向外斜刺，直达病所，有行血祛风止痛之功效，不仅对外感风寒引起的偏头痛效果显著，对肝阳上亢所致的肝风内动，血行不畅所致的瘀血阻滞、痰浊上扰之头痛亦有极好的疗效。

⑥针刺向同侧口角下方向，深度可达2寸余，针尖所到之处，此时针感循胆经上传，向下可达同侧上、下肢和躯干，局部可传到喉部附近。

透刺法：

⑦针向对侧风池（风府）透刺，主治颈椎病等。取2.5寸毫针向对侧风池方向透刺，进针1.5~2寸。向对侧风池（风府）透刺，可疏通经脉，调和气血，改善脑供血，故对椎动脉型颈椎病疗效更为显著。

严君白教授根据自身经验提示，医者在针刺时要气定神闲，仔细感受针下的气血流动和患者的反应。深刺时若无针感或针感不明显，可退至浅层调整方向再刺入，随着针刺的深入，患者可出现2次针感，由弱至强。深刺法对顽固性疾病疗效较好，但针刺时要注意与患者交流，若针感过强以致患者不能承受出现眩晕、出冷汗等情况时，要及时停针。

严君白教授在总结经验时提出，风池穴的进针方向、深度不同，针感将随之而异，所获效果亦不相同，换言之，要达到不同的治疗效果，应采用不同的进针方法。想要验证是否达到治疗要求，则需通过"气至病所"的客观反应来判断。

2. 灸法学术特色

灸法始于远古，盛行于唐宋年间，据《阴阳十一脉灸经》《足臂十一脉灸经》所载推论，灸术早于针术。严氏灸法是在古代灸法的基础上改进而来的，取穴施灸悉遵祖训，其疗效关键之一在于是否化脓，故名化脓灸。该名由严氏第六代于20世纪50年代中期给予定名。严氏化脓灸提倡"疮发所患即瘥"之思想，这一思想遥承《千金方》和《外台秘要》。《千金方·卷二十九》曰："体上常须三两处灸之，勿令疮暂瘥……"至明清针灸著作中，常有得疮发所患能愈之意的记载。如《医宗金鉴·刺灸心法》云："灸后脓水稠多，其病易愈。"故严氏化脓灸源于古籍，有一定理论基础。

严氏化脓灸每年预约在小暑至白露期间施灸，根据病情，历经5年的慢性病须灸一疗程，以此类推。用穴精少，艾炷以铜模压制，壮数以3～9壮为度。具有取穴精准、灸必发疮、重视灸后调摄的特点，现分述如下。

（1）取穴精准，别于教科书

严氏化脓灸对施灸穴位的定取非常讲究。严氏认为杨继洲在《针灸大成》中首谈灸法，即强调患者体位之端正，"坐点则坐灸，卧点则卧灸，不易其位也"，即说明灸法的取穴要求非常高。严氏针灸始祖严曜堃在他的著作《针灸精义》中记载："论灸治取穴法更不比针，须专心穷究分毫无错方可燃艾，而针取穴，设或不对，针出无痕。然灸后皮肉既坏，其疤终身在体。余每见无师指授，道中所灸之穴不正者多。"严氏认为化脓灸终生只一次，灸后皮肉灼伤，终生留疤，不可复灸或复针，若取穴不正，不但疗效上有很大出入，而且影响患者皮肤之美观，因此严氏要求化脓灸取穴分毫不差，须按、押、摩、数反复推敲集于一点凹陷处，方可施灸。

严氏祖传取穴方法与教科书中的针灸取穴有所不同。其取穴时要求先定基准穴，再依基准穴定其他穴位。严氏设定的基准穴有：头部以百会为基准，背部以大椎为基准，胸部以膻中为基准，腹部以神阙和腹白线为基准。裁取同身寸时，以有韧性的干海草折量为度。

严氏家传定位大椎的方法，以"在项后项骨三节下，左右当平巨骨穴"为准。取法为：当正坐俯颈屈肘，则项椎三节凸露明显，即"颈项后三粒算盘珠样圆骨下凹陷当中"，在第一胸椎棘突下，比教科书中的针灸取穴之大椎低一椎。以此类推，则背部督脉及膀胱经诸穴均比国标低一椎。

严氏化脓灸世传以取大椎之准确率衡量灸法定穴是否标准。如取膏肓，即定大椎后按下四椎，陷中，以夹脊穴旁开3寸，试以患者之手携向背后，以阳溪对同侧肾俞，即使胛骨开移而外突，离胛骨尖内侧上5分或1寸许，两肋之间陷中，按之酸感特别明显，即是穴位之所在。世人取不准真膏肓，因与大椎谬误有关。

（2）灸必发疮，疮发则效

严氏认为，施灸后化脓，形成灸疮，其化脓的过程是化脓灸起效的关键所在。如《针灸资生经》所言："凡著艾得灸疮发，所患即瘥，不得疮发，其疾不愈。"《太平圣惠方·卷一百》曰："灸炷虽然数足，得疮发脓坏，所患即瘥，如不得疮发脓坏，其疾不愈。"化脓灸时，取少许大蒜汁于穴位上，利于艾炷放置，同时也可以促进后期化脓发疮。在艾炷燃至患者有灼痛感时，术者须用双手连续地在灸处周围轮番快速上下拍击，以减轻灼痛感和患者紧张心理。

严氏化脓灸在灸后须贴太乙薄贴膏药，用以保护疮面和促进化脓，这也是发灸的一部分。太乙膏每天一换，脓多时（在灸后10~30天）每天换两次，通常需一个半月愈合。如超过10天不化脓，可依《针灸大成》记载"东垣灸三里七壮不发，而复灸以五壮即发"，再灸3~5壮促其发疮。

（3）灸后调摄，养疮宜忌

严氏认为灸后养疮与施灸一样需要重视，此间护理非常重要。每穴灸毕半小时内，不得饮水、进食，恐解火气和滞经气。灸后应充分安静休息，养灸期一个半月左右，暂停重体力劳动、运动，避风寒、慎起居、远色欲，忌食生冷瓜果、肥甘厚腻之品以及酸、辣、腥、臭等刺激食物，以养正气。灸后至脱焦痂10~20天内应吃些鸡、鸭、羊肉等"发物"。待焦痂脱落后，直至愈合期间，则忌"发物"，以利收口。此外，虾、蟹、姜等自灸后忌食百日，以免灸处发痒。

此外，严氏指出，凡10岁以下、60岁以上者，妇女经期及妊娠期，咯血、吐血、阴虚内热、津液枯竭者，以及久病卧床、灸疮难以处理者等，哮喘、癫痫发作时均不宜施以化脓灸。

（4）局麻施灸，重启传统

麻醉施灸，古有记载，《扁鹊心书·窦材灸法》云："如癫狂人不可灸及膏粱人怕痛者，先服睡圣散，然后灸之。一服止可灸五十壮，醒后再服、再灸。"其中的"睡圣散"即是全身麻醉药。化脓灸施灸过程中的疼痛，虽然多数人能接受，但也影响了化脓灸的应用和推广。因此，严氏后人第六代严华等曾观察到在局麻下实施化脓灸，研究结果显示，局麻化脓灸与直接化脓灸的疗效基本一致，但样本尚小，有待验证。

传统经验认为，化脓灸的治疗宜选择小暑至白露期间进行，即"伏灸"。然而，"施灸季节"对化脓灸疗效是否有影响，"伏灸"的疗效是否优于非伏灸，尚缺少对比观察。哮喘大多在春秋季发病，在夏季发作较少，临床报道也大多是哮喘缓解期灸治有较好的防止复发的作用。严华等的研究分别提示，施灸季节对化脓灸治疗哮喘在临床疗效上无明显影响，化脓灸治疗缓解期哮喘明显优于治疗发作期哮喘，化脓灸似不适宜治疗发作期哮喘，因而对于化脓灸治疗哮喘是否需要严格限定于伏天施灸，尚未能定论。

（5）先针后灸，治哮经验

严氏治疗哮喘先针后灸，认为发病时须降气平喘，当以针刺为主，旨在控制、缓解其症状。频发之时必有胶固之痰，宜化痰逐饮，清宣肺气。取穴：①肺俞、定喘、内关、合谷、丰隆、列缺透太渊，选取俯伏坐位，肺俞针入3～5mm，横透魄户。定喘较深得气后运针片刻，退针至浅部，复沿夹脊而下平刺25mm，留针30分钟。必待哮喘渐平而出针方有效。②风门、定喘、尺泽、孔最、曲池、膻中透中庭、丰隆。先取俯伏坐位，风门针透附分，定喘同上。再取高枕靠卧位，膻中向下透针抵中庭指向鸠尾，尺泽、孔最、曲池、丰隆各得气留针同上。

严氏认为，对服药、针刺治疗效果不佳，或病情迁延日久转为慢性，遇寒即发，严重影响生长发育者，可在不发病之夏季进行化脓灸。严氏亦认为，治喘不离于肺，又不限于肺；实喘治肺，虚喘治肾；实喘治肺须兼顾脾胃，虚喘治肾而兼肺。

五、施氏针灸学术流派

施氏针灸创始于清代，其高祖在绍兴十八施村行医。十八施村大约在萧山乾清、衙前一带，原属绍兴，现归杭州。太平天国时施凤歧（第三代）到杭州、平湖行医。"施氏针灸"是浙江省非物质文化遗产和嘉兴市非物质文化遗产，以全国老中医药专家学术经验继承工作指导老师、施氏针灸第五代

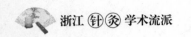

传人施延庆为代表。施氏传人在施延庆带领下，以祖训"诚""仁"为行医准则，使施氏针灸得到了继承和发展，并使之达到一个新的高度。

（一）施氏针灸传承脉络

第一代至第三代：因年代久远，生卒年已不可考，生平事迹略述于下。

施氏世代行医，第一代始于清代施公高祖，第二代施源泉行医于绍兴萧山。自第三代施凤歧（景蓉）开始，施氏针灸由绍兴发展到杭州，又转至平湖。

第四代：施鹤年（1885—1947），男，施凤歧之子；盛玉莲（1895—1972），女，施凤歧之长媳。施鹤年先在嘉兴张家弄开设施氏针灸诊所，后在嘉兴市中医院任职，当时已为浙北针灸名家。

第五代：施延庆（1920—2012），男，施鹤年之子，主任中医师；鲍济湘（1921— ），女，为施鹤年之长媳。

施延庆出身于针灸世家，自幼受家庭的熏陶，中学毕业后进入杭州中医专门学校就读，后转入上海中国医学院学习。1939年从上海中国医学院毕业，在上海行医。抗战胜利后，回嘉兴祖居开业，行医于家传嘉兴张家弄施氏诊所。1954年参加筹建嘉兴中医联合医疗机构，1959年参加筹建嘉兴市中医院，以后一直在嘉兴市中医院从事中医针灸临床工作。

施延庆擅长运用针灸治疗常见病和多发病，善用温针针法、化脓灸法。擅长治疗慢性疾病，认为慢性疾病为邪之所凑，其气必虚，所以论治处方，十分重视扶正达邪。在祛邪的同时，合理振兴正气，充分发挥机体的自然潜能，能邪祛而正复，收事半功倍之效。如对于消化系统疾病的治疗，务使中州通畅，升降有常，寓祛邪于扶正之中。

在多年的针灸临床中，施延庆对针灸理论进行了研究与总结。20世纪60年代即提出针刺的刺激量问题，提出"刺激量的轻重，不能等同于补泻手法"的观点，《略谈针刺刺激量》发表在《浙江中医杂志》上，主要论述了刺激量的概念和有效刺激量的客观依据及指标等，引起了轻重刺激与补泻手法的学术讨论。开展"针刺配合龙急散治疗血丝虫病的疗效观察"科学研究，以中药和针灸治疗数百例血丝虫病患者，获得良好的疗效，并于1967年通过省级鉴定。继承整理老中医学术经验，1980年参加整理和编著《周兰石医案》。

发表有《针灸治疗遗尿症80例初步总结》《论平补平泻》《杨继洲下手八法浅释》《试论温针疗法》，认为"温针疗法对于急慢性疾患疗效显著，优于一般针刺。盖温热之用，内难诸典，早已详备，诸子百家，论述尤丰。而针之不为，灸之所宜，千金外台，尤所推崇，杨继洲氏，倡针、灸、药三者并重为尚，温针疗法合针刺与温热之用于一体，善用者，无论急慢性病症，虚实寒热之症，无不可以得心应手而取效"。

临诊之余，并兼课于嘉兴市中医学校、嘉兴卫校、嘉兴地区卫生干部进修学校，应邀在浙江中医学院等医学院校讲课。为普及针灸工作，在1953年曾参与编写《针灸学手册》内部刊印，作为讲座之用。在浙江中医学院讲学时，还编写有《针灸治疗消化系统疾病》《血丝虫病的辨证论治》等专题教材。1980年浙江中医学院恢复招收函授大专学生，兼任负责嘉兴函授辅导站工作。在培训、带教、指导进修等医教工作中，为当时解决中医后继乏人、后继乏才的局面，做出了很大的贡献。

施延庆曾任浙江省针灸学会常务理事、嘉兴市针灸学会会长、嘉兴市政协常委、嘉兴市秀城区人大代表等。

施延明（1923—2013），男，为施鹤年次子。在江苏吴江设针灸诊所，传承家学。

盛燕君（1912—1992），女，为施鹤年内侄女。任职于杭州市广兴中医院（杭州市中医院前身）针灸科。

第六代：施孝文（1947—　　），男，浙江嘉兴人，副主任中医师。施孝文自幼受家庭熏陶，与针灸结下了不解之缘。在"文革"中，成为下乡插队知识青年，1976年进入嘉兴市中医院针灸科，师从父亲施延庆学习针灸，后取得浙江中医学院学历。1991年再次拜师，成为首批（462名）卫生部、人事部、国家中医药管理局确定的全国老中医药专家学术经验继承工作指导老师施延庆的学生，经3年继承带教学习，1994年11月考评合格出师，学业和技艺大有长进，尽得施氏针灸的精髓，市内外来诊患者众多，广受患者好评。2004年1月被嘉兴市卫生局、人事局评定为"嘉兴市名中医"。曾任嘉兴市中医院针推科主任，现返聘于嘉兴市中医院、中医馆等，出诊针灸专家门诊。

在40多年的针灸临床实践中，施孝文不断总结提高，开展课题研究，撰写学术论文，先后有20多篇论文在国家和省级学术期刊上发表和在学术会议上交流。主持完成的课题"温针合穴位敷贴治疗慢性结肠炎"获嘉兴市科技成果奖。另外，还运用针灸手段配合完成妇科不孕不育课题等多项科研工作。

王寿椿，男，副主任中医师，嘉兴市名中医，国家级名中医施延庆学术经验继承人，从事针灸临床40余年，经验丰富，擅长传统温针和灸法相结合治疗颈椎病、肩周炎、腰椎间盘突出症、风湿性关节炎、类风湿关节炎、强直性脊柱炎、软组织损伤及神经系统、运动系统、脑血管疾病等。曾撰写《施延庆运用益气升提针灸法的经验》《施延庆化脓灸法的经验》《药饼灸治疗不孕症15例》《针药结合治疗干燥综合征60例》等多篇论文。

第七代：罗开涛，男，副主任中医师。嘉兴市中医院副院长兼针推脑病科主任，浙江省第一批"医坛新秀"培养对象，嘉兴市优秀中青年中医药人才，嘉兴市第六批新世纪专业技术带头人后备人才，嘉兴市重点学科（针灸学）后备学科带头人，嘉兴市卫生系统"351人才"后备学科带头人，现任浙江省针灸学会理事、针灸康复专业委员会副主任委员、嘉兴市针灸学会副会长兼秘书长、嘉兴市中医药学会康复分会副主任委员、浙江省康复医学会理事、世界中医药联合会热敏灸专业委员会常务理事、浙江省"非遗"项目"施氏针灸"学术继承人，擅长脑卒中、颈椎病的中西医结合康复治疗，在省级及以上杂志发表论文30余篇，主持或参与厅局级及以上科研课题10余项。

边晓东，男，副主任中医师。毕业于上海中医药大学针灸专业，嘉兴市优秀中青年中医药人才，现任嘉兴市针灸学会理事、浙江省非遗项目"施氏针灸"学术继承人，师承嘉兴市名中医王寿椿。一直从事针灸临床工作，擅长运用施氏温针治疗颈椎病、肩周炎、风湿性关节炎、类风湿关节炎、痛风、腰椎间盘突出症、坐骨神经痛、面瘫、腱鞘炎等针灸科常见病、多发病。同时擅长运用温针、中药、药饼灸结合治疗胃痛、慢性结肠炎、支气管炎、哮喘、月经不调、痛经等内、妇科常见病。曾到浙江省人民医院康复科进修学习，掌握现代康复技术，熟练运用中西医结合方法治疗脑卒中后遗症、脑外伤后遗症、截瘫等康复科疾病。曾在国家级、省级杂志发表论文10余篇。

（二）施氏针灸传承谱系

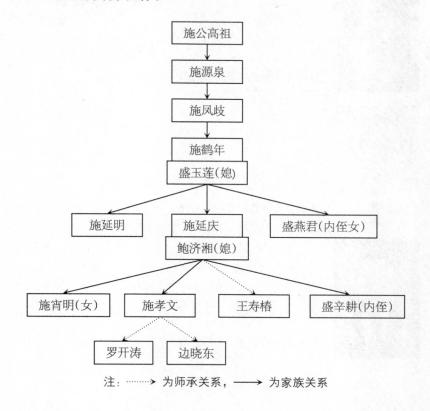

注：┈┈▷ 为师承关系，──▶ 为家族关系

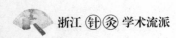

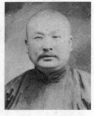

施氏针灸第四代传人施鹤年

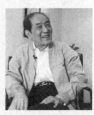

施氏针灸第五代传人施延庆

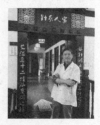

施氏针灸第六代传人施孝文

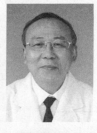

施氏针灸第六代传人王寿椿

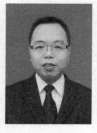

施氏针灸第七代传人罗开涛

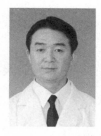

施氏针灸第七代传人边晓东

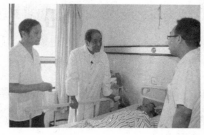

施孝文、施延庆、罗开涛查房

（三）施氏针灸学术思想及特点

施氏第四代传人施鹤年开设的施氏针灸诊所，经数年经营，施氏针灸、施氏风湿药酒已颇具盛名。据施延庆讲述，在诊所厅堂挂的匾额名为"敦厚堂"，历代施氏传人行医看病尊崇一个"诚"、一个"仁"，病者无论贫富均一视同仁。诊所常年备人丹、沙药水等供需要者索取，每到夏天常泡夏枯草等茶水施茶，每逢初一、十五常免费给患者针灸看病。

施氏认为，"针石攻其外，药物攻其内，针所不为，灸之所宜"，故主张针、灸、药三者并用。经络筋骨，针之所及也；通调六腑，药之所宜也，至于元气下陷或败损诸症，则又非灸治不为功。故十分信服针、灸、药三者合用之为良医也。

温针是其特色，施氏温针，历代相传，此合针刺与温热之用于一体，善用者，无论急慢性病症，虚实寒热之证，无不可以得心应手而取效，且提倡"一针、二灸、三用药"。

除此之外，化脓灸法和施氏风湿药酒也是施氏针灸特色之一和其擅长的

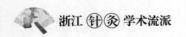

治疗方法。

1. 施氏毫针刺法

施氏针灸对毫针刺法有独到之处，其手法娴熟，得心应手，行针灵活。归纳为三法，简介于下。

（1）进针法

进针是整个针刺过程的开始，只有达到无痛之境，才能唤起患者对医者的高度信任感，使患者精神松弛，气机活跃，为行气创造有利的条件，达到治神调气之目的。

施氏针灸十分重视进针之法，"一针在手，关乎人命"。在施术时将臂、肘、腕之力集中于一针，做到"手如握虎"，聚精会神。持针用拇指在内，食、中指在外，握固针柄，姿态自然，针与指角度适中，"目无外视"，将指力汇输于针尖。刺入时，押手、刺手双手协作，先以左手食指指甲切按穴位皮肤，爪切循按，分散患者注意力，松弛穴位局部的组织，固定穴位的位置；然后右手拇、食、中三指捏住针柄，将针尖靠在切指之指甲缘，趁押手指切循按之时，刺手运用腕力使拇、食、中三指同时向下做一迅速有力、幅度不大的捻按，柔和、坚劲地将针疾速挺进皮肤，状如"蜻蜓点水"；再将针边捻转，边插入，刺入至要求的深度，"针入贵速，既入徐进"，完成进针之过程。

施氏进针要诀是"持针稳重，刺穴准确，下针爽快利落，手法轻松娴熟"，把握这四个要素，才能进针顺利，达到无痛之境，为治神调气、行气补泻奠定良好的基础。

（2）出针法

当针刺达到所要求的刺激量、刺激时间或补泻目的后，即可出针。施氏针法非常注重出针的操作，历来反对"出针像拔草"的草率做法。一般在留针后，针体和机体组织黏着，若抽拔过猛，常可使病者感到疼痛或出血，刘宗浓指出："出针不可猛出，必须作三四次，徐徐转而出之，则无血，若猛出必见血也。"《金针赋》曰："出针之法，病势既退，针气微松；病未退者，针气如根，推之不动，转之不移，此为邪气吸拔其针……不可出，出之者其病即复。再须补泻，停以待之，直候微松，方可出针豆许……出针贵缓，太急伤气。"遵照历代医家的古训，根据数十年临床经验，施氏认为出针时须候针下动气是一大原则。如针下感到沉紧，不可急于出针，在出针时，根据病情，做一次补泻手法，然后缓慢轻松地将针退出，此时患者往往不知道针已退出体外，可谓如"拔虎尾之状"，松快而轻巧。根据病情不同，有时摇大针孔，边摇边退，有时在摇动时，令针孔溢血，以泻其邪。出针后属泻的手法则开其穴，使邪气外泄；属补的手法则应紧按其孔，以防正气外泄，巩固疗效。总之出针之法以轻捻、平稳为要求。

（3）提捻法

提捻法是提插法与捻转法相结合的行针手法，包括上提下插与前后、左右转动等几个动作。《神应经》指出："是右手大指及食指持针，细细动摇进退搓捻，其针如手颤之状，是谓催气。"本陈会之意而有所变通，即以右手拇、食、中三指持住针柄（采用长针时再用无名指第一节指腹扶住针身），左右转动，上提下插。活动针体以调气。常将此法应用于下列3个方面：

①用于催气：用缓慢、平和之力将针均匀地提插，并结合小幅度捻转（不分左转、右转），促其气至。对感应特别迟钝之患者，则用雀啄手法加重提捻之力，将针频频向下捻转，再向上捻提，反复施之，以至气至。

②用于行气：施氏针灸本《针灸大成》"徐推其针气自往，微行其针气自来"之意，在针刺得气后，针体在1分左右范围内，配合针刺方向将针体连续地提插捻转，欲使经气下行则用插针；欲使经气上行须用提针，同时配合针刺方向以行气，当出现针刺感应且循经传导时，将针体稍加大捻转幅

度，使针下有紧张感，往往可使针感扩散，达到"气至病所"。

③用于补泻：施术时依据上下提插、用力轻重和捻转作用的方向、大小来施行补泻，补时以按为主，插针的力量须大须重，提针的力量须小须轻，捻转时大指向前用力，幅度小，频率高，以达补虚益气的作用；泻时以提为主，指力在提针时应稍大稍重，插针时应稍小稍轻，捻转时大指向后用力，幅度大，频率低，具有泻实疏气调气之功。

2. 施氏温针法

施氏善用温针疗法、化脓灸法，起沉疴，疗顽疾。临床常针灸、中药并用以治疑难杂症，在针灸治疗顽痹、消化系统疾病等方面有独到之处。因其医术精湛，疗效显著，深得病家信赖。究其针法，注重一个"气"字，概括起来可归纳为3句话，即留针重在聚气、艾温重在导气、行针重在调气。

（1）留针重在聚气

温针之所以不同于一般针刺，在于针入必留。留置乃针刺基本操作，一般应用多遵《内经》"寒者留之"的原则。而施氏温针，则对一切经络壅滞、气血痹闭等证，可不问其气盛、气滞、属虚、属实、属寒、属热，针入皆留之。然则留针果适于寒、热、虚、实、宜补、宜泻之各种情况否？《内经》有"大寒在外，留而补之"，此浅留之法；"气涩则针大而入深，深则欲留"，此深留之法。又称"刺实须其虚者，留针，阴气隆至，乃去针也"，是刺虚、实之法。而"刺热厥者，留针反为寒。刺寒厥者，留针反为热"，是刺寒、热之法。《灵枢·九针十二原》论毫针之用，谓其能"静以徐往，微以久留"，说明留置于毫针刺法，实为补泻调气不可缺少之重要环节。故若能结合补泻、浅深，则留针无论寒热、虚实，咸宜施之。

然而，在用爪切、进针、徐入徐出，务使得气，而后留置之时，需视病证虚实之不同，分别入、出一豆许而留之。即若欲补之，稍进而留，若欲泻之，稍退而留。进退提按，着力在针头。《针灸大成》载三衢杨氏补泻条曰："留针取气候浮沉，出容一豆入容侔，致令营卫纵横散，巧妙玄机在指头。"施氏针法之留置，仿之。此亦迎随截担之法（迎、担为泻，随、截为补）。小小而巧妙的手法，乃留针聚气之诀要。

经云："近气不失，远气乃来。"进针得气，"神气游于巷"，此时进、退一豆许而留针，或进截而留之，随经以济之，或举拂以击之，迎其气而夺之，皆使气聚于针下耳。此其一。

（2）艾温重在导气

于留针之际，以艾绒裹于针柄而燃烧之，使令温热，旨在导气也。然艾壮之多少、大小，应视天时、病情、年龄、体质等不同因素而灵活掌握之。一般艾绒捻于针尾如红枣大，离皮肤不宜太远。燃点1～3壮为宜。少则不温，过多则亦能灼伤肌肤。总以使温热透达腧穴之内，以局部知热感温为度，使阴阳内外营卫之气自然流通，达到导气的目的。

然施氏温针之艾温，亦适用于虚实、寒热、宜补、宜泻诸症。盖温针之温，非若灸法之热也，其取艾火之温热，与灸法各有千秋。艾火之用，原非一端。《神灸经纶》曰："夫灸取于火，以火性热而至速，体柔而用刚，能消阴翳，走而不守，善入脏腑；取艾之辛香作炷，能通十二经、入三阴、理气血，以治百病，效如反掌。"以其火性热而善走，能入脏腑而祛阴寒；以其艾性温而芳香，能通经脉而理气血，此灸法之取用于艾火也。

《医学心悟》曾论"温"曰："有温热之温，有温存之温，参、芪、归、术，和平之性，温存之温也，春日煦煦是也；附子、姜、桂，辛辣之性，温热之温也，夏日烈烈是也。和煦之日，人人可近，燥烈之日，非积雪凝寒，开冰解冻，不可近也。"温针之温也，犹春日之和煦，人人可近，故虚者得之有助，实者得之能散，寒者得之能温，热者得之借以疏泄也。

邪之所凑，其气必虚，客之不去，一实一虚，或有余于上而不足于下，或上寒而下热，或上热而下寒，或寒与热争，血气不和，百病变生。寒则腠理闭密，阳气怫郁；暖则腠理疏通，阳气滑盛。针得温而阳气以行，气得温而营卫以和。《千金翼方》指出："凡病皆由气血壅滞，不得宣通，针以开导之，灸以温暖之。"今温针者，针而复加艾温，旨在导气令和也。此其二。

（3）行针重在调气

燃艾1～3壮即灭，针下必然轻缓，复以左手按其孔穴，毋令皮动，右手捻针，徐徐退至人部，行针调气，施补泻手法。若艾灭不行针，随即拔针，则徒失调气良机，事倍功半矣。

调气行针常用应手之法，乃提插捻转之复合手法。右手拇指、食指、中指持针，手指与针体成一倾角，约45°，在拇指推捻毫针之同时，针也随之进退出入。结合徐疾以行补泻，或视病症分天、地、人三部行针，以达到一定的刺激量，使气至病所。

经云："用针之类，在于调气。"调气者，调其营卫之气也。经过进针得气、留针聚气、艾温导气以后，营卫之气游行于经脉，聚于针下，乃行针调气，补其正气，顺其宗气通行，泻其邪气，去其脉中逆滞，总在保其精气，调摄阴阳使之平衡耳。

施氏温针法，虽虚实、寒热均可用之，然留针、艾温、行针必须协同。其留而补之者，浅留之，进一豆而留置；艾温之，亦必须"犹春日之和煦"也。使气聚针下之时，复得温热之助而针下气涌，然后以提插捻转之补法以"平"之。若三者如一，气机得畅，疾病可疗矣。

其留而欲泻之者，深留之，退一豆而留，艾温之，使阴气隆至，针下滑盛，然后以提插捻转之泻法"平"之也。

3. 施氏灸法

（1）化脓灸

化脓灸是施氏擅长的治疗方法之一。施氏针灸认为临床施灸，贵在辨证，必须先详其病情，根据病势之缓急、病情之轻重、病位之深浅及患者之强弱，抓住其本质，采取相应之施灸方法，以扶正祛邪，调整阴阳，运用适当，往往能奏效乃至神效。

在立方选穴是以凡有补益元气，固阳扶本，具有强壮作用的腧穴为主，配伍有关之腧穴施行灸治，达到扶正与祛邪兼顾的治疗目的，经过数十年的临床实践，筛选出灸治要穴十个。根据十大要穴的穴位，以脏腑辨证为主，随症增穴配伍，在治疗应用时归纳为补气平喘、益气升提、益气健中、补肾壮元、固元消症五法。一般每年施灸1次，每次选穴3～7穴，对久病顽疾采用分年灸治，以固根治。

现在的"冬病夏治"穴位贴敷亦属于灸法，开展数十年来同样也遵守此法方得佳效。

（2）麦粒灸

施氏传人罗开涛运用麦粒灸百会穴治疗眩晕，取得满意疗效。患者取俯卧位，取双侧风池、完骨、天柱、百会，前三穴用1.5寸毫针直刺1～1.2寸，百会穴顺经平刺入1.2～1.5寸，施补法得气后留针20分钟。针后患者取坐位，在百会穴上涂少许凡士林，用麦粒大艾炷直接置其上灸，至患者觉灼热时，取一截艾条用力按熄艾炷并保持10秒，以保证热力足量渗透进穴内，连灸5壮。灸毕在百会穴处涂以少量绿药膏。嘱患者2天内不得洗头，并注意灸疮的清洁和防护。

外感、内伤均可导致眩晕的发生，其病位在脑，气血不足、肝肾阴虚为病之本，临床一般以本虚标实为主。百会穴位居人体之巅顶部，其深处即为脑之所在，该穴首见于《针灸甲乙经》，归属督脉，为手足三阳、督脉之会，别名"三阳五会"。《采艾编》云："三阳五会，五之为言百也。"意为百脉于此交会。百脉之会，百病所主；督脉又归属于脑。此外，根据"气街"理论，"头气有街""气在头者，止之于脑"（《灵枢·卫气》），即经气到头部的（手、足三阳）都联系于脑。根据"四海"理论，"脑为髓海"。杨上善注说："胃流津液渗入骨空，变而为髓，头中最多，故为海也。是肾所生，其气上输脑盖百会穴，下输风府也。"可见，百会穴与脑密切联系，是调节大脑功能的要穴。

罗开涛认为，麦粒灸百会穴治疗本病，百会乃百脉之会，贯达全身；头为诸阳之会，百脉之宗，百会穴则为各经脉之气汇聚之处；穴性属阳，又于阳中寓阴，故能通达阴阳脉络，连贯周身经穴，对于调节机体的阴阳平衡起着极为重要的作用，是治疗眩晕的要穴。

（3）隔姜灸

面瘫发生多与外感六淫有关，其发病机制常因机体络脉空虚，风寒风热之邪乘虚侵袭面部筋脉，以致气血阻滞，肌肉纵缓不收而致。对于一些病程较长、久治不愈的面瘫，罗开涛认为，病久外邪入络，损伤正气，且受病之肌肉筋膜松弛日久，均需扶正而祛邪方能起效。隔姜灸能发挥生姜与艾灸的协同作用，温通经脉，透邪外出；穴位透刺则能产生较强的刺激量，促进机体经气通畅，加速气血运行。二者合用，能共奏疏风通络、调和营卫气血之功效，使面部筋肉得以濡养温煦，局部肌肉、神经功能恢复，而使受损的面神经得以恢复，顽疾得愈。

罗开涛临床运用隔姜灸配合透刺治疗难治性面瘫，取得良好的临床效果。

①穴位透刺取主穴：阳白透鱼腰，地仓透颊车，外关透牵正。

②配穴：人中、风池、攒竹、四白、颧髎、合谷（双）。

③操作方法：患者取仰卧位，常规消毒后，用30号1.5～2寸毫针从一穴刺入，再卧针沿皮刺，使针尖到达另一穴的部位，运针得气后，留针30分钟，配穴常规操作。隔姜灸选穴分两组，第一组：阳白、四白、地仓、颊车；第二组：攒竹、颧髎、牵正。将新鲜生姜切成厚约0.5cm的厚薄均匀薄片若干，中心处用针穿刺数孔以便热力传导，将姜片平放于施灸的腧穴部

位，上置艾炷，从上端点燃，当艾炷燃尽后，再易炷施灸。一般每次灸5壮，各组穴位可先后分穴或一起施灸，灸毕后，局部涂上适量绿药膏，两组穴位隔日交替使用。以上治疗每日1次，5次为一疗程，休息5天后继续治疗，一般治疗3个疗程。

此法中灸量的掌握是关键的一个环节。《医宗金鉴·刺灸心法要诀》曰："凡灸诸病，必火足气到始能求愈。然头与四肢，皮肉浅薄，若并灸之，恐肌骨气血难堪……其炷宜小，壮数宜少。"故罗开涛认为施灸艾炷不宜过大，以半截枣核大小为好，制艾炷勿过紧或过松，过紧则燃烧时间长，热度过高；过松则燃烧太快，易脱散掉落火星。一般以用手捏紧艾绒成炷，手放开后艾炷不松开，表面光整为准。在施灸时，以灸至局部皮肤潮红，患者感觉温热舒适为度。

因患者均有不同程度的局部神经麻痹，知觉较迟钝，在施灸时，应不时提起姜片观察皮肤颜色。局部有灼热感时，应提起姜片均匀移动一下，或垫上一块薄姜片。一般每穴灸5壮，亦可灵活掌握。

因难治性面瘫病程一般较长，且经过多种方法治疗后，效果不理想往往会使有些患者失去信心，因此，罗开涛认为要鼓励患者积极配合医生，坚持治疗，同时嘱患者注意调护，避风寒，适当休息，以增强疗效，促使患处早日恢复。

六、金氏针灸学术流派

杭州金氏针灸自浙江省中医院金文华以来，历经百年，相传四代，其传人遍布海内外。金氏针灸流派以独特的针刺手法著称，在继承《金针赋》中手法的基础上有所发展，且代有创新。金氏针灸喜用指针疗法，其取穴少、手法轻及安全的特点亦符合针灸现代化、国际化的要求。此外，金氏膝三针、金氏药饼灸亦独具特色。

（一）金氏针灸传承脉络

第一代：金文华（1906—1980），男，浙江绍兴人。1925年从杭州宗文中学毕业后，师从浙江著名针灸医家孙济纲，入师门五载，得其真传，遂定居杭城设诊所行医。中华人民共和国成立初期，曾兼任杭州市针灸门诊部、杭州市红会医院特约医生。1954年响应政府号召，放弃私人开业，参加杭州市中医门诊部工作，任针灸科负责人。1956年并入浙江省中医院，任科主任之职。1975年退休后被聘为顾问，浙江省针灸学会成立后被聘为学会顾问。其业绩被收载于《中医人物词典》（上海辞书出版社出版）。金氏修炼气功，有高深之造诣，指力过人，手法独特，以"飞经走气"针刺手法自成一家。金氏针灸其他特别的治疗方法有金氏药饼灸、特殊的配穴如金氏膝三针等。金氏辛勤耕耘，指导了大批有丰富临床经验的针灸名家。其弟子在继承金老学术经验的同时，对金老针刺手法和药饼灸法均有所创新和发展。

第二代：韩祖濂（1932—　），男，浙江杭州人，浙江桐乡市第一人民医院针灸科副主任中医师，为金文华先生内侄。曾学业于全国名医金文华门下3年，1950年起从事针灸临床工作，1954年调入浙江省桐乡市第一人民医院创建针灸科，至今已有60余年临床经验。韩老在继承金老传统手法上，屡有创新。此外，韩老还在国内首先应用针灸治疗红斑性肢痛症，并创用无痛电化脓灸替代艾炷化脓灸，以治疗脑震荡后遗症、强直性脊柱炎、气管炎等，每获良效。其《应用多刺法治疗良性甲状腺肿伴甲亢62例》获嘉兴市科委优秀医学论文二等奖。韩老还吸收现代小针刀治疗伤科的优势，应用小针刀治疗各种软组织损伤、腱鞘炎、脊柱肥大、腰椎间盘突出症、跟骨骨刺等，均有显效，并开创颞颌关节紊乱启口困难的小针刀闭合性手术取得成功，应用火针美容及代替某些外科小手术效果良好。先后发表论文30余篇，1963年浙江省卫生厅批准其为当地名中医，1998年10月经国际互联网世界名医数据库及中国保健技术学会等研究审定，获准在国际互联网全球寻医问药世界名医数据库注册登录。

李栋森（1936- ），男，主任中医师，原浙江省针灸学会副会长。20世纪80年代初获杭州市首批名老中医称号。从医逾60载，精于针刺，在继承金老的针刺手法上，有所发展，手法独特，临证经验颇丰。发表论文有《绝骨、三阴交治疗原发性高血压13例临床小结》《巨刺的临床应用》《300例非洲黑人的耳穴诊测》《针刺押手的运用》《浙江针灸史略》等，参与主持科研项目有"平喘膏贴敷穴位治疗哮喘、慢性支气管炎的研究""浙江古代针灸学术源流研究"。现定居于加拿大。

赵本传，男，师承金文华先生，浙江省中医院针灸科副主任医师，临床善以行间、阳陵泉、三阴交配伍治疗腰腿痹证，疗效显著。

张淑华，师承金文华先生，浙江省中医院针灸科副主任医师。

第三代：宣丽华，女，主任中医师，教授，博士生导师。浙江省名中医，第六批全国老中医药专家学术经验继承工作指导老师，浙江省中医院针灸科主任，第二批全国优秀中医临床人才。兼任中国针灸学会理事、腹针专业委员会副主任委员、针灸临床分会常务理事、脑病科学专业委员会理事，全国针灸标准化技术委员会委员，浙江省针灸学会副会长、针灸临床专业委员会主任委员，浙江省中医药学会外治分会主任委员，世界中医药学会联合会中医外治操作安全研究专业委员会副会长、易医脐针专业委员会常务委员，国家中医药管理局重点学科（中医外治学）带头人。长期从事针灸临床、科研、教学工作，擅长运用针灸或针药结合治疗面瘫、各种疼痛症、哮喘、过敏性鼻炎、荨麻疹、脑卒中后遗症、妇科病、下肢动脉硬化闭塞症及其他疑难杂症。获得浙江省科学技术奖二等奖2项，浙江省中医药科学技术创新奖二等奖3项、三等奖3项；获国家发明专利2项；主持和参加课题约20项；主编专著2部，参编著作5部；发表论文100余篇。

徐福，主任中医师，硕士生导师，浙江省中医院针灸科副主任。兼任浙江省针灸学会理事、刺法灸法专业委员会副主任委员、针推结合专业委员会常务委员，浙江省医学会中医康复委员会委员。临床对脑卒中后遗症、顽固性失眠症、面瘫、腰腿痛、耳鸣耳聋、肠易激综合征、颈椎病、肩周炎、骨关节病、肥胖等疾病的针灸治疗有独到的经验。擅长运用头皮针、腕踝针治疗一些疑难杂症，注重辨病与辩证相结合、穴位与手法相结合，在针灸治疗失眠症、腰痛病、高脂血症、膝关节骨性关节炎方面做了一定的研究。发表学术论文20余篇，承担和参与国家中医药管理局、浙江省科技厅、浙江省自然科学基金、浙江省中医药管理局科研课题12项，获得浙江省中医药科学技术奖三等奖多项。已培养硕士生19名，并多次被评为浙江中医药大学优秀带教老师。

张舒雁（1959—　），女，江苏省徐州市铜山区人。1984年毕业于浙江中医学院中医专业，获医学士学位。毕业后从事中医针灸临床、教学和科研工作20余年，积累了较丰富的临床经验。现任浙江省中医院针灸科主任中医师，浙江中医药大学兼职教授、硕士生导师，浙江省针灸学会常务理事。主持和参与国家、省部级课题10余项，在全国及省级杂志上发表论文20余篇。

吴金星，男，副主任中医师，杭州市第三人民医院副主任医师，师承李栋森。兼任杭州市针灸推拿学会理事、浙江省针灸学会理事。擅长针药并用、针灸结合、刺络拔罐等治疗内外妇儿疑难杂症。

徐勇刚，男，浙江省中医院副主任医师，副教授。兼任中华中医药学会外治分会委员、全国盲人医疗按摩人员考试实践技能考官、浙江中医药学会针刀医学分会委员。擅长治疗耳鸣耳聋，对颈椎病、膝关节骨性关节炎、面瘫、腰腿痛、脑卒中、肥胖、失眠、网球肘、头痛、眩晕、肩周炎、小儿抽动症、过敏性鼻炎、呃逆等疾病的治疗也有较深的研究。主持省、部、厅、局级课题4项，曾获浙江省中医药科学技术创新奖2项。发表论文20余篇，主编中医著作8部。

（二）金氏针灸传承谱系

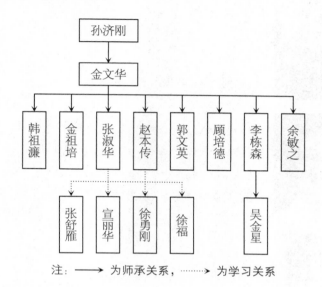

注：——→ 为师承关系，………→ 为学习关系

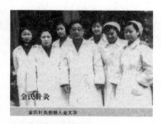

金氏针灸创始人金文华

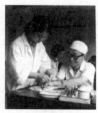

金氏针灸第二代传人赵本传

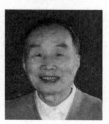

金氏针灸第二代传人韩祖濂

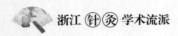

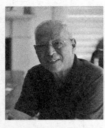

金氏针灸第二代传人李栋森

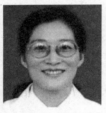

金氏针灸第三代传人张淑雁

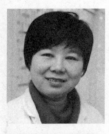

金氏针灸第三代传人宣丽华

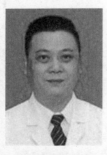

金氏针灸第三代传人徐福

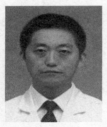

金氏针灸第三代传人徐勇刚

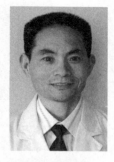

金氏针灸第三代传人吴金星

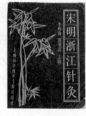

金氏针灸第二代传人李栋森主编的书籍

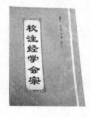

金氏针灸第二代传人李栋森主编的书籍

（三）金氏针灸学术思想及特点

1. 重视针刺手法，对"飞经走气"针法的创新

金氏针灸流派以针刺手法而闻名，金老修炼气功，有高深之造诣，指力过人。早年自制马口铁和金、银质针具，行针手法以转针、摇针为主，入针浅而针感强，手法独特，自成一家。他认为《内经》刺法是基础，《灵枢·官能》篇载："泻必用员（圆），切而转之，其气乃行，疾（入）而徐出，邪气乃出；伸而迎之，摇大其穴，气出乃疾；补必用方，外引其皮，令当其门，左引其枢，右推其肤，微旋而徐推之，必端以正，安以静，坚心无解（懈），欲微以留，气下而疾出之，推其皮，盖其外门，真气乃存。"经文中

所说的泻必用圆，补必用方，都是讲行针手法，其中以搓、捻等转针法，结合疾徐、摇针手法，十分切合实际而又简练。

金氏的粗针浅刺、转针、摇针手法，讲究神、形、气三者相合；《素问·宝命全形论》曰："凡刺之真，必先治神。"金老对"神"的解释包含两个含义，一个是医生的"神"，另一个是患者之"神"，即针灸医生要会控制患者的精神活动，与患者主动沟通，镇定患者的情绪，消除其紧张心理。金元时期窦汉卿《针经指南·标幽赋》亦曰："凡刺者，使本神朝而后入；既刺也，使本神定而气随；神不朝而勿刺，神已定而可施。"为使患者能更好地配合治疗，应该要求患者在接受针刺时也要放松身体，配合治疗，有利于针下得气。有的时候，我们使用远道穴位，在局部得气时，可嘱患者活动患处，引针下之气向病处而行，这样疗效更佳。此外，对术者而言，在针刺时亦要非常注意精神内守，精神集中，一心放在患者身上。唐代孙思邈《千金要方·大医精诚》云："凡大医治病，必当安神定志。"由于针刺时医生全凭手下的感觉来判断得气与否，如果针刺时左顾右盼，或者心不在焉，或者交头接耳，就不能很好地体会针感，也无从谈及效果。《素问·宝命全形论》形容医者施术时说："如临深渊，手如握虎。"就指这种治疗时心无旁骛、专心致志的感觉。同时，只有全神贯注地进行针刺治疗，才可以做到持针坚定有力，进针敏捷利落，正如《灵枢·终始篇》所说的"必一其神，令志在针"。进针速度要快，可减轻患者疼痛，避免患者因紧张而滞针。

"形"是指患者的体位要舒适放松，衣带宽松；术者应凝神定志，站立施术要桩步稳健，气沉丹田，形于手指方能气与力合而针下之气可调。"气者，乃指针下之气。"金氏认为，腧穴部位各异，针刺浅深应据穴而定，穴浅者过深无益，已得气则过多提插反致气逸。为此，金老先提出了"层"的概念。他认为，每个穴位都是在一定深度的地方，并有一定厚度和大小的。

我们平时对于穴位的位置和大小比较注重，一般教科书上定的也就是皮肤表面的位置。其实穴位是在皮肤的下方，针刺破皮后，并不能马上得气，需要将针缓缓地刺入一定的深度。太浅没有刺到该刺的"层"，不会有针感；太深刺破了这个"层"，也会丢失应有的感觉。只有将针尖留在相应的穴位层上，并给予一定的刺激，才可以得气。

在"层"这个概念的基础上，金老还提出了"压"字诀，主要是针对腹部的穴位。腹部的"层"很薄，容易刺穿，所以针尖到位的时候，可以用一个虚劲按压在针柄上，给予一定的压力，并传导到相应的"层"上，这样才可以得气，并取得比较好的效果。正如《素问·宝命全形论》中所说的"经气已至，慎守勿失，深浅在志，远近若一"。

对于针刺的虚实补泻手法，金老亦有其自己的体会。《素问·调经论》载："百病之生，皆有虚实。"古人非常重视虚实补泻，补泻是相辅相成、对立统一的两个方面，两者是统一的存在，无补无所谓泻，无泻也就无所谓补。《灵枢·九针十二原》曰："虚实之要，九针最妙，补泻之时，以针为之。"针灸治病，注重虚实，邪气盛则实，精气夺则虚，是辨别虚实的纲领，根据这个理论依据，就有了"虚则补之，实则泻之"的针灸治疗原则。但是针刺补泻手法繁多，简单的有捻转补泻、提插补泻、开合补泻、迎随补泻、疾徐补泻、呼吸补泻等，还有很多复杂的手法，各家学说也不尽相同。金老主张执简去繁。他认为过于繁多的补泻手法，太烦琐玄虚，并难以具体实现，主张遵从《难经》之说："得气，因推而内之，是谓补；动而伸之，是谓泻。"金老认为：针刺补泻，应该以术者的意念为准。凡针刺方向与力量向下（内）者为补，可引阳气入内；针刺方向与力量向上（外）者为泻，可致邪气出外。不要太注重手法表面的花哨动作，而应该注重针刺手法的内在意境。金老还很注意自身内在修为的提高。作为一名针灸医生，应该注重平时自身的练功，控针之"意"强大了，才可以在临床工作中做到游刃有余。

金氏对徐凤《金针赋》中的针刺法尤有研究，他认为《金针赋》汲取了何若愚《流注指微赋》和窦汉卿《标幽赋》两家之长，大凡行针手法如候气、调气、行气以及各种补泻手法的精义尽在其中。金氏承袭《流注指微赋》《标幽赋》两赋的学术思想，在临床上常用子午流注和五输穴子母补泻法。金氏认为，针刺迎随补泻之义一是从内外出入浅深先后以调营卫，此即《难经》"当补之时，从卫取气；当泻之时，从荣置气"的方法；二是经脉上下往来的顺经逆经刺法，除了针刺时的操作术式有所不同，子午流注取穴法、五输穴子母取穴法同属于从经脉往来顺逆的用穴方法。皮薄肉少的穴位，往往难以施用凉热等补泻，但可取原、合穴代之。在取定某一穴位后，还可以根据病情的阴阳虚实以定进退，如取委中、曲泽等合穴时，可在穴点下0.5～1寸间灵活增减，金氏诀其要为"阳升阴降"。这是十分值得进一步研究的。

金老在长期的临床实践中，对"飞经走气"针法有其独特的体会。金氏飞经走气手法：用28～30号不锈钢针，在取准穴位、常规消毒后，先以左手拇指反复切按其穴，进针先入皮下，针尖斜向病所，微捻入分肉之间，待针下得气后，施补法应略扳倒针柄，左右轻慢摇动，泻法可不必扳倒针柄，左右摇动针柄宜快宜重，同时配合医者呼吸，即吸气时摇动针柄，呼气时用震颤手法。如此反复施行、持针勿释，使酸胀感或凉热感渐渐达病所，向远处放射。如感应迟缓者，可再在针刺浅深中调节，或退1～2分、或进1～2分，重复操作。

2. 践行"知为针者信其左"

金老在临床上非常重视押手的运用。有关押手的记载可远溯到《难经·七十八难》："知为针者信其左，不知为针者信其右。"其中的"信其左"，学界大多认为是指左手按切以候气。明末针灸学家杨继洲所指的"爪切""指循""爪摄"三法，也是押手的运用。金老对押手的运用贯穿于整个针刺治疗过程中，从取穴定位、辨别得气、催气引气、控制针感到帮助守气，左手的操作均十分重要，现对其做简要介绍。

（1）取穴定位

金老认为，针刺治病，要取得疗效，首先要得气；而得气的先决条件，是找到正确的穴位；而要找到正确的穴位，就必须注重押手。一般的医者往往更重视刺手而忽略押手。根据多数人的常规，押手是左手，刺手是右手。金老认为，穴位从中文字面意思来看，就是"洞穴"的意思，所以要找到正确的穴位，首先要找到相应的"洞穴"。一般的穴位都可以用手指摸到一个凹陷处，如内关在两筋之间的凹陷处、合谷在骨肉之间的凹陷处、太冲在两骨之间的凹陷处等。金老认为《灵枢·九针十二原》曰"右主推之，左持而御之"和《灵枢·五邪》曰"以手疾按之，快然乃刺之"讲述的亦是取穴之法，即在行针之前，先用左手手指对穴位进行"切按"，用左手拇指或食指切押所取穴位的局部区域，当患者有舒适感或酸胀感，而医者指下有虚软感或硬结感时，此处便是该穴区的最佳下针点，常常得气快而临床疗效也佳。找到正确的"洞穴"后，再进行按压，使"洞穴"的开口变大，方便右手持针刺入正确的穴位。

（2）住痛移疼

金元时期针灸名家窦汉卿在《标幽赋》中提到："左手重而多按，欲令气散；右手轻而徐入，不痛之因。"为了避免或减轻患者进针时的疼痛，下针前先以左手拇、食、中指在应取穴位上进行爪切揉按，以促使局部气血通畅，并以此转移患者的注意力。具体进针手法如下：以右手拇、食二指紧持针柄，无名指与左手拇指或食指同时紧按，然后用指力将针尖缓慢捻入或快速压进所刺穴位的皮肤。运用押手得当，一方面可使局部气血通畅，并使患者局部感觉迟钝而减少疼痛；另一方面，通过按压筋脉，能避开神经、血管

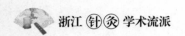

和肌腱，以免刺伤。

（3）催气引气

经气不至，虽和医者的手法有关，然患者病久、正气虚弱以致经气不足或其他病理因素而造成感觉迟钝，亦很难得气。除采取行针催气和留针候气外，还需运用押手。用押手在针刺部位的上下循经轻叩或按压等，以待经气来复。徐凤在《金针赋》中提及"以手循摄，以爪切掐，以针摇动，进捻搓弹，直待气至"，杨继洲阐发《金针赋》手法时在《针灸大成·卷四》介绍"三衢杨氏补泻"篇中说"凡下针，若气不至，用指于所属部分经络之路，上下左右循之，使气血往来，上下均匀，针下自然气至"，即为此意。

《灵枢·根结》曰："气涩则出迟。"金老认为，气机阻滞有两种情况，一种是在针刺的局部气机阻滞，表现为行针困难，患者有不适感或痛感，此时，用押手在穴位周围轻轻按压、揉搓，可使气机通畅；另一种是气行至病所时，有行至某处而停滞不前的现象，特别是气至关节处，常常发生气机阻滞。对此，针灸名家高武曰："摄者，下针如气涩滞，随经络上用大指甲上下切，其气血自得通行也。"此时，即可以用押手在关节周围循按切摸，有催气作用。

（4）辨别得气

《难经·七十八难》曰："当刺之时，必先以左手压按所针荥腧之处，弹而努之，爪而下之，其气之来如动脉之状，顺针而刺之。"意指在进针之前，必须先用左手按压爪切局部穴位，如手下有跳动样感觉，便是气将至的表现，此时下针，医者手下会立即有如鱼吞钓饵之感，患者则有"酸、胀、重、麻"之感。《灵枢·终始》篇曰："邪气来也紧而疾，谷气来也徐而和。"辨别是否得气，可用押手在针刺周围轻轻按压。若手感由软变硬，便是滞针的先兆，应立即采取措施，避免滞针的发生。若押手指下有肌肉微微颤动或有微微热感，便是得气的外在表现。

（5）控制针感

"气至病所"的先决条件是要求得气，然后将针尖指向病所，同时用押手阻断另一端。《金针赋》曰："按之在前，使气在后，按之在后，使气在前，运气走至疼痛之所。"如针内关穴治疗心律失常，欲其针感趋向心脏，一般用押手按住内关穴的远端，使气至病所，疗效显著，同时还有避免针感后不适和起到止血的作用。

（6）帮助守气

押手尚可帮助守气。如治疗肝肿大患者，金老取用痞根穴，进针得气后，即以押手之拇、食二指紧按住针身，使之不致左右上下移动，这样可使针感一直留在局部，不致流失。使用此法治疗肝脾肿大，比一般手法见效快。

3. 善于使用五输穴及原穴

金老十分重视阴阳五行学说和五输穴的应用，对《难经》中有关五腑配属五行及"子母补泻"等理论做了较为深入的研究。他将经络学说和阴阳五行学说运用于针灸手法、处方配穴等，并且融会贯通，自成体系。金老承袭《流注指微赋》《标幽赋》的学术思想，在临床上常用五输穴子母补泻法和子午流注法治疗疾病，并在应用五输穴时有创新之见。他认为，针刺迎随补泻之义，一是从内外、出入、浅深、先后以调营卫，此即《难经》"当补之时，从卫取气；当泻之时，从荣置气"的方法；二是经脉上下往来的顺经逆经刺法，除了针刺时的操作术式有所不同，子午流注取穴法、五输穴子母补泻取穴法同属于从经脉往来顺逆的用穴方法。但实际应用中应根据患者的体质、所患之病症的不同，特别是施术时的需要，加以变通。如皮薄肉少的穴位，往往难以施用凉热等补泻，但可取原、合穴代之。在取定某一穴位后，还可以根据病情的阴阳虚实以定进退，如取委中、曲泽等合穴时，可在穴点下0.5～1寸间灵活增减。金老认为关键在于"阳升阴降"。类似于此的变通取穴的经验十分值得进一步研究。

金老根据"虚则补其母，实则泻其子"的原则，再配合原穴，在治疗内科疾病时取得十分显著的临床疗效。如本经子母补泻，取母穴施补法可治本经虚证，取子穴施泻法可治本经实证，如哮喘日久、动则气喘、声低多汗、脉细无力为肺经虚证，可取太渊穴，用补法；哮喘急性发作者，表现为气急声粗、喉中痰鸣、不能平卧、脉滑有力多为肺经实证，可取尺泽穴，用泻法，他经子母补泻，虚证取母经原穴，实证取子经原穴，如肺经虚证，可取脾经原穴太白以补之，肝胆经实证可取心经原穴神门以泻之。

对于原穴的作用，他认为，元气禀受于父母先天精气而产生，是经络运行气血、治疗百病的根本；后天水谷精微之气是营养脏腑、强壮身体的物质基础，两者在生理上是相辅相成的。元气必须依靠后天脾胃所化生的水谷精微之气的滋养，而脾胃亦必须依靠元气的作用，方能不断化生水谷精微，因此元气和后天水谷精微之气是人体不可分割的部分，故在临床上金老非常注重调补先天之元气和后天水谷精微之气，常针灸关元穴以培补元气，同时注重调节多气多血之阳明经气，补气益血，加强后天之本。原穴是脏腑原气（元气）经过和留止的部位，原气导源于肾间动气，是人体生命之原动力。因此脏腑发生病变时，就会相应地反映到原穴上来，故金老在临床上治疗哮喘、咳嗽时，常选用肺经原穴太渊；治疗失眠、心悸时，选用心经原穴神门、心包经原穴大陵；治疗胃痛、慢性泄泻等脾胃疾患时，多用脾经原穴太白；治疗慢性支气管炎、耳聋、耳鸣及遗精、阳痿，则加用肾经原穴太溪等。

4. 喜用内关穴

金老在临床上喜用内关穴治疗各种危重疾病，且手法以轻灵为主，即使是神志不清的患者，金老给予的刺激量亦很小。金老针刺内关时多用1寸毫针，针刺进入后，只做捻转和盘摇手法，不提插。针尖破皮后，不直刺，略向小指即手少阴心经方向倾斜。韩老根据金老的经验，在临床上拯救了许多危重患者。韩老在临床中发现，用此法针刺内关治疗高热神昏、急性心肌梗死等危急患者时效果比普通针刺人中取效更快。如曾治疗一例青霉素过敏的患者，头晕，心悸，心律每分钟达180余次。金老立即给予同时双手针刺内关，行上述手法，1分钟后立刻缓解，即可出针。

5. 金氏膝三针

膝关节骨性关节炎和慢性腰痛属于"骨痹"范畴，《内经》指出："风寒湿三气杂至，合而为痹。"《金匮要略》强调正气不足复感外邪，是历节病的发病机制。人到中年以后，"年四十而阴气自半"，又因饮食劳倦、情志内伤，加重了脾胃及肝肾的虚损；又因精气不足，膝关节抵抗力下降，风寒湿邪乘虚而入，与瘀血痰浊相互胶着于膝关节，加重了膝部筋骨的病变，使之缠绵难愈。这就是这些病的中医病因病机所在。此证本虚标实，而多以本虚为主。金老据其多年临床经验，治疗该类疾病有其独到的经验。现将"金氏膝三针疗法"做简要介绍，该法对治疗膝关节骨性关节炎引起慢性腰痛有良好疗效。

（1）取穴

取患者双侧三阴交、行间和阳陵泉穴。

（2）操作步骤

患者平卧伸膝位，取75%的酒精常规消毒，取直径0.25mm、长40mm的针灸针，分别刺入三阴交、行间和阳陵泉穴，行间进针0.5～0.8寸，三阴交和阳陵泉进针1～1.5寸，得气后留针30分钟。每周治疗3次（每间隔1～2天），4周为一个疗程。在体位选择上，金老多采取仰卧位，因该类患者大多年龄较大，身体虚弱，多有骨质疏松，且仰卧位能够彻底放松身体。有些患者局部有手术瘢痕或需要同时长时间使用膏药的，亦可以采用本法。对于病情严重的患者，尚可配合金氏药饼灸疗法治疗，以增强疗效。

2007年，浙江省中医院针灸科对60例膝关节骨性关节炎做随机对照研究，治疗组采取金氏膝三针疗法治疗，对照组采取诺福丁口服治疗，4周后结果显示针刺组患者经过治疗后，骨关节炎指数（WOMAC）总分、疼痛、僵硬等症状及日常活动都有明显改善（P＜0.01）。由研究可见，治疗后针刺组在WOMAC总分、僵硬与日常活动方面的改善优于诺福丁组（P＜0.05）。在疼痛的改善上两组无显著性差异（P＜0.05）。在改善膝关节OA僵硬、日常生活功能和镇痛方面，膝三针针刺组均有较好的疗效，且在改善膝关节OA僵硬和日常生活功能方面，针刺组较常规的消炎镇痛药疗效更佳，镇痛效果无明显差异。研究结果证明，金氏膝三针疗法治疗膝关节疗效明确，较之镇痛药无胃肠道反应等副作用。且该方法使用的都是远道取穴，对于局部皮肤有损伤、膝关节有急性炎症甚至膝关节手术后的患者都可以使用，有较广泛的使用前景，值得临床推广。

6. 金氏药饼灸

金氏药饼灸在治疗各种气血瘀滞所致的痛症如神经、慢性盆腔炎等妇科疾病、软组织损伤引起的疼痛都有比较好的效果，灸法和药物相结合，对一些寒邪引起的疼痛也有较好的效果。现将其做简要介绍。

（1）配方

生川乌、生草乌、细辛、羌活、独活、红花、乳香、没药、肉桂各等份，研末备用。

（2）操作方法

取适量药末，用饱和食盐水调成黏土状，做成厚0.5～0.8cm、直径2～3cm的圆饼，再于药饼上放一直径略小于药饼、高约20cm的圆锥形艾炷，点燃艾炷的顶端施灸，连续2～3壮。如患者感觉灼热不能忍受，可将药饼上提后再放下，或放在相邻位置进行交替，直至局部皮肤潮红为度。

金氏药饼灸所用药物多为行气活血通络的中药，实践证明，其对各种气血瘀滞痛症如带状疱疹后遗神经痛，软组织损伤引起的网球肘以及一些内科疾病如慢性腹泻、慢性盆腔炎等都有比较好的效果。灸法和药物相结合，对一些寒邪引起的疼痛效果尤著。

7. 巧用指针

金老在临床治疗时善于配合指针法，每取颔厌脉、寸口脉、气冲脉、趺阳脉、太冲脉等一些冲要之处，或浅刺配合押手切按，或以指代针直接点之，不但避免了刺伤动脉血管而引起出血的不良后果，而且指针既起到押手的作用，其轻按重切手法又寓针刺补泻之意。浙江嘉兴针灸名医盛燮荪曾亲眼看见其使用指针治疗疾病，并不告诉患者，患者自以为用针刺，均获得了较强的针感。其娴熟而独特的手法，十分切合实际而又简练。若运用得当，即可起到事半功倍之效，尤其对惧针者及小儿患者颇为适当。

（四）后继传人对金氏针灸的发展

1. 金氏针刺手法的发展

韩祖濂先生在继承金氏针法的基础上有所感悟，并有发挥。他认为，传统针刺手法虽然由《灵枢》奠定基础，金元时期已发展到比较精细的程度，但应当看到，针刺手法的形成和发展是随着针刺工具的不断改进而发展的。《内经》刺法是九针时期的针刺方法，宋明时期的针法虽已以毫针刺法为主，但当时的毫针是锋尖而体粗，故能施行盘摇等手法。韩老在临床上所用针具比目前市面所售的毫针粗，有普通毫针四五倍粗，直径达1.5mm，多使用马口铁所制，针尖却特别细，细的针尖与后面粗的针体是各占一半。因为是用马口铁制的针，会生锈，所以需要每日磨针。韩老认为，在一些特定疾病的治疗中，粗针可以获取意想不到的疗效。如曾治疗一例疑似肾小球肾炎的50岁患者，全身水肿，小腿如大腿粗，韩老用马口铁所制粗针，取穴足三里、三阴交、阴陵泉、曲池、外关、合谷用盘摇泻法，针粗针以后，有水柱从针孔流出，出水至夜间方止，第二日患者全身水肿症状消失。又须说明，现代已普遍使用较纤细的毫针，便于深刺，却较柔软，术者尤须在意气力的

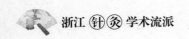

结合上多下功夫，指力、腕力、臂力的锻炼应常习毋怠，才能具备娴熟的手技和敏锐的指感，否则知其法而不善其用，其效必鲜。

　　韩老用粗针行飞经走气法，认为飞经走气手法是现代所说的针刺感传现象，即气至病所，这有利于针刺效果的提高，能够比普通毫针获得更强的针感。韩老在继承金老手法的基础上，吸取《针灸大成》中"运气用纯阴，气来便倒针，令人吸五口，疼痛病除根……使针力至病所""苍龙摆尾行关节，回拨将针慢慢扶，一似江中船上舵，周身遍体气流普""赤凤摇头手法……凡下针得气，如要使之上，须关其下，要下须关其上，连连进针……拨左而左点，拨右而右点，其实只在左右动，似手摇铃，退方进圆，兼之左右摇而振之"及《金针赋》中"按之在前，使气在后。按之在后，使气在前。运气走至疼痛之所"等经验，在施行"飞经走气"针法时配合呼吸，大大提高了手法的成功率。韩老将"飞经走气"中的"龙、虎、龟、凤"四法改进为"龙、龟"二法为主，并结合医者的呼吸运气。选穴上一般选取肌肉丰隆部位。进针要求迅速，不超过半秒，在针刺入皮下得气之后，用左手稍稍扶住针体，右手拇指按住针尾施行盘摇手法。欲使针感向上，以左手食指按压其下；欲使针感向下，则以左手食指按压其上。补法亦为略扳倒针柄，左右轻慢摇之。泻法为不扳倒针柄，左右较重较快摇之，然后略按针向病所，行轻微震颤手法，如此反复交替施行，使酸胀感或温热感渐达病所。在行盘摇手法时，只能向一个方向旋转摇动，而不能来回做捻转动作。如感应传导较差，医者可行"苍龙摆尾"法，即将针提起1分左右，然后左右摇之，10余秒后仍进针至原处，行轻微震颤手法。如感应迟钝者，可先留针以候其气，待针下有感应时再行该手法。该手法不便做得太快，不然不容易体会针下的感觉，而且容易滞针，患者容易感到疼痛。欲加强感应及提高疗效，可配合医者呼吸，即左右摇动针柄时医者吸气，同时配合意念和暗示。如配合呼吸，"飞经走气"针刺手法不但在肌肉丰厚处可施行，在肌肉浅薄处亦可施行。如韩老曾治疗一例因经期疼痛而来求治者，为其针刺隐白穴，针入1分，行该手法，感应渐达小腹部，痛经立即消失。以上手法看似简单，却对针灸医生的指力、腕力有较高的要求。

"飞经走气"针感的传导不一定会按照经脉循行感传，而有"跳经"感传现象。曾治疗一例青年患膝关节疼痛，靠近阴陵泉之处痛剧，经他医针刺治疗无效，韩老认为阴陵泉为足太阴脾经穴位，根据同名经取穴及下病上取的原则，取手太阴肺经之尺泽穴。韩老针刺后患者自述针感沿肺经走行，跨过肩关节后，继续沿着足太阴脾经，一直走到阴陵泉处，沿着经脉处一直感到酸胀，而阴陵泉处有微微的热感，从阴陵泉一直到大脚趾尖有发热。此患者留针半小时后出针，患者自诉疼痛减半。

需要指出的是，"飞经走气"针法能否获得较强的针感，还受到许多因素的影响，如诊所的环境、温度、气候、湿度，术者的身体状况以及患者的年龄、精神状况、衣着等。韩老认为，气温25～30℃、患者身体病情较轻、年龄较小获得的针感较强。且患者应穿宽松的衣服，衣袖不可捆绑得过紧，以免影响针感的传导。在操作过程中，外界环境要求安静，患者与术者精神高度集中，医患双方均要求"心无内慕"，术者才能体会到手上会有气感。但是，"飞经走气"针法亦不可强求，非所有人可获得此针感，对经络敏感之人方可获得较明显的感受。

而对于烧山火法，韩老从古法的三出三入改进为"二步法"。将针刺入腧穴应刺深度的上1/3（天部），得气后行捻转补法，即拇、食二指顺时针方向稍用力、稍快捻转，逆时针方向稍轻、稍慢捻转。捻转行九阳数，即9次、18次、27次等9的倍数均可，可根据患者情况及针下感应灵活而定。然后将针直接刺入下1/3（地部），得气后行捻转补法，如针下产生热感，则可多捻转数次，然后疾速出针，不留针，同样可产生热感，但室温须在25℃左右，术者指力要有一定的基础。适应证为冷痹顽麻及虚寒性疾病。

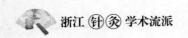

透天凉手法，是将针刺入腧穴应刺深度的下1/3（地部），得气后行捻转泻法，即拇、食二指逆时针方向捻转时用力较大、较快，顺时针方向时用力较小、较慢。捻转行六阴数，根据实际情况灵活应用，不可拘泥此数。待针下有凉感时紧提至上1/3（天部），得气后行捻转泻法，再将针缓慢地按至下1/3（地部），如此反复操作3～5次，即可留针。适应证为热痹、急性痛肿、实证、热性疾病等。

2. 金氏灸法的发展

（1）改良金氏药饼灸

金氏针灸第三代传人徐勇刚等对金氏药饼灸疗法进行改良，改良后的金氏药酒治疗时不需用火，其操作更加简单方便，温度维持时间长且均匀，不用反复换艾炷。且对环境无污染，不造成浪费，加热过程中也无须专人看管。现对其操作做简要介绍。

将由生川乌、生草乌、细辛、羌活、独活、红花、乳香、没药、肉桂等药物等份研末配置成的金氏药粉20g放入500ml、75%的酒精中，做成药酒，密闭保存15天备用。取500ml的输液袋，将熔点为60℃的石蜡块先在容器内加热熔化，用50ml注射器向输液袋内注入大约250ml蜡液后排出空气，封闭输液袋、冷却后备用。治疗时，将事先准备好的蜡袋放入设定熔点为62℃的恒温水箱中完全熔化。取患者的膝关节前缘为治疗部位，放置4层蘸上药酒的纱布，覆盖1层保鲜薄膜，再覆盖薄布1块，然后放上熔化的蜡袋，将蜡袋紧密地包裹在膝关节的前部，并用弹力绷带包扎固定。在蜡袋的外侧可覆盖适量的保温物体如毛毯等，每次留置1小时，每天1次。连续治疗5天后休息2天再进行下一次治疗，4次为一个疗程。

金氏药酒蜡灸所用药物多为行气活血通络的中药，对各种气血瘀滞痛症，如神经痛、软组织损伤引起的疼痛都有较好的效果。热和药物组合的疗效已经得到了证实。改良后的金氏药酒蜡灸治疗时不需用火，避免了用火意外的可能。蜡袋温度可以长时间保持在60℃，操作更加简单方便，温度维持时间长且均匀，不用反复换艾炷。石蜡具有较强的可塑性，能与皮肤密切接触，液态的石蜡可塑性更强，更能紧贴皮肤，所以效果更好。将蜡袋在膝关节处用绷带固定，患者可以比较放松地采取各种体位。和普通的蜡疗相比，这种改良的方法不会因蜡液流出而烫伤患者，对环境无污染，不会浪费蜡源，加热过程中也无须专人看管。

2009年，徐勇刚等使用改良后的金氏药饼灸法治疗膝关节骨性关节炎66例，治疗后患者的WOMAC总积分、疼痛积分、僵硬积分及日常活动积分均下降，证明了金氏药酒蜡灸治疗膝骨关节炎疗效显著，同时该方法简单易学，便于掌握，易于推广，经济适用，具有较好的应用前景和价值。

（2）电灸疗法

自1964年开始，韩老研制了一种简易电灸器，多年来应用于临床。经长期观察，简易电灸器疗效不逊于艾炷化脓灸，配合局麻，可大大缩短治疗时间，简化治疗程序，无痛苦，无烟雾，并可提高灸疮的化脓率。

自制电灸器由降压装置和施灸装置两部分组成。

①降压装置：装一只小型变压器即可。所用的输入电源电压为220V，输出为6.3V，电流强度为3～3.5A。

②施灸装置：用1根长约10cm的电镍丝做灸头，将其弯成螺圈状，以增加接触面积；装置微动开关（气压开关），以控制断续通电；以绝缘材料做成便于施灸的外壳（可用木头做成短手枪式样），灸头处以瓷接头连接。将以上两部分用电线连接，用插头接通电源，即成简易电灸器。

③施灸方法

灸前准备：灸穴一经确定，便需固定体位。皮肤常规消毒后，用甲紫棉签点好标记，以2%普鲁卡因或利多卡因做穴位处局部麻醉，每穴注射1ml左右，使皮肤略呈直径约1.2cm之圆形突起为宜，然后用毫针试刺该处皮肤而

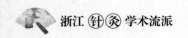

不感疼痛时，予以电灸。

操作方法：电灸器接通电源后，灸头迅即烧红，如雀啄状点灸穴位处，使该处皮肤呈直径约1cm的焦黑色为度，再放上麝香0.1g，然后将麝香烧尽。依法再灸他穴，一般每次灸3～5穴。灸时应注意控制电流，以防过度灼伤皮肉。

适应证：凡适宜化脓灸的各种慢性病，以及久用他法不效的阴证，都是电化脓灸的适应证。用以冬病夏治时，以每年小暑至白露期间进行电化脓灸为宜。使用电化脓灸治疗慢性支气管炎、哮喘、小儿发育不良、强直性脊柱炎、脑震荡后遗症等顽固病症，取得了较好的疗效。

七、高氏针灸学术流派

针灸名家高镇五乃中医世家，其祖上自清代开始即在余姚一带从事中医内科、伤寒、妇科，传至高镇五教授已有五代。高氏针灸起于高氏世医第三代高子和、高子京，高子京有诊所于上海。高镇五自幼随父习医，先后拜陆瘦燕、马雨荪、金文华、陈备永为师，请求教益，又参加承淡安中国针灸学研究社，后毕业于天津国医函授学院，在浙江中医学院（现浙江中医药大学）任教及临床直至退休。高氏针灸后继传人在前人的学术思想和临证经验基础上深入研究，不断创新，高氏第六代传人、国家973计划项目首席科学家吴焕淦教授是其典型代表。现将高氏针灸的学术特色总结如下。

（一）高氏针灸传承脉络

第一代：高元照（生卒年不详），男，字炳之，号亮甫，清代余姚人。业医于姑苏朱震华、陈沛然二师。亮甫公传业于子宝增。

第二代：高宝增（生卒年不详），男，字研耕，号补读居士，清代余姚人。医业得亮甫公所传，擅长治伤寒、温病等热性疾病，不少危殆重病，服药辄效，医名自此而振。学术源出《内经》《难经》、仲景，服膺叶天士。主张伤寒与温病会通，提出温病邪伏部位当在阳明。治六气新感，自立急汗、缓汗、小汗、微汗四式。治温病善用豆豉，其认为新感主"表"，伏气主"透"，豆豉有能表善透而无伤津之弊。传业于长子子和、次子子京。

第三代：高子和（生卒年不详），男，字鼎钩，号觉庐居士。曾悬壶于上海、上虞及余姚故居。擅长治伤寒、温病和内伤杂证。传业于子仰洙。

高子京（生卒年不详），男，字鼎镐，号静庐居士。曾悬壶于上海、杭州、慈溪。擅长治伤寒、湿热、疟痢和内伤杂证。

第四代：高仰洙（1903—1974），男，字圣水，授业于子和公，业中医内科于余姚。其善吸时贤新知，尊古不泥，习新不惑。讲究整体辨证，衷中参西，力求科学。善疗四季外感时病，兼长内伤杂证。曾悬壶于余姚、上虞。擅长治疗中医伤寒、湿热、疟痢和内科杂病，是余姚县人大代表。传业于长子镇五、次女姚琴、小女婿徐云章。

第五代：高镇五（1927—　　），男，浙江慈溪人。教授，主任中医师，硕士生导师。

1939年随父高圣水习医，又先后拜陆瘦燕、马雨荪、金文华、陈备永为师。1947年参加承淡安中国针灸学研究社研习针灸，1948年悬壶应诊，1949年毕业于天津国医函授学院，1950年参加余姚道林诊疗所工作。曾在浙江中医进修学校中医师资班深造两年，在临证实际工作中，深深地体会到中西医，相互学习，相互补充，中西医结合，创造中国特色的新医药学派的重要性和迫切性。

1959年，在浙江省中医进修学校的基础上，成立了浙江中医学院，时任针灸教研组负责人，从此专门从事针灸教学研究工作。20世纪80年代被遴选为首批硕士生导师，在"经穴-脏腑相关"的研究方向上做了大量的临床研究。

曾任浙江中医学院针灸推拿系主任、《浙江中医学院学报》编委、浙江省针灸学会副会长、甘肃中医学院针灸顾问、天津中医学院（现天津中医药大学）振兴针灸函授学院顾问、中国针灸学会理事、中国腧穴研究会理事、卫生部高等中医院校教材编写委员会委员、浙江省科技协会委员，现任浙江省针灸学会顾问。高氏主编及协编的著作众多，有华东地区中医学院合作编写的《针灸学》教材（主编）以及《针灸解剖学图谱》《新针灸学》《浙江针灸医案选》《中国针灸治疗学》《针灸学》《中国针灸学》（录像片）。发表论文30余篇。获各种奖项多次，其中《中国针灸学》（录像片）被世界卫生组织、世界针联等授予金奖。

高氏在治疗疾病时注重辨证，讲究"三因治宜"，研究不同质量毫针的温针灸作用，对重危病证有较好的治疗经验，如心绞痛、高血压、急性热病等，对心律失常、眩晕、痿证、癫痫、面瘫、坐骨神经痛等疑难杂症亦颇有治疗心得。

第六代：吴焕淦（1957—　），男，教授，博士生导师、博士后合作导师，上海中医药大学首席教授。两届国家973计划项目首席科学家，上海市名中医，中国针灸学会副会长，上海市针灸学会会长，上海市针灸经络研究所所长，国家中医药管理局针灸免疫效应重点研究室主任。享受国务院政府特殊津贴专家，2003—2004年度卫生部有突出贡献中青年专家，2005年上海市医学领军人才，2006年上海市领军人才。2005年上海市针灸推拿学重点学科带头人，2007年教育部国家重点（培育）学科针灸推拿学科带头人，2012年上海市"085"一流学科中医学学术带头人，2015年上海市高峰高原学科学术带头人。国家自然科学基金委员会第十届、第十一届生命科学部专家评审组成员，国家自然科学基金委员会第十四届医学科学部专家评审组成员，中国人民政治协商会议上海市委员会委员。

30余年来致力于灸法的临床与基础研究，提出"人体对艾灸的温热刺激及其生成物的反应是灸效的科学基础；灸材、灸法、灸位、灸量及机体反应性是影响灸效的关键因素，合理运用是提高疗效的关键"；提出"艾灸的温热刺激能产生温通温补效应",并总结阐释了艾灸温通温补效应规律与机制的科学内涵;注重灸法理论创新,首次提出"肠腑病症,从脾(胃)论灸"是提高艾灸治疗肠腑病症疗效的关键,并以"艾灸温养脾胃理论与治法"为指导,提出"艾灸温养胃,调和肠腑气血"的治疗学观点。先后主持国家973计划项目2项,国家自然科学基金项目等各级课题40余项;获国家科技进步二等奖、高等学校科学研究优秀成果奖(科学技术)科技进步奖一等奖、上海市科技进步奖一等奖等9项科技奖;发表论文250余篇,其中在 *Pain*、*Scientific Reports*、*Journal of Crohn's and Colitis*,*Neural Regeneration Research* 等 SCI 期刊发表论文64篇;主编、主审学术专著10部。培养毕业博士研究生25名、硕士研究生21名。2012年获"第五届全国优秀科技工作者"称号,2015年获上海市卫生系统第十五届"银蛇奖"特别荣誉奖。

林咸明(1966—),男,医学博士、教授、主任中医师、博士生导师。1989年毕业于浙江中医学院中医学专业,1995年获得针灸学硕士学位(师从高镇五教授),2008年获中医内科学博士学位(师从范永升教授)。历任浙江中医药大学第三临床医学院副院长、浙江中医药大学附属第三医院(中山医院)副院长、浙江中医药大学教务处副处长,浙江省中医药重点学科(针灸脑病学)负责人,首批浙江省中青年临床名中医,第三批全国中医优秀临床人才,浙江省名中医。兼任中国针灸学会针灸教育分会副主任委员、中国针灸学会针灸技术评估委员会委员、中华中医药学会络病分会常务委员、浙江省中医药学会络病分会副主任委员、浙江省针灸学会常务理事、浙江省针灸学会经络养生分会主任委员等。

从事中医针灸临床、教学、科研工作28年,研究领域主要是针灸治疗脑及周围神经疾病的实验与临床应用研究。主持国家973计划分项目1项,国家自然科学基金项目2项,省部级科研项目2项,厅局级项目3项;参与获得省部级科研奖项3项,厅局级科研奖项3项;发表研究领域学术论文80余篇;

培养硕士研究生50名、博士后1名，博士研究生1名。

临床上主张针灸经典理论与现代解剖、生理学理论相结合，擅长针、灸、药并用治疗临床疑难病症。对针灸治疗脑卒中后遗症、颈椎病引起的头痛、眩晕、偏头痛、失眠等神经系统疾病具有丰富的临床经验，特别是采用"颈6针"治疗颈源性头痛、调和营卫针法治疗偏头痛、"颈项线穴区"强刺激针法治疗颈源性眩晕、调神针法治疗失眠等情志相关疾病等已形成一定的理论体系和临床操作规范。同时，重视中医经方的临床应用，创立浙江省中山医院"经方医学研究会"，吸引众多经方爱好者参与研究和学习经方，定期组织医院经方学术沙龙，开设经方特色门诊，运用中医经方结合针灸治疗疑难病症具有独特的经验。

第七代：刘慧荣（1976年—　），女，研究员，医学博士，博士后，博士生导师，上海中医药大学讲席教授。第十三届中国青年科技奖获得者，教育部新世纪优秀人才，上海市领军人才，上海市优秀学术带头人，上海市医学领军人才，上海市卫生系统优秀学科带头人，上海市教委曙光学者，上海市青年科技启明星，上海市优秀青年医学人才（优秀培养对象），上海市吴焕淦名老中医学术经验研究工作室学术继承人，上海市针灸学会秘书长，中国针灸学会理事，中国针灸学会学术流派研究与传承分会副会长，中国针灸学会临床分会委员，中国针灸学会经络分会委员。先后获上海市卫生系统第十五届"银蛇奖"一等奖、上海市新长征突击手（标兵提名奖）、全国高等中医院校优秀青年等多项荣誉。

长期从事针灸-免疫和针灸治疗肠腑病症的临床与基础研究，积极开展针灸作用原理与应用规律研究。在针灸治疗溃疡性结肠炎、克罗恩病、肠易激综合征的技术及其生物学基础研究方面做出创新性贡献，研究成果获国家科技进步奖二等奖和2项省部级科技进步奖一等奖等科技奖10项，获授权专利12项。发表论文120篇（SCI期刊收录38篇），其中第一作者（通讯作者）论文42篇。出版著作10部（其中主编3部、副主编3部）。先后主持国家自然科学基金项目等各级课题和人才计划项目24项，作为项目骨干参加2项国家973计划项目，其中完成的首次立项的"灸法973项目"2013年验收为优秀项目。

狄忠（1982— ），男，医学博士，主治医师。2006年毕业于山东中医药大学，硕士、博士先后师从于山东中医药大学高树中教授、广东省中医院符文彬教授，2012年进入浙江中医药大学第三临床医学院博士后科研流动站，合作导师林咸明教授。2015年起就职于浙江中医药大学附属第三医院针灸科，现为世界针灸学会联合会腹针传承委员会委员、浙江省针灸学会经络养生分会委员。

研习中医针灸近10年，研究领域主要是艾灸治疗脑血管疾病的实验及临床研究。主持省部级课题1项、厅局级课题2项，参与国家级课题2项，参与获得厅局级科研奖项1项，发表学术论文10余篇。

临床上注重灸法的应用，能够综合运用温针灸、麦粒灸、隔药灸脐法等治疗疑难病症。重视特色针灸疗法的临床应用，对一针疗法、腹针疗法、刺络疗法有一定研究，对不同病症选择运用各疗法有一定心得。对麦粒灸治疗慢性胃炎、直立性低血压、白细胞减少、帕金森病，一针疗法配合腹针治疗各种急慢性疼痛，调神针法治疗情志病具有一定的临床经验。

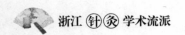

（二）高氏针灸传承谱系

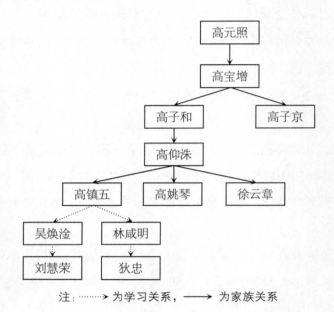

注：┈┈> 为学习关系，──> 为家族关系

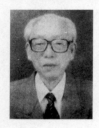

高氏针灸第四代传人高仰洙

高氏针灸第五代传人高镇五

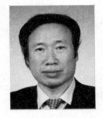

高氏针灸第六代传人吴焕淦

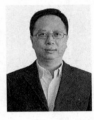

高氏针灸第六代传人林咸明

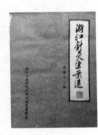

高仰洙赠承淡安诗一首

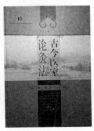

高镇五教授所著书籍

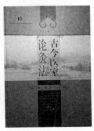

吴焕淦教授所著书籍

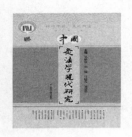

吴焕淦教授所著书籍

（三）高氏针灸学术思想及特点

1. 灸法学术特色

（1）对温针灸的研究

温针灸又称温针，具有针刺、温灸的综合作用。施灸时可以调节温度，并可同时在较多穴位施灸。凡适合留针和灸疗的阳气虚衰、阴寒凝滞等慢性疾病，例如痿、痹、瘫、痪、关节不利、经络瘀滞、心肺气虚、脾胃虚寒、肾阳衰微等，均可施用。因此，温针灸是临床较为常用的疗法。高氏一直强调"一针、二灸"的理念，在临床上常将艾灸用作治疗或保健。其善用温针，并且对影响温针疗效的各种因素都做了研究。由于毫针有材质、粗细、长短的区别，艾炷有大小、松紧的不同，针刺之深浅、艾炷之装法等都直接影响着温针的作用，因此高氏从可能影响温针疗效的各个方面入手，对温针做了细致且深入的研究，并且将研究结果与临床相结合。

高氏通过实验观察得知：

①在不同材质、粗细、长短的毫针各"点"温度比较方面：在银针、钢针、不锈钢针中，传热性最佳者为银针，最差为不锈钢针，越近针柄温度越高，反之则较低；从粗细不同的毫针来看，粗针传热好于细针；从长短不同的毫针来看，短针传热好于长针，这与艾炷距针体的远近有关。

②在体针温度上升速度和持续时间方面：银针与钢针、不锈钢针相比，温度上升最快且持续时间最长，粗针、短针的传热速度和持续时间优于细

针、长针。

③在艾炷大小、松紧、壮数方面：艾炷较大、略松的能使毫针的温度持续较久，温度也较高，增加艾炷的数量，温度与前一壮基本相同，对于这一点，高氏认为须将艾炷整个套入针柄，使艾火能全部接触针柄。如露部分于针柄之外，由于部分艾火未接触针柄，就会降低针温，影响温针作用。燃端须向着皮肤，距皮肤以3cm左右为宜。

④在实施温针时体针与诊室的温度关系方面：高氏发现二者成正比，因此临床应注意诊室的温度，根据病情及患者的实际情况，调整诊室温度，以提高疗效。

⑤温针时体针各"点"温度的实践意义方面：高氏总结指出，毫针在实施温针时，不同"点"即不同位置的温度不同，且差异很大，不同材质之间的差别更大，而温针时只有刺入皮肤或皮下组织的针体温度高于人体组织的温度（取37℃为标准）才能起到温针的作用。从生理学上来说，人体有衣物覆盖之处的皮肤温度为29～34℃，高氏研究发现，若温针的温度低于37℃，高于29～34℃，则温针对皮部有温针作用；若低于29～34℃，则只是在局部起了温和灸的作用。因此实施温针时应注意毫针在体内的深度，以免影响疗效。高氏还发现，温针时刺入皮肤的针体温度在46℃以下，不会灼伤皮肤或起疱；高于46℃时，皮肤娇嫩者可能有轻度灼伤；如果刺入皮肤的针体温度在60℃或70℃以上，灼起粟粒小疱的现象就较多；若超过80℃，则灼伤的疱就较大，患者疼痛，灼热难受。高氏还指出，在使用银针或粗针进行温针灸时，须注意避开血管和神经干，选穴宜少，选1～2穴施温针即可。

（2）对和灸的认识

"和灸"是艾（药）条温和灸的简称。和灸是一种感觉温热舒适，无灼烫刺激，不起疱，故患者都乐于接受并能合作治疗的自然疗法。结果常使自觉症状逐渐减轻、缓解、消失，获得良好疗效。适用于部分慢性病症。

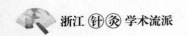

和灸具有祛寒湿、化痰浊、消瘀滞、通经络、蠲痹止痛、温养气血、扶正祛邪、和调阴阳的功用，既可用于治疗，又可用于保健强身。对部分药物疗效不佳，又不愿针刺治疗，或由于劳动、工作、学习等原因无条件常去医院的慢性病患者，适应施用和灸的，可在医生指导后，在家由自己或成年亲人使用和灸进行治疗。

和灸的操作方法分为两种，分别为艾条手持灸法和艾条灸架灸法。

①艾条手持灸法：将艾条一端点燃后，术者持艾条将燃端对准穴位，在距皮肤3cm左右高度施灸（又称"悬灸""熏灸"），以患者感觉温热舒适为度。切勿灼烫，避免皮肤起疱。艾灰多时将灰弹到专用盛灰缸后再灸。如果感觉太热，可适当离远些；不够热可略近些，务必使患者感觉既温热又舒适。一般每次灸10～20分钟或20～30分钟，亦可延长至60分钟。可一手持一支艾条施灸一穴；也可一手持两支艾条同时灸两个较近的穴位，例如一手持两支艾条灸左右天柱穴治疗项肌痹证；还可双手各持一支艾条同时施灸，例如一支灸中脘、一支灸内关或足三里（患者仰卧位）治虚寒慢性胃痛，一支灸大椎、一支灸风门或肺俞治慢性气管炎。

②艾条灸架灸法：将艾条一端点燃后，燃端插入艾条温灸架的孔中，用松紧带将灸架扣住固定在穴位上，燃端距皮肤3cm左右，使有温热舒适的感觉。艾灰多时取下灸架弹去灰，将艾条插进一些再灸，使保持有温热舒适感觉。当艾条燃至只剩下0.5cm长时，就取下停灸，以防完全燃完时火灰掉下烧损被服或烫伤皮肤。本法可同时灸多个穴位，节省劳力。注意施灸时不可有灼烫感，以防烫伤皮肤或起疱。灸毕必须将艾火完全熄灭，严防烧坏物品。

（3）灸法与肠腑疾病

吴焕淦教授在运用灸法治疗脾胃肠腑疾病方面颇有建树，他致力于隔药灸治疗溃疡性结肠炎、肠易激综合征、克罗恩病等的临床与基础研究，在灸法治疗肠腑疾病，尤其是溃疡性结肠炎方面有独到的诊疗思路和方法。

吴焕淦教授通过对隔药灸作用于溃疡性结肠炎（UC）大鼠的基础研究发现：

①隔药灸治疗对 UC 大鼠的脾淋巴细胞转化功能有显著增强作用，而对血清过高的 IgM、C_3、循环免疫复合物水平又有明显的降低作用，从而提示隔药灸治疗 UC 的机制，可能与调节免疫功能有关。

②隔药灸可能通过抑制或阻断炎症细胞间 TGF-β 的信号识别与转导，从而抑制炎症组织胶原纤维的产生，加速这些细胞外基质的降解。

③IL-1β mRNA 与 IGF-1 mRNA 在 UC 大鼠结肠表达异常升高，而隔药灸治疗能逆转这种异常升高的趋势；隔药灸可通过调节 IL-1β 与 IGF-1 等诸多基因的表达，起到消除 UC 大鼠肠道炎症、防治肠纤维化和癌变的作用。

④隔药灸能够降低 UC 大鼠结肠组织异常增高的 IL-1β mRNA 表达，提示隔药灸治疗 UC 大鼠的作用途径之一可能是通过抑制促炎性细胞因子 IL-1β mRNA 的表达，达到减轻或消除肠道炎症的目的。

吴焕淦教授隔药灸治疗溃疡性结肠炎的临床治疗继承与发展了元代医家罗天益"灸补脾胃"之学术思想，提出"温养脾胃，调和阴阳"的学术观点。他认为，溃疡性结肠炎的病机为"脾胃虚弱为本，湿热留滞为标"，平素以脾胃虚弱多见，但在炎症复发期和炎症持续期，表现为湿热蕴结、气血壅滞肠腑的标实之证，该病属于中医"肠澼""下利""久泄""久痢"等病症范畴，应以温养脾胃、调和阴阳为法。吴焕淦教授采用灸、药、穴三管齐下的方法。隔药灸的药饼由附子、肉桂、丹参、红花、木香、黄连等药物配方制成，选取中脘、气海、足三里等穴温养脾胃，同时配用大肠下合穴上巨虚、募穴天枢和背俞穴大肠俞，进行合募或俞募配穴治疗。经过多年临床验证，隔药灸对于溃疡性结肠炎的疗效显著，尤其对于轻中度的溃疡性结肠炎疗效更为明显，总体疗效优于西药，不仅明显改善患者腹痛、腹泻、黏液脓血便的临床症状，而且有效纠正了肠黏膜病理性改变及肠道免疫功能异常，控制了炎症反应和组织损伤，更主要的是提高了患者的生活质量。

（4）对于灸法的思考

吴焕淦教授一生致力于对灸法的研究，除了临床及基础研究外，他还对灸法的源流、传承、创新和发展进行了深入的思考。

①对灸法文献的整理：吴焕淦教授整理了中医古典医籍文献中有关灸法临床应用的记载。现存中医最早的文献《足臂十一脉灸经》《阴阳十一脉灸经》中就有关于灸法治疗的记载；《内经》奠定了灸法的理论基础；而《曹氏灸经》是我国最早的灸法专著；《骨蒸病灸方》是专病灸治专著；多部经典的医学古籍，如《外台秘要》《备急千金要方》《千金翼方》《针灸资生经》等都对灸法非常重视，对灸法的发展都有推动作用；《备急灸法》首次记载了灸治急性病症的方法；《灸膏肓俞穴法》专门论述了防病保健灸法；《神灸经纶》更是灸法学发展史上的一个里程碑。

对于中医古籍文献的整理研究，对了解、梳理灸法的发展过程以及如何继承、发展灸法有着深远的意义。一方面，可以通过研究发现灸法多用于何种病症，发现适用灸法的优势病种，以及灸法在临床应用中的使用禁忌和操作规律，这些研究结果无疑会促进灸法在临床中的推广应用；另一方面，根据古代医家对灸量的记载，我们可以结合现代科技手段研发出既体现人本理念又合乎现代科学观念的施灸量，使灸法的操作和应用更加科学化、合理化、规范化。

②对灸法理论的创新：吴焕淦教授在现代对灸法作用机制研究的基础上总结认为，灸法可能是通过多系统、多途径、多靶点的综合作用而发挥效应的，免疫系统、神经系统、内分泌系统等均参与灸疗对机体的调节过程。他认为灸效的产生取决于灸质、灸量、灸的作用方式、腧穴优化这4个关键因素。

灸效是不同的灸法与不同的灸量协同产生的灸治效果。在灸质、作用方式、腧穴都相同的情况下，决定灸效的关键因素就是灸量，即施灸时艾在皮肤上燃烧所产生的刺激强度，刺激强度等于施灸时间与施灸强度的总和。必须有一定的灸量才能产生一定的治疗效果。而决定灸量的也有4个因素，分别是：灸的火势大小、施灸时间长短、灸距的大小（灸温）、施灸频度（灸频）。

现代研究表明，不同灸量刺激是影响穴位局部温度的重要因素；一定程度的灸量才能产生机体保护作用，治疗效果和较佳灸量相关，而非最强灸量；不同灸量的调节效应存在差异；不同病症各有适宜的灸法。

③对艾灸作用机制的研究：吴焕淦教授对自古以来的灸材，如艾叶（绒）、桃枝、桑枝、药锭、灯芯草等进行了对比研究，发现艾叶（绒）具有燃烧时温热特性显著、来源广泛、炮制简单、操作性强等优点，在效应量及效应的全面性方面，以艾绒为最佳，为艾是最佳灸材提供了科学依据。

在对影响艾叶（绒）性质的因素方面进行研究发现，艾叶（绒）的主要成分是挥发油，而影响挥发油含量与成分的因素有很多，如产地、时节、年份、艾绒比例、品种、提取方法等，其中艾叶的采摘时间也对挥发油的含量有很大的影响。吴焕淦教授通过研究发现，端午前采摘的艾叶挥发油成分实际含量逐渐增加，端午当天达到顶峰，端午后又逐渐减少。据研究表明，艾绒也不是越陈越好，年份越久、艾绒比例越高，艾叶（绒）中易挥发成分的相对含量越少，难挥发成分含量越多。

吴焕淦教授还对艾灸的理化特性进行了研究。温热特性是艾灸最重要的物理特性之一，艾燃烧时产生的远红外光谱在近红外和远红外之间，靠近近红外并以远红外为主，因此，温热刺激是艾灸起效的重要方式。比较研究表明，隔附子饼、隔姜和隔蒜这3种隔物灸的红外辐射光谱与人体穴位红外辐射光谱一致，提示穴位对传统隔物灸的共振红外辐射和匹配吸收是传统隔物

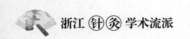

灸起效的重要机制。

艾燃烧后会产生一定的生成物，以艾灰烬和艾烟为主。对于艾烟是否对人体有害一直有不同的说法。艾烟的化学成分及其生物学功能研究显示：艾灸生成物中既含有对人体有益的成分，亦含有可能对人体不利的成分，可对人体产生有利或不利的影响。吴焕淦教授的项目组在进行了相关动物实验后发现：一定浓度的艾烟可以增强SAMP8小鼠抗氧化能力和自由基清除能力，并对Th1/Th2细胞因子进行平衡调节，具有显著抗衰老作用；长期艾烟干预可使大鼠外周血中$CD4^+CD25^+Treg$细胞占$CD4^+T$细胞的比例下调，这可能是艾烟预处理发挥机体免疫调节作用的途径，同时，这一途径可增强机体的抗肿瘤作用。临床研究发现，艾烟急性毒理实验显示艾烟毒性分级为微毒，短期艾烟暴露对人体自主神经系统具有良性调整作用。艾灰烬中的一些成分具有生物活性，因此对人体也有一定有利的影响。

吴焕淦教授有研究证实，不同灸法的光热特性存在差异，因此艾灸方法也是影响艾灸作用的重要因素；在比较了不同灸法对同一种疾病的疗效后发现，不同病症各有适宜的灸法；还有研究证实了艾灸刺激可涉及机体不同深度，表皮的温度变化为先高后低，皮肤组织温度先低再高，而深层肌肉组织的红外热像呈现逐渐升高后的稳态规律，这提示了艾灸的温热刺激促使皮肤温度发生改变，从而改变了感觉型感受器的活性。另外，人体腧穴在不同状态下对艾灸的温热刺激的敏感程度不同，因此选取那些热敏态腧穴施灸的疗效会优于选取普通腧穴。

④对灸法发展的创见：吴焕淦教授对于如何更好地发展灸法有细致而实际的思考和创见，这些都是建立在他对灸法的深入研究上的。深入开展灸法优势病种的研究，规范灸法的临床操作和应用，吴焕淦教授认为应从循证医学的角度探寻临床证据，为继续筛选特色灸法奠定基础。

除此之外，吴焕淦教授还指出，应在现有的基础上进一步做灸法的理论研究。他认为，灸法可能是通过多系统、多途径、多靶点的综合作用而发挥效应的，免疫系统、神经系统、内分泌系统等均参与灸疗对机体的调节过程。因此，应将现代科学、实验技术运用到对灸法作用机制的研究中，这将会对揭示灸法的作用机制产生重要而深远的影响。

2. 针刺学术特色

（1）对脏腑病的选穴经验

腧穴有穴性，包含腧穴的共性和特性。高氏重视腧穴的共性，更重视运用腧穴的特性来治疗疾病。高氏致力于对脏腑病的研究治疗，因此他在治疗脏腑病时首选俞、募、原、络、合、郄穴，亦常用"华佗夹脊穴"代替背俞穴。高氏在配穴方面灵活多样，如治疗心律失常心气虚证，取心俞、厥阴俞，意为"脏病取俞"，配合膻中穴，俞募相配，益心气、通心脉；或取内关配神门，原络相配，补益心气，安定心神。而在反复临证观察中，高氏亦发现腧穴作用具有相对特异性，治疗频发性早搏，以内关配神门为佳；治疗心动过缓，取穴以内关配素髎，或配足三里，或单用列缺为佳；治疗心动过速，则以内关配三阴交或太冲为佳。

高氏认为，经穴-脏腑密切相关，在临证时注重分经选穴。以治疗心律失常为例，他总结出经络与"心"相关的理论，如手少阴心经"属心"，经别"属于心"，别络"入于心"；手厥阴心包经别络"络心系"；手太阳小肠经脉"络心"，经别"走心"；足阳明胃经经别"通于心"；足太阴脾经"注心中"，经别"通于心"；足太阳膀胱经经别"当心入散"；足少阴肾经"络心"等。他认为"五脏相通"，他经之变可以影响本经之变，而心律失常多见虚证，故在取心经、心包经的穴位之外，还需配伍他经穴位，分经论治，取得更好的效果。

（2）调神针法

林咸明教授在治疗失眠的临床中，力倡独特针法——"调神针法"的使用。"调神针法"主要通过针刺枕项部穴位调脑神，配合督脉头部穴、开"四关穴"等，从而全方位调节脑神、和营卫、调阴阳以安神。

林咸明教授在治疗失眠时多选用头枕部穴位以调脑神。风府、天柱、安眠穴为林咸明教授必取穴位，这些穴位位于枕部及颈项部，针刺之具有改善脑部供血，增加局部血流的作用，脑窍得到充分濡养，则自然神安。林咸明教授针刺颈项部穴位时，要求做到舒缓得气后即出针，继而仰卧位以便其他穴位留针治疗。对于顽固性失眠，林咸明教授加取百会和印堂。百会有调气宁心、安神定脑之作用；印堂有疏通经络、引阳入阴之功效。除此之外，林咸明教授亦配合使用任脉上的穴位。综合诸穴，阴阳平衡，双向调节，神安则寐自安。

林咸明教授还善用"开四关"调营卫以安神。双侧合谷、太冲合称"四关穴"，具有通畅人之三焦原气而发挥其调整脏腑经络气血的作用。合谷、太冲，一血一气，一营一卫，达到协调阴阳、调通气血、调和营卫、镇静安神的作用，以达"阴阳已通，其卧立至"之效。林咸明教授在临床治疗失眠、焦虑、抑郁等神志病以及偏头痛、三叉神经痛、面肌痉挛等时常常选用"四关穴"治疗。

林咸明教授十分注重调神、治神在针灸临床中的作用，认为针灸疗法有别于药物的药理作用，针灸刺激效应在患者中枢整合这一环节十分重要，调神、治神可以提高患者的针刺中枢整合效率，会产生更有效的针刺效应。林咸明教授"调神针法"总体分四步：一是调神开路穴，选取风府、天柱、安眠等穴位，缓慢进针，得气舒缓后即出针，让患者神静气安，为调神、治神创造条件；二是选取耳穴心、肺、神门，体穴迎香、足三里、内关、神门等穴补益气血、宁心安神；三是选用合谷、太冲"四关穴"以调和气血、调畅气机；四是操作手法要求根据具体病情轻重结合，特别是虚证失眠患者要求手法得气舒缓。

除以上的调神、安神之法外，林咸明教授亦重视泻心、肝、胃之火。火邪扰神是导致失眠的重要原因之一。心主神明，故心火上炎会导致心神不宁，影响睡眠；肝气易郁结，气郁化火，肝火上逆，上扰清窍，夜寐不安；"胃不和则卧不安"，胃气不和，气机不畅，亦会导致失眠的发生。因此，林咸明教授根据患者的不同病因病机，配伍不同穴位。因"心"而致失眠者，配伍神门、内关、大陵；因"肝"而致失眠者，配伍太冲、行间；因"胃"而致失眠者，配伍足三里、内庭。林咸明教授十分重视对失眠患者的心理疏导，他认为患者自身树立良好的心态和恢复睡眠的信心，是非常关键的，只有这样才能从心理上根除疾病的影响，减少对睡眠期待的焦虑。临床中，他除了为患者施针治疗，还指导患者正确的生活方式，这些方法确实可明显加快失眠患者入睡的速度，有效提高其睡眠的深度和质量。

（3）自创"甲根穴"

高氏在长期临床实践中创新了一个可用于自疗的腧穴——甲根穴。其认为甲根穴同"井穴"密切相关，为"井穴"的延伸和发展。甲根穴扩展了"井穴"的作用，使用更简便，患者可自行在家进行治疗，这对于发病后的及时治疗有十分积极的意义。

甲根穴位于手指背侧，沿甲根后缘皮肤侧0.1cm处，自内角至外角穴位呈弧形，其部位正在甲根部，故称"甲根穴"。每指1穴，共10穴。各指的甲根穴分别名为拇根、食根、中根、环根、小根。常用爪甲切压法进行治疗，也可用针刺。用爪甲切压时很敏感。以经络学说分析，甲根穴是井穴的延伸与发展，是阴阳经气交接之处，能激发、振奋、调整阴阳二经经气，经气健运，其病自愈。对于某些心悸患者，高氏指导其发病时可在家用指切法切压"中根"或"小根"几分钟，能有效及时地缓解临床症状。

八、虞氏针灸学术流派

宁波虞氏，世代书香之杏林大家，通儒学、精医门、长望诊、专妇科，学术源远流长。虞氏针灸至今已有六代，传人分布于各地，在传承祖业的基础上，不断继承与创新，将传统针灸与现代医学紧密结合，使虞氏针灸适应现代医学的发展。现将虞氏针灸的学术思想及特色理论介绍如下。

（一）虞氏针灸传承脉络

第一代至第二代：因年代久远，生卒年已不可考，生平事迹略述于下。

虞氏针灸第一代虞凌云，祖籍宁波，曾任清代杭州医官，且其后代俱为浙江名医。凌云公之子虞秉章，也是清末宁波名医，幼承家学而自学弥勤，笃志中医，医理与临床均呈先贤而又有创新卓见，传世医业，鼎盛当时，擅长内、儿科，名噪江浙，技超群雄。

第三代：虞佐唐（1885—1970），男，字昌肇，祖籍浙江宁波。佐唐公初从宁波栎社儒医周维岐学，对伤寒、杂病等有较深厚之根基，生平服膺陈自明、叶天士、徐灵胎、费伯雄等氏，妇科处方多出于《妇科良方》及《医宗金鉴》，后拜师于宁波小尚书桥老宋家妇科掌门名医宋森芳公门下，得其亲传，身承虞、宋两大中医学术流派的精华，以妇科见长，兼通各科，悬壶于宁波。后于1916年迁居上海，悬壶于上海天津路，设针、灸、方、脉，以妇科见长，兼通各科，尤精医不孕症、痛经、妊娠兼证、产后疑难杂症及流产滑胎等顽难之症，行医60余载，医技有口皆碑。佐唐公不但学术造诣高超、医技惊人、活人无数，且德高望重、重德轻财，凡遇穷人求诊，每每非但分文不取，还免费赠药，既治病又救人，系当地极负盛名的"送子观音"，求医者众，远近闻名。曾与沪上同道共组"春在社"，对于有益于公众之事务，无不慷慨解囊，鼎力捐助。学术上亦深有造诣，1936年与上海灵学会药店合作编著《药物鉴别常识》，又著有《虞氏妇科经验》等，为当时沪上为数不多的学问大家，学验俱丰的一代妇科宗师。

第四代：虞孝舜（1922—   ），男，字小白，祖籍浙江宁波，上海黄浦中心医院主任中医师。小白先生1922年12月出生于上海，自幼聪慧，由佐唐公亲炙，启蒙中医，授以岐黄经典、药性汤头，中学时代就已打下深厚的中医根基。1943年进入上海新中国医学院攻读中医，得到章巨膺、章次公、祝怀萱、余无言等大师口传心授、潜心雕琢，使小白先生在内经、伤寒、温病、杂病等基础学科及临证等方面均打下深厚功底。后特从西医妇产科专家瞿绍衡教授带教，掌握西医妇产科高深、复杂的专业理论与临床技术。1947年毕业于上海新中国医学院，后考取了开业执照，成为首批获国家认可资格的高水平中医师之一，任上海黄浦中心医院主任中医师，后移民澳大利亚开诊临证。

小白先生秉承浙江宁波宋氏妇科及虞氏两个学术流派的精髓，承袭名医父亲虞佐唐一生之经验，并博采众长、继承发扬，不断总结提高，对根治妇女不孕症和治愈习惯性流产积累了一套自己独特的理法方药，开创了自成体系的理论学说和经验体系。据不完全统计，小白先生亲诊过的患者超过70万人次，治愈的子宫内膜异位症超过2000例，经他亲手调治获愈之不孕不育夫妇生下了3000多个健康可爱的宝宝，堪称名副其实的"送子观音"。

虞孝贞（1924—   ），女，祖籍浙江宁波，教授，主任中医师。1942年9月，进入上海中华国医专科学校，拜师于上海名家徐小圃、包天白、章次公、钱今阳、潘澄濂等名医。1944年肄业于上海中华国医专科学校，后从上海名医陆瘦燕研习针灸。1957年进入浙江省中医进修学校执教《中医妇科学》和《针灸学》，是浙江中医药大学针灸教研室创始人之一。毕生投入针灸的临床和科研工作，在针灸、中药治疗妇产科疾病和针灸治疗疾症等方面多有建树。长期从事针灸名家杨继洲著作研究，著有《中医妇科手册》《妇女闭经针灸辨证施治经验介绍》等论著，发表论文30余篇。

历任校针灸教研室、研究室、门诊部针灸科副主任，经络腧穴教研室主任，曾任浙江省针灸学会常务理事、名誉理事，浙江老年病学会理事，浙江省人体科学研究会理事，杭州市针灸学会顾问等。1973年出席浙江省第五次妇女代表大会，1985年被评为浙江中医学院先进工作者，参加了中国农工民主党中央在北京召开的"实现四化、振兴中华"经验交流和表彰大会，1992年被评为浙江省工会"巾帼贡献"活动积极分子。

第五代：方剑乔，男，教授，主任中医师，博士生导师。1983年毕业于浙江中医学院中医专业，获学士学位。1998年9月任浙江中医学院针推系主任。2000年3月毕业于日本昭和大学医学部，获得医学博士学位回国。2001—2010年历任浙江中医学院、浙江中医药大学针灸推拿学院院长、附属针灸推拿医院院长、附属第三医院院长。2010年任浙江中医药大学副校长。2015年10月—2019年9月，任浙江中医药大学校长。历任中国民主同盟浙江省委员会副主委、中国民主同盟第十二届中央委员会常务委员、第十三届全国人民代表大会代表、中国针灸学会副会长、浙江省针灸学会会长、浙江省科学技术协会副主席，为享受国务院政府特殊津贴专家、国家中医药岐黄学者、卫生部和省有突出贡献中青年专家、全国名老中医药专家传承工作室建设项目专家、全国名老中医药专家学术经验继承工作指导老师、浙江省国医名师、浙江省卫生领军人才，曾获"全国优秀科技工作者""浙江省教学名师""浙江省师德标兵""浙江海外留学英才"等称号，是卫生部国家临床重点专科（针灸科）负责人、国家中医药管理局重点学科（针灸学）负责人、浙江省重点建设高校特色优势学科（中医学）负责人、浙江省高校"重中之重"学科（针灸推拿学）负责人、国家特色专业（针灸推拿学）负责人、浙江省重点科技创新团队（针灸医学）和浙江省高校创新团队（针灸关键技术研究）负责人、浙江省针灸神经病学研究重点实验室负责人。擅长应用针灸、针药结合治疗三叉神经痛、肩痛、类风湿关节炎、脑卒中后遗症等疾病。在国内较早提出慢性痛的"瘀虚交错"理念，率先提出针灸临床三维诊治体系，总结出电针镇痛参数和穴位选择规律。先后主持国家科技部重大研发项目、国家973计划课题等国家和省部级项目近20项；主持的项目获省部级科技成果奖励12项，其中一、二等奖各3项；主编教材10余部，出版专著6部，其中《刺法灸法学》入选国家级规划教材；发表论文数百篇，其中SCI论文40余篇。

陈华德，医学博士，教授，主任中医师，博士生导师，浙江省教学名师。从事中医针灸临床36年，曾受国家中医药管理局委派赴国外讲学和临床带教3年，被国外三家中医院校聘为客座教授和临床指导老师。临床擅长用多种中医药和针灸疗法治疗各种眩晕病以及多种脑病、神经内科疾病，如头痛、面瘫、中风偏瘫、脑梗死、脑萎缩、脑外伤后遗症、帕金森病、阿尔茨海默病、高血压病、失眠、焦虑症、耳鸣耳聋、小儿脑瘫、小儿智力障碍、小儿多动症、小儿抽动秽语症等，对颈肩腰腿和关节等各类痛证的治疗效果非常显著。现任浙江省针灸学会副会长兼秘书长、中国针灸学会理事、中国针灸学会脑病专业委员会常务理事、浙江省中医药学会脑病分会副主任委员。担任浙江省卫生厅中医眩晕病重点专科建设项目学科带头人和脑病重点专科学术带头人、国家中医药管理局眩晕病重点病种研究协作组成员单位项目负责人。2014年9月至今，浙江省针灸学会副会长兼秘书长；2010年9月—2014年9月，浙江中医药大学国际教育学院院长；2001年1月—2010年8月，浙江中医药大学针灸推拿学院、浙江中医药大学附属针灸推拿医院副院长。主持完成国家973子项目、国家自然科学基金项目、浙江省自然科学基金项目、国家中医药管理局、浙江省科技厅和教育厅等多项科研课题。获浙江省科学技术进步奖二等奖、三等奖和浙江省中医药科学技术奖一等奖各2项。获国家发明专利1项、实用专利2项。主编和参编学术著作18部，发表论文百余篇。已指导毕业的中外硕博研究生70余名。

边琼霞，女，医学硕士，雅恩教育创始人，总裁。历任世界五百强欧美制药公司高管、美国RDI人际关系发展干预咨询顾问。美国《图片交换沟通系统PECS培训手册》中文译者。积累了多年儿童言语评估、言语训练、口肌治疗及自闭症儿童PECS训练、RDI家庭咨询辅导的丰富经验。中国大陆首位美国PROMPT言语治疗技术与运用两项证书获得者，此外还获得了美国Talktools口肌治疗两项证书、美国PECS自闭症图片交换沟通两项证书、美国SCERTS Model自闭症情绪行为干预证书。

汪慧敏，女，医学博士，教授。中国香港中医学会会长，中国香港中医中药发展委员会委员，中国香港中医药管理委员会委员。擅长用针灸、中药方法治疗妇科疾病，对子宫内膜异位症有独到治验，其经验被卫生部拍摄成医学视听教材《子宫内膜异位症的针灸治疗》，并在浙江中医药大学附属第三医院开设子宫内膜异位症专病门诊。有子宫内膜异位症研究相关各级课题10余项，均为课题负责人；发表论文20余篇，获浙江省自然科学优秀论文奖。出版中英文版《子宫内膜异位症的针灸治疗》、英文版《痛经的针灸治疗》以及《针灸治疗疑难杂症现代研究》《香港执业中医——针灸考试必读》等著作。

蒋松鹤，主任医师，教授，博士生导师。1992年在北京中国中医研究院、空军总医院等进修。2004年在奥地利格兰茨医科大学访问学习，同年获第八届温州市"十大杰出青年"称号，入选温州市"551人才工程"第一层次。2006年入选浙江省151人才工程。2007年美国俄亥俄州立大学物理医学与康复科访问学者。现任温州医科大学中美针灸康复研究所中方所长、智能康复国际（两岸）联盟主任，国家中医药管理局重点学科（康复科）负责人，浙江省名中医，浙江省高校中青年学科带头人。中国康复医学会远程康复专业委员会常务委员，中国康复技术转化及发展促进会智能康复技术专业委员会常务委员，中国针灸学会针灸康复专业委员会常务委员，浙江省针灸学会针灸康复专业委员会主任委员，浙江省医学会物理医学与康复学分会副主任委员，浙江省医师协会康复医师分会副会长，浙江省康复医学会常务理事，温州市医学会物理医学与康复学分会主任委员等。主要研究方向为智能强化康复技术及脑与脊髓功能机制的研究、针灸康复的整合优化医学研究。现主持国家自然科学基金项目2项、浙江省自然科学基金项目多项，已申请国家专利近20项。主编《Clinical Research & Application of Acupuncture & Tuina》《汉英对照针推精要》《家庭推拿和简易针灸》等，参编教育部十一五规划教材《康复医学》《针灸学》，教育部十二五规划教材《推拿学》副主编，参编《中医教程新编》《中医学教程》等。发表论文百余篇，其中SCI论文10余篇，获浙江省自然科学优秀论文奖二、三等奖3篇。获浙江省科学技术进步奖，浙江省教育厅、浙江省卫生厅、温州市科学技术进步奖二、三等奖6项。主持《智能康复技术新进展》《针灸康复交叉学科研究》等国家级继续教育项目。

第六代：马睿杰，教授，主任中医师，博士生导师。2010年起任浙江中医药大学附属第三医院针灸科副主任、副主任（主持工作），2017年7月至今任浙江中医药大学附属第三医院副院长。浙江省首批医坛新秀，浙江省中青年学科带头人，方剑乔名中医工作室继承人。曾受邀到澳大利亚昆士兰大学做访问学者。兼任世界针灸联合会中医手法委员会理事，中国针灸学会腧穴专业委员会常务委员，中国针灸学会针法灸法分会常务委员、经络分会委员、流派与传承专业委员会委员，浙江省针灸学会常务理事、青年理事会副主任委员、刺法灸法专业委员会副主任委员、妇产科专业委员会副主任委员，浙江省中医药学会脑病分会委员等职。擅长针药结合治疗延髓麻痹、脊髓损伤、脑卒中及面肌痉挛等神经系统疾病，同时擅长针药结合治疗围绝经期综合征、不孕、卵巢早衰等妇科疾病。先后主持国家自然科学基金项目、浙江省自然科学基金项目多项，参与科技部国家重点研发项目、浙江省中医药防治重大疾病攻关计划等国家和省部级项目10余项，主持的项目获浙江省中医药科学技术奖二等奖1项，作为主要完成人获浙江省科学技术进步奖

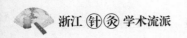
一、二、三等奖各1项。参编教材6部，出版专著2部，发表学术论文60余篇。培养毕业硕士研究生18名。

（二）虞氏针灸传承谱系

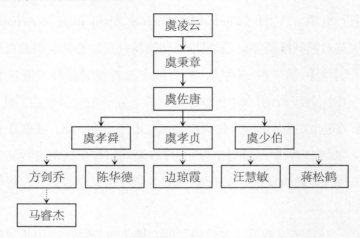

注：——➤为家族关系，········➤为学习关系

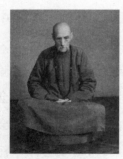

虞氏针灸第三代传人虞佐唐

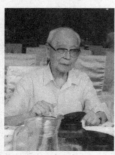

虞氏针灸第四代传人虞孝舜

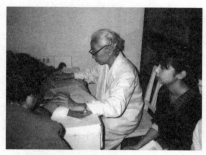

虞氏针灸第四代传人虞孝贞在门诊带教看病

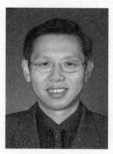

虞氏针灸第五代传人方剑乔

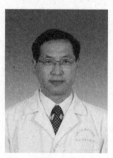

虞氏针灸第五代传人陈华德

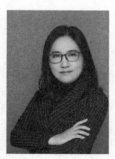

虞氏针灸第五代传人边琼霞

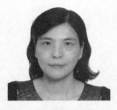

虞氏针灸第五代传人汪慧敏

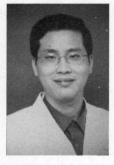

虞氏针灸第五代传人蒋松鹤

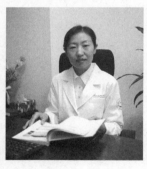

虞氏针灸第六代传人马睿杰

（三）虞氏针灸学术思想及特点

1. 针药并举，尤擅女科

虞氏针灸，源远流长，最早可追溯至南宋时期。虞氏后定居江南宁波，世代业医，以妇科见长，兼通各科，推崇"一针、二灸、三服药"的针灸临床治疗规律，常以孙真人之"汤药攻其内，针灸攻其外，则病无所逃矣""针灸不药，药不针灸，尤非良医"训诫后学。这与杨继洲的"疾在肠胃，非药饵不能以济；在血脉，非针刺不能以及；在腠理，非熨焫不能以达"

"其致病也，既有不同，而其治之，亦不容一律，故药与针灸不可缺一者
也"等见解相一致。

传至虞孝贞教授这一代，针药并重之意则更为明确。虞老自幼业秉家传
习女科，深得虞氏妇科之精髓，后又随针灸大家陆瘦燕、针灸名医顾鸢天研
习针灸，故在临床上每每将祖传妇科之中药与针灸相结合治疗。虞老治疗之
妇科疾患，经、带、胎、产、杂俱有涉及，而且施针投药见效颇良，尤其将
奇经八脉理论科学地运用于针灸和妇科病的施治之中，深受广大患者信赖。
她强调临床病症复杂，往往多症并见，须挖掘主要矛盾，针药并施，同时灵
活辨证取穴用药，方可见神效。

就投方遣药而言，虞老认为女科诸疾从血起，理当从血论治。《素问·
调经论》曰："人之所有者，血与气耳。"血是构成人体和维持人体生命活动
的基本物质之一。宋代医家陈自明首提"女子以血为本"。女子经、孕、
产、乳的生理功能、病理变化都离不开血，均与血的充盈与否密切相关。气
血旺盛流畅则任通冲盛，下注胞宫，月经按期来潮；孕期气血充盈，则胎有
所养；气血上行，进乳房发育；产后气血充足，则上行化乳。故女子以血为
本，气血充盈调畅，则经、孕、产、乳功能正常；阴血匮乏，气血失调，则
可导致各种妇科疾病。虞老在临床上从血论治主要体现在以下5个方面：①调
气破血治肌瘤；②益气养血治漏红；③祛瘀活血治发热；④益气摄血治崩
漏；⑤痛经诸证气血治。

就经络论治而言，虞老临证主张脏腑辨证与经络辨证相结合，认为女子
胞属奇恒之腑，五脏安和则经血自调，而五脏之中尤以肾、肝、脾、心为
重，并将奇经八脉理论运用于针灸和妇科病的施治之中。认为冲、任脉均起
于胞中，冲脉出气街，并足少阴而上，下灌三阴，济诸精。故冲任气虚、冲
任受损而失调，可引起月经不调，冲任受房劳之损或不洁而引起崩漏、带
下、经乱、不孕等症。督脉亦起于胞中，上夹脊入脑，另一支脉上贯脊络

肾；另一支脉自腹直上贯脐，抵心。故督脉受损，可引起腰骶酸痛，如刮宫后腰骶痛；相反，经常腰骶酸痛者不易受孕。带脉当第二腰椎横出围腰一周，作用提系直行经脉的冲、任、督，以及其他直行经脉。带脉病则可表现为带下、子宫下垂、小产等。虞老针灸治疗妇科疾病多以"调气血，益肝肾（疏肝理气），和脾胃，清湿热，治奇经"为治疗原则，以关元、三阴交、肾俞、足三里为主穴，辨脏腑经络，随证加减，虚补实泻，腹部腧穴行运气手法且多加艾条灸以温通气血，和调经脉。虞老喜用针旁艾灸，认为这样在温针灸的同时还能间歇行针，疗效更佳。

而针药并举也成为方剑乔教授继承虞老临床的一大特色。方教授擅长应用针灸、针药结合治疗三叉神经痛、肩痛、类风湿关节炎、脑卒中后遗症等疾病。认为针灸与中药结合治疗，可扬长避短、协同增效，针对不同证型及不同病程患者，审证求因、灵活施治。比如，方教授所诊治的类风湿关节炎患者以中晚期居多，病程较久，病程反复，辨证多属本虚标实。治疗时如遇到急性发作期则应急治其标，用药方面选用雷公藤、徐长卿、肿节风等作为主药以抗炎消肿止痛、解毒祛邪，因这些药物具有一定的毒性，故一旦病情控制即改用怀牛膝、川断、桑寄生、茯苓、山药等补益中药扶正固本，调整机体免疫功能。提出对年轻女性患者一定要慎重使用雷公藤，对于年老和久病患者需加用炙鳖甲、鹿角胶等血肉有情之品，以补益肝肾而强筋骨。方教授认为，应服用富含胶原蛋白之中药，以取胶原耐受之功，并促进骨的生长。较长期服用激素的患者，如果要撤去激素，应在中药中加入或者加大温肾阳的药物，如附子等。此外，方教授在国内较早提出慢性痛的"瘀虚交错"理念，率先提出针灸临床三维诊治体系，总结出电针镇痛参数和穴位选择规律等。

陈华德教授在遵循"圣人杂合以治，各得其所宜"的治疗观及"一针二灸三用药"的临证原则上，运用针药结合，提高了临床疗效。他认为，临床如何选用针、药治病，是因人因病而施，绝非千篇一律。选用原则根据辨证论治的需要、病情的轻重缓急、病灶部位的大小等来决定。凡属全身性疾病和急重病证，大多以针药并用；对某些慢性病的治疗方法，更是多种多样。如癫痫治以针刺和丸药并用；对暴病急症，或神经、精神系统疾患，且身体强壮者，多以针灸为主；若重笃危证，或身体过度衰弱者，则以药物治疗为主，对一般慢性病则多针药并用。

2.蠲除急症，独创六法

中医药在治疗急症、重症等方面历史悠久，而作为中医药的重要组成部分，针灸又有其独特的理论体系、丰富的临床技术和甚为显著的治疗效果，针灸治疗急危重症，历代文献多有记载。如《史记·扁鹊仓公列传》："其后扁鹊过虢，虢太子死……扁鹊乃使弟子子阳厉针砥石，以取外三阳五会。有间，太子苏。"又如《灵枢·热病》记载："热病挟脐急痛，胸胁满，取之涌泉与阴陵泉，取以第四针，针嗌里。"又如汉代张仲景《伤寒杂病论》中记载："阳明病，下血谵语者，此为热入血室……刺期门。"《针灸甲乙经·阳脉下坠阴脉上争发尸厥第三》记载："尸厥，死不知人，脉动如故，隐白及大敦主之。"清代赵学敏《串雅外编》中专列"起死门"，记载诸多急救之法，如"急痧将死，将口撑开，看其舌处有黑筋三股，男左女右，刺出紫血一点，即愈"等，说明针灸治疗急症，范围甚广，疗效明确。

虞孝贞从事针灸之医教研工作40余载，学验俱丰，匠心独运，治法巧妙，应针取效，在中医急症领域有颇多经验，独创针灸治疗急症六法，即醒神开窍法、回阳救逆法、清热解毒法、息风解痉法、利尿通淋法和泻痢导滞法。现分述如下，以飨同道：

（1）醒神开窍法

主要用于高热或神志昏迷等病变，或邪实郁闭的昏厥，或中风神志昏迷等。选穴：十二井穴（或十宣）、人中、涌泉、百会、内关等以针刺，有热

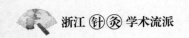

者手指穴刺血。虞老认为厥证病因多为体质因素、情志因素及暴感外邪等，其病机主要是气机突然逆乱，升降乖戾，气血阴阳不相顺接。虽然厥证有虚实之分，但其共同之处是起病急，突然昏倒，不省人事，手足厥冷，故治疗当醒脑开窍。

（2）回阳救逆法

多用于正气暴脱之亡阴、亡阳或阴阳离决之候，临床较多见的有大出血及心衰、肾衰等，其证可见休克或四肢厥逆、大汗出、血压下降等。选穴：神阙、关元、百会、内关、素髎等为主穴，人中、中冲、涌泉等为辅穴。艾灸通过艾火的特殊刺激方式可激活机体的自身调节功能，且有着整体而快速起效的特点，因此与针刺相比，有其独特优势。虞老就曾用大艾炷隔姜灸神阙穴治疗产后大出血之神志昏迷、面色苍白、四肢厥冷，再服独参汤而血崩止。虞老认为以气虚或如产后因子宫收缩不良（即复归不全），不能使子宫正常收缩起到压迫血管止血作用所致者，灸神阙有良效。

（3）清热解毒法

多用于外感温邪、湿热等引起的高热或传染病、疮疖痈肿等。选穴：大椎、曲池、合谷、委中、曲泽、十宣等。虞老认为，外感引起的红肿热痛之症，宜在上述所列穴位中选取合适者采用放血之法，能迅速起效，清热解毒而退热止痛。如其临床治疗数例急性扁桃体炎而咽喉疼痛、高热，均以三棱针刺少商出血数滴，再用筷子把三棱针接长，浅刺5～6针扁桃体使出血吐之，用淡盐汤漱口后喷以锡类散，合谷泻法留针，收效甚捷。又如急性乳腺炎初期，乳房红肿胀痛，乳汁不畅，身发高热，虞老认为先刺少泽出血，然后取合谷、曲池、大椎等穴，采用泻法并留针，再在背部与乳房患侧相对应处用三棱针散刺10多针，然后拔罐使出血，迅速退热消炎止痛，再在乳房患部用熨法可使乳汁畅通。再如治头部多发性疮疖，若抗生素不效，可在委中刺血，曲池、大椎、风池均行提插捻转泻法，间歇留针30分钟，往往3～5次可治愈。

（4）息风解痉法

多用于肝火蒸腾、痰浊阻络、气郁闭遏或热高引动肝风，出现抽搐之症。选穴：四关（合谷、太冲）、曲池、阳陵泉、人中、印堂、百会，伴高热刺大椎、风池、风府，同时结合中药治疗，收效迅速。在针刺手法上，虞老一般采用平补平泻之法，亦可遵杨继洲之"急惊泻，慢惊补"之训。虞老治疗此症甚多，但多不拘于一法，或针，或灸，或汤剂，或取其二三而用之，最要紧的是辨证之准确。

（5）利尿通淋法

多用于肾虚、下焦湿热、膀胱气化失司之尿闭、尿淋或因产后、术后之小便癃闭。选穴：中极或关元、阴陵泉、三阴交、神阙、秩边等。针法：关元沿皮透中极（不可直刺），用捻转法中等刺激，使针感下传，留针时旁用艾条温灸20分钟。配穴：阴陵泉、足三里、三阴交。如针关元不便，可针秩边，用3寸长针，针尖微偏内上方，使针感前达小腹或尿道。虞老认为，非阻塞性尿潴留是针灸适应证，尤以反射性者为佳。多数起针后立即或半至1小时后排尿，通常1～2次即愈。产后、术后均很显著。亦治疗中风后、年老临终前心肾衰竭、截瘫伴发尿潴留等，有的亦一次见效，有的需待数次才见效。

（6）泻痢导滞法

适用于肠腑积滞、湿热内阻、痢下赤白或急性吐泻。选穴：神阙、天枢、下脘、气海、委中、止痢穴（三阴交与阴陵泉连线的中点），有吐加内关。虞老发现，腹痛泄泻者往往于止痢穴有明显压痛，该穴近脾经郄穴地机，郄穴善治急性痛症，有惧怕腹部针刺者，可取此穴采用针刺或艾灸的方法治疗，亦可收效。腹部穴的针刺深浅要根据病情轻重缓急辨证施治，方能中病。虞老认为，一般调理轻症，只要浅刺多捻，补法不留，以捻转法针感舒适为佳。如遇胃肠急性吐泻，则宜于深刺（2～2.5寸）、重刺方可奏效。

以上六法均为虞老在缺医少药年代以针灸为主要手段，应用于危急病情和农村好发病症的经验总结，在目前仍有较高的临床指导价值。

3.善用单穴，效如桴鼓

单穴治病，屡见不鲜。辨证得当，取穴精准，施以手法，每见奇效，正所谓"一针中穴，病者应手而起，诚医家之所先也"。虞老临床取穴独特，手法灵活多变，效如桴鼓。现举例如下，以飨同道。

（1）神门止鼻衄

神门穴是手少阴心经的腧穴，位于腕掌侧横纹尺侧端，尺侧腕屈肌腱的桡侧凹陷处。该穴具有补心益气、安神降火之功，主治以心痛、心烦、惊悸、怔忡、健忘、失眠、痴呆、癫痫、晕车等心与神志病证为主。虞老早年治疗一例午时发作的鼻衄也曾选用神门穴而收效。虞老查阅古籍，《诸病源候论·时气衄血候》中记载："时气衄血者，五脏热结所为。心主于血，热邪中于手少阴之经，客于足阳明之络，故衄血也。"此例患者鼻血每在中午发作，午时在五行属火，当属心经实证。根据"实则泻其子"原则，神门是心经的输（原）穴，五输穴中属土，故取神门。此法属子午流注针法中的子母补泻取穴法。实证时，在气血流注至病经的时辰，取病经的子穴进行针灸（泻法）；虚证时，在气血流注至病经的时辰，取病经的母穴进行针灸（补法）；虚实不著的病证或补泻时辰已过，取病经的本穴或原穴进行针灸。

（2）太阳透下关治疗牙痛

虞老临证经验，凡牙痛，不论是龋齿还是神经性痛，如果服用止痛药或者针合谷等穴无效，换用太阳透下关往往显效。原浙江省中医院干部刘某，因患牙痛剧烈，邻居多为西医，予以西药治疗无效，针刺合谷亦无效，邀虞老诊治。虞老见其痛得汗出如珠，即用太阳透下关之法，配合行针。须臾，但见患者逐渐平静，既而甜然入睡，痛已止。次日嘱其去医院口腔科就诊，诊断为牙髓炎，予以齿科常规治疗。又有邻居70岁老奶奶，其子为浙一医院药剂科药剂师，家中备有止痛药。一晚因患牙痛剧烈，其子给服止痛药无效，邀虞老针刺治疗，虞老用同法治疗而愈。施针时从太阳穴斜刺，透过颧骨弓达下关穴，采用轻刺激手法（不可用强刺激），持续小角度捻转，间歇动留针，配合使用合谷穴泻法，留针30分钟。

（3）止痢穴治疗腹痛、腹泻

止痢穴与地机接近，在阴陵泉及三阴交连线的中点，凡是腹痛泄泻的患者，在此处可找到明显的压痛点，临床应用便捷有效。20世纪80年代，虞老邻居晚饭有螺蛳为菜，当晚10时左右，腹痛泄泻频剧，因晚上校医不在，前来请虞老诊治。虞老本欲针中脘、天枢等穴，患者惧怕腹部针，于是改足三里及止痢穴，在止痢穴处按压发现明显压痛后，遂进针，两穴用泻法留针，同时用艾条分别灸脐、天枢、下脘和气海。20分钟后，病已霍然而愈，次日即可上班矣。

（4）内关治疗癔症性音瘖

音瘖即音哑不能讲话，现代医学属神经官能症，又称癔症。此症往往因情绪不快引起，起病突然，检查无器质性病。中医无"癔症"之病名，《内经》中有"瘖""暴瘖""无音"，后世医家又有"音瘖""失音""不能言""声哑"，等等。中医辨证有寒、热、虚、实（包括血瘀、癥瘕结聚），各有特征。如果暴瘖只因情绪不快引起，即属于癔症性，针刺效果为佳。选取双侧内关穴，用泻法，但针感不宜使手指发麻，而使针感向上臂传导，且不应太强烈，以患者耐受为佳，持续或间歇动留针法，30分钟至1小时，隔日1次，一般3～5次可愈。配穴可用天突或上廉泉。曾有毛某，女，54岁，1966年始发癔症性失语，以针灸治愈，1972年又发作而治愈。内关穴为手厥阴心包经络穴，八脉交会穴之一，与阴维脉经气交通，《医宗金鉴》记载"公孙冲脉胃心胸，内关阴维下总同"，内关穴与阴维脉相通，刺内关可协调诸阴

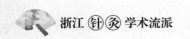

经之经气。

（5）中冲治疗气厥

中冲穴作为手厥阴心包经之井穴，有清心安神、清心包之郁热、开窍醒志之功。虞老1956年在宁波百丈中医师联合诊所工作时，曾以中冲穴治疗一气厥患者。当日有患者家属邀请虞老出诊，谓一患者濒死。抵其家门，见一中年妇女两目上窜而红，两手紧握，脉弦数。闻知因与丈夫发生口角所致，此乃气厥。既以毫针刺一侧中冲穴，病妇"啊"的一声，转而苏醒，再拟七气汤三服治疗。气厥是心包经气逆乱，中冲是手厥阴心包经井穴，故取之而得效速。

（6）补合谷泻三阴交治疗月经延期

月经延期常因情志不畅、异地水土不服或饮食生冷所致。补合谷是补阳明经气，使气行则血行，但具体手法只需平补平泻，不宜太轻或太重。泻三阴交是泻三阴经之血。虞老曾在妇产科医院进行临床观察，针刺该二穴时，用子宫收缩描记仪做记录，发现确有加强子宫收缩的作用，因此能够促使经血下行。虞老以此治疗月经延期颇有心得。曾有萧山人民医院一名肖姓针灸医师来浙江中医学院针灸进修班学习，寒假回校后，月经延期10天未引，心里着急，来虞老处针灸。虞老以补合谷泻三阴交针之，留针20分钟，另外配合中药四物汤加丹参、刘寄奴、制香附、枳壳、玄明粉（冲）等。针灸1次，中药1剂之后，她于当晚月经即行。

（7）重灸关元穴治疗产后或人流后子宫收缩痛

关元穴为小肠募穴，足三阴、任脉之会，为先天之气海，是养生吐纳吸气凝神的地方，古人称为人身元阴元阳交关之处，具有培元固本、补益下焦之功，常用此穴调补一身元气。虞老20世纪70年代下乡巡回医疗时，某户一产妇诉说小腹痛，虞老前往治，见为阵发性收缩痛，乃为子宫收缩痛，中医称"儿枕痛"。因该妇惧针，虞老用两支艾条合并以加强热力，重灸关元穴，大约25分钟后疼痛即止，再给一支艾条，嘱其痛时再灸。第3天复诊，答已痊愈。后某孕妇行药流后出现小腹痛，阵发性，较剧烈，虞老亦予灸关元穴而痛止。儿枕痛在西医称为"产后子宫复旧不全"，因为大腹便便的孕妇自婴儿产下后，撑大的子宫自然会慢慢缩小到原状，所以每收缩一次，要痛一阵。中药治疗，可用生化汤加减。

（8）大椎穴为主治疗气功偏误

某女有哮喘病，入冬尤甚，因久治不愈而学气功鹤翔功法，每日晨在公园树林处练功。某年冬，哮喘病又发作，经中医药治疗效果不明显，来虞老处就诊。患者叙述咳喘痰多，呈泡沫状，且背部特别怕冷，晚上覆盖三床棉被亦不够，影响睡眠，另外月经已有3月未行。虞老认为当先治疗任、督之奇经，取大椎穴行烧山火手法数度，使背部有热感，再针关元，运气法，使针感下达，行捻转提插补法，不留针。针后当晚，患者感到背部不再畏寒，能酣睡。次日再行针，则月经畅行，患者深感针灸之神效。

4.针灸保健，益寿延年

"圣人不治已病治未病，不治已乱治未乱。"古代先人早已意识到疾病预防、保健以及"治未病"的重要意义。《扁鹊心书》云："人于无病时，常灸关元、气海、命门、中脘，虽未得长生，亦可保百年寿也。"《素问·刺法论》亦云："故刺法有全神养真之旨，亦法有修真之道，非治疾也，故要修养和神也。"明确指出灸法、针刺有保全精神、调养真气、益寿延年的作用，而非专为治疗疾病而设。

虞老很早就意识到针灸具有防病保健和延年益寿的作用，认为当今开展老年病防治，针灸是值得提倡的一种方法，既方便又无药物的副作用，尤其是在心血管疾病、呼吸道疾病及肿瘤疾病三大疾病的防治上。虞老根据前人经验和本人的体会，对大椎、身柱、风门、膏肓、肾俞、中脘、神阙、关元、风池、曲池、内关、足三里、三阴交、阳陵泉、百会等进行了系统的整

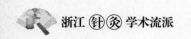

理总结，注明各自的治疗特点。

虞老在针灸预防心血管疾病时常用的穴位包括曲池、内关、百会、足三里等。虞老在研究针刺治疗心律失常时，取内关穴与足三里配对，通过超声心动图观察，发现其在增加心输出量、改善心功能、调节心律等方面疗效显著。虞老在针灸预防呼吸道疾病时常用的穴位包括大椎、身柱、风门、膏肓等，并且提倡冬病夏治，打伏针、贴三伏贴等防病治病方法等。而对于肿瘤患者，针灸在缓解癌性疼痛、改善放化疗不良反应、提高机体免疫力、提高患者生存质量等方面有一定疗效，现代医学以大量客观指标为依据，通过临床和动物实验，已总结出针灸有三大作用，即止痛作用、调节作用和防御免疫作用，故虞老认为，若能将针灸与现代医学相结合，不失为肿瘤患者的福音。

虞老亦十分重视灸法的保健养生作用。灸法不仅可以祛散寒邪、温阳升陷、回阳固脱，还有扶正保元的作用，其功尤胜于针。虞老尤其推崇关元穴温和灸的保健方法，认为是玉容益寿的最简便有效的针灸疗法。《扁鹊心书》中将关元、气海俱称为"丹田"。气海又为生气之海，窦氏亦云："一年辛苦惟三百，灸取关元功力多。健体轻身无病患，彭祖寿算更如何。"几近期颐，鹤发童颜，玉容满面的虞老更是多年温灸关元的受益者。

九、盛氏针灸学术流派

盛燮荪系全国老中医药专家学术经验继承工作指导老师，浙江省名中医，主任中医师。从事中医针灸60余年，学验俱丰，在长期从事中医临床的同时，重视针灸文献研究，不断总结临床经验，在针灸学术上颇多创见。历年来在国内外杂志上发表论文150余篇，出版中医针灸专著8部。现将其在针灸学术理论和刺法、穴法等方面的创见介绍如下。

(一) 盛氏针灸传承脉络

盛氏针灸是以全国老中医药专家学术经验继承工作指导老师、浙江省名中医盛燮荪主任医师为代表的浙江针灸流派。

第一代：盛燮荪（1934— ），男，浙江桐乡乌镇人，中国共产党党员，出身于中医世家，先后师从湖州杨泳仙、杭州张治寰、嘉兴朱春庐三位名中医，学习中医内科、妇科和针灸学，熟习《内经》《伤寒论》等经典达8年。1952年参加国家医疗单位工作，一直在嘉兴市第一医院工作至2003年退休，从事中医针灸临床工作60余年。1985—1987年曾参加中国援助马里医疗队工作，1996年被评为浙江省名中医，1999年晋为主任中医师，2003年被授予第三批全国老中医药专家学术经验继承工作指导老师。

在长期临床工作中力求精益求精，热心关爱患者，疗效卓著，深受病家爱戴，业务范围影响江浙毗邻地区，2013年曾应邀赴日本、中国台湾讲学。于临床研究的同时，善于探索针灸文献精奥，并以所得经验成果先后带徒5名，并带教中医院校学生。历年来在国内外刊物发表论文150余篇，主要提出《内经》刺法气血纲要论、针刺方向论、针刺先后次序论、针法与穴法相应论、《内经》五体针法论、腧穴变通取用论、平补平泻与小补小泻论、透穴针法论、上补下泻刺法论、强壮灸法论等10个专题论见，并创立了骨边刺法、骨边穴和针灸处方"主客辅应俞募奇"七字诀等学术创见和经验。曾先后对浙江古今针灸学术做了系统研究，先后完成"浙江省古代针灸学术源流研究"和"浙江近代针灸学术研究"等省级课题。出版《标幽赋浅释》《校注经穴会宗》《宋明浙江针灸》《手穴疗法》《浙江近代针灸学术经验集成》《王孟英医论医案菁华》《中国古典毫针针法启秘》《盛氏针灸》等中医针灸专著。

1994年被评为"嘉兴市优秀专业人才"，1995年被评为"嘉兴市卫生系统优秀党员"，1997年被评为"嘉兴市职工职业道德建设十佳先进个人"。此外，多次荣获浙江省卫生厅、嘉兴市科协优秀论文奖。曾先后担任浙江针灸学会副会长、嘉兴市针灸学会会长、《浙江中医杂志》特约编委、《嘉兴医学》编委。

第二代：陈峰，男，教授，主任中医师。1985年毕业于浙江中医学院，毕业后一直从事中医针灸临床及教学工作。临床能运用针灸中药治疗疑难杂症，擅长对神经系统、消化系统疾病，慢性荨麻疹，前列腺病，癌痛的诊治及中医养生保健。

浙江省名中医，嘉兴市名中医，主任中医师，嘉兴学院中医学副教授，浙江中医药大学硕士生导师。嘉兴市第一医院中医针灸科主任，全国老中医药专家学术经验继承工作指导老师盛燮荪学术继承人。现任中国针灸学会理事、浙江省针灸学会常务理事、浙江省针灸学会针灸文献委员会主任委员、嘉兴市针灸学会副会长、嘉兴市中医学会理事。1998—2000年作为中国专家参加援助马里医疗队工作。

主持完成3项浙江省中医药管理局科研项目，现主持浙江省中医药管理局课题2项、浙江省自然基金项目1项。获浙江省科学技术奖三等奖1项、浙江省中医药科学技术奖二等奖1项、浙江省中医药科学创新奖三等奖1项、嘉兴市科技成果三等奖2项，获省市优秀论文奖5次，发表论文20余篇，著书3部。为第三批全国老中医药学术经验继承工作继承人、第二批浙江省名老中医药专家传承工作的传承人、浙江省中医杏林之星培养人才。

戴晴，女，副教授，副主任中医师。1990年毕业于浙江中医药大学针灸专业。从事中医针灸临床工作20余年，师从全国老中医药专家学术经验继承工作指导老师盛燮荪主任中医师。能熟练运用传统针刺治疗各种常见病、多发病及疑难杂症，尤其擅长针灸、中药结合治疗腰椎间盘突出症、颈肩综合征、老年性骨关节病等疾病，对运用针刺、穴位埋线等方法治疗肥胖、脂肪肝等与代谢综合征相关的疾病有较为丰富的临床经验。

浙江中医药大学兼职副教授。现任浙江省针灸学会经络养生分会委员、嘉兴市针灸学会理事。发表论文10余篇。获省级优秀论文奖1次，主持浙江省中医药管理局科研项目1项并参加2项省、市级科研项目，获嘉兴市科技进步奖1项。

金肖青，女，博士，博士生导师，主任中医师，浙江省名中医。2005年入选浙江省中青年临床名中医培养对象期间师从盛燮荪先生，在先生的谆谆教诲和悉心指导下，不但顺利完成了中青年临床名中医培养任务，还出版了专著《针灸临床处方学精义》。第六批全国老中医药专家学术经验继承工作指导老师，浙江省金肖青名老中医专家传承工作室学术传承人，享受国务院政府特殊津贴。

现任浙江医院副院长，浙江省中医药重点学科（中西医结合老年医学）和浙江省中医药重点专科（中医骨质疏松）带头人，浙江省老年病防治技术指导中心副主任。兼任中国针灸学会理事，浙江省针灸学会副会长、经络腧穴专业委员会主任委员，浙江省中医药学会常务理事，浙江省中西医结合学会营养学专业委员会主任委员，浙江省医学会临床流行病学与循证医学分会副主任委员，《中华老年病研究电子杂志》常务编委。

长期从事针灸临床、科研、教学工作，研究方向为针刺镇痛与免疫调节、针灸防治老年病和抗衰老。擅长治疗中重度变应性鼻炎，变应性皮肤病，带状疱疹后遗神经痛，三叉神经痛，耳鸣耳聋，睡眠障碍，围绝经期女性肥胖、焦虑、抑郁，压力性尿失禁，帕金森综合征等。主持和参与省部级及以上科研项目10余项，包括国家十一五、十二五科技重大专项、科技支撑计划和科技部国际合作项目等；在国内外核心期刊发表学术论文80余篇，其中SCI收录14篇；作为主编、副主编出版专著6部；研究成果以第一完成人获浙江省科学技术奖2项、浙江省中医药科学技术奖3项。

第三代：张爱军，男，副主任中医师，陈峰主任中医师学术继承人。2009年毕业于浙江中医药大学针灸推拿专业，获硕士学位，导师林咸明

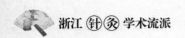

教授。

盛吉苤，女，中医师，系盛燮荪孙女。2016年毕业于浙江中医药大学针灸推拿专业，获硕士学位，导师刘喆教授。

胡天烨，女，系盛燮荪侄孙女。浙江中医药大学2014级针灸推拿专业硕士研究生，导师马睿杰教授。

江彬，男，中医师，2016年毕业于浙江中医药大学针灸推拿专业，获硕士学位，导师陈峰主任中医师。

袁莹，女，中医师，2019年毕业于浙江中医药大学针灸推拿专业，获硕士学位，导师陈峰主任中医师。

（二）盛氏针灸传承谱系

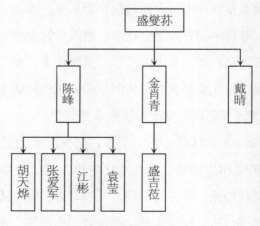

注：以上均为师承关系

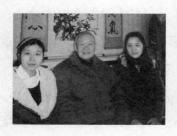

盛燮荪(中)和盛氏针灸第三代传人盛吉苤(左)、胡天烨(右)

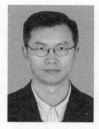

盛氏针灸第二代传人陈峰

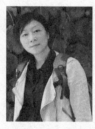

盛氏针灸第二代传人戴晴

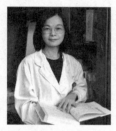

盛氏针灸第二代传人金肖青

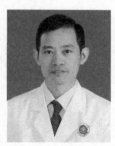

盛氏针灸第三代传人张爱军

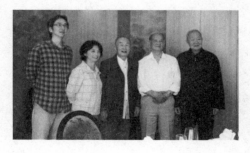

盛燮荪（右一）与韩祖濂（左三）、严君白
（右二）、严蕊雪（左二）、严晨（左一）

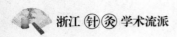

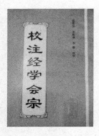

盛燮荪、李栋森所著《校注经学会宗》

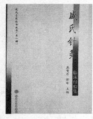

盛燮荪、陈峰主编的《盛氏针灸》

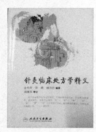

金肖青主编的《针灸临床处方学精义》

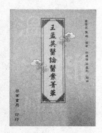

盛燮荪主编的《王孟英医论医案菁华》

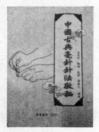

《中国古典毫针针法启秘》

（三）盛氏针灸学术思想及特点

1. 创说理论

（1）刺法以气血为纲要

盛氏精研《内经》，提出刺法应以气血为纲要论，其中包含调气针法和取血针法。

①调气针法：顾名思义，调气针法是指通过针刺的各种操作手法来调整机体气血运行的一种治疗方法。《内经》中关于刺法的具体操作和刺法理论，首先是因针刺工具——九针的应用，特别是毫针刺入机体组织可深可浅，使腧穴空间可以得到各个层次、各种角度的刺激，毫针的纤细灵便，术者可以施用不同手法。因此，诸多调气手法、针刺补泻手法相应地在实践中得到创立，从这一意义上来说，调气针法基本上是通过调整人体经脉营卫之气来发挥其治疗功能的，是基于《内经》成书前古人对人体解剖的宏观认识——脏象和经络都有较深刻、较系统的总结并确立了一套完整的学说，如以五脏为核心的五体、五官等内外相应和脏腑经络相关学说。

《内经》中关于"气"的含义是比较广泛的，也是最基本的一种朴素认识，认为气是构成人体的基础物质，这种气来源于父母先天之精和后天摄入的水谷之气、呼吸之气。针刺时通过刺激经络腧穴的方法以激发经气，调动人体自身的调节功能来发挥治疗作用，《灵枢·刺节真邪》直接指明："用针之类，在于调气。"而针刺所要调的"气"是经络之气，也即真气，故又谓"真气者，经气也"。真气内源于脏腑，分布全身，在病理情况下邪正虚实的变化，使机体的气血升降失调，通过针刺补泻使之达到平衡，这就是《灵枢·终始》所说的"凡刺之道，气调而止"。所以针刺的各种候气手法和补泻手法都属"调气"之法。

"调气"和"治神"是《内经》论刺法和阐述针刺作用机制的两大主题，也是针灸医学在从实践向理论升华过程中总结出来的古代针灸学基础理论。调气在于治神，取调气针法，从进针得气到施行补泻以至出针，在整个过程中，始终注重针下气的虚实变化，因为神是机体生命活动的体现，是一身之主宰，而神禀于血气，血气行于脉中。

②取血针法：相较于调气针法的深刺，取血针法多浅刺，或刺络取血，或做浅表部揩摩。取血针法自《内经》以后一直到元明时期仍十分盛行，究其原因，可能与察络诊病方法和疾病传变有关：在病邪由表入里的传变过程中，古人直观地认为在病邪尚在皮毛络脉阶段，刺之出血即可达到驱邪于外的目的，因而《素问·血气形志》言："凡治病必先去其血，乃去其所苦。"《灵枢·经脉》记载："凡此十五络者，实则必见，虚则必下，视之不见，求之上下，人经不同，络脉异所别也。"《素问·皮部论》："阳明之阳，名曰害蜚，上下同法，视其部中有浮络者，皆阳明之络也，其色多青则痛，多黑则痹，黄赤则热，多白则寒，五色皆见，则寒热也。"从《内经》中可以了解到，在刺络取血时，一是要仔细观察络脉的形态，凡络脉壅盛上浮者，或有"结"之状即是有病之象；二是察络脉的颜色以判断病的性质，所见青则痛，黄赤则热；三是寻找下针部位，如络脉的"结"上或某一经上的络脉。

《内经》中还记载了"神不足者，视其虚络"的情况下刺络不令出血的通络法，此种情况与热病等证的络脉壅盛上浮不同，故针刺以通其经为目的，不宜泻其血，也不令泄气，通其经而调其气，使神气平。这种刺络不令出血的通络法，也正是刺法逐渐从以取血为主向以取气为主发展的一个佐证。

盛氏认为，《内经》针刺气血纲要理论的确立，使针法从实践经验升华为理论，奠定了针灸学基础，对后世的针灸学术发展具有十分重要的指导意义。如龙、虎、龟、凤四法有行气行血的不同作用。龙、虎、龟、凤四法从毫针刺法的基本方式为上下、左右、轻重、快慢、深浅、多少（久暂）、方向等七个方面来一并分析可分为两组，即青龙摆尾与白虎摇头为相对的一组，苍龟探穴和赤凤迎源也是相对一组。青龙摆尾的操作为进针得气后提至天部（浅层），按倒针柄，使针尖朝病，然后慢慢拨动针柄，其着力点在针体上部近针根部位，故其发生作用的部位在腧穴的浅层，也即卫分、气分。相对地，白虎摇头用提插结合捻转手法，进用捻转针似手摇铃边摇边刺直入地部，退用振摇针提至天部，如此"退方进圆"，其针体的着力点在针尖，作用于地部和人部，亦即血分，所以李梴认为"龙为气""虎为血"。另二法苍龟探穴和赤凤迎源也是相对一组。苍龟探穴如入土之象，钻剔四方，运力点在针尖，在深层。钻剔四方有如盘法，故汪机在《针灸问对》中说"盘而剔者，行经脉也"。经络学说认为经脉伏于分肉之间，故本法宜在肌肉丰满的腧穴行针。赤凤迎源又称凤凰展翅，主要用提插法和飞法，入针至深层，提针至浅层，得气候针自摇，用拇、食指持针柄，一捻一放，上下左右四周飞旋，如"展翅之状"，使针尾频频颤动又如捣状，力点在针体根部，作用在浅层，故《针灸问对》中认为"盘而捣者，行络脉也"。综合以上分析，可知飞经走气四法作用在不同层面，具有行气或行血的不同作用。

（2）从《内经》"五刺"阐述五体针法，创立骨边刺

五体针法是盛氏提出的又一个穴法针法相结合的理论。《内经》"五刺"实为以刺皮肉脉筋骨五体的五种不同针法，也是《内经》中最为系统的针刺学说。其内涵是阐述了九针在机体施行治疗时应刺在什么部位，从何取血与取气的问题，并指导着九针的应用："一针皮、二针肉、三针脉、四针筋、五针骨、六针调阴阳、七针益精、八针风，九针通九窍。"《内经》在总结26种刺法中明确说明了不同刺法的刺达部位与治疗目的，但是随着刺灸法从早期的刺灸脉或某一部位为主逐渐发展到刺灸腧穴，经脉循行和营卫气血理论的形成，脏腑与经络相关理论的确立，以毫针调气为主的针刺方法逐渐占主导地位，从而使五体针法日益淡化。

盛氏对五体针法作用机制的相关理论做了细致的诠释。首先，五脏与五

体相应。《内经》脏象学说认为，以五脏为中心，五脏与六腑的表里相合，以及与五体、五志、五窍、五音、五味相合，形成内外统一的有机整体，"有诸内者，必形诸外"，脏腑病变也必然不同程度地显现于相应五体的某些部位，因而在五体施行刺灸可以治疗脏腑病变。其次，五体赖经脉、运行气血濡养，成为经络系统的一部分。据《灵枢·经筋》和《素问·皮部论》所述，经筋和皮部都属于经络系统，浮络也归属于皮部范畴，因此将经筋和皮部按十二经脉体表范围划分，也称十二经筋、十二皮部；经筋位于骨骼附近，属于躯体深层；经脉的主干处于分肉之间，属于中层，由此就形成了皮部孙络呈面状在表层，经脉直行呈线性在中层，经筋附着于骨和关节呈结聚状在深层的经络层次和完整的体系。再次，五体赖于营卫津液的充养和调节。营气和卫气内外沟通，"卫气先行皮肤，先充络脉"，具有"卫外而固"的作用，因而通过刺皮部可以调整卫气运行。邪在皮部孙络层次时刺之可以发挥卫气驱邪外出的治疗作用。分肉腠理内合于脾，经筋和骨内合于肝肾，五体中的分肉赖脾的水谷精微来濡养，筋赖肝血充养，骨赖肾精充盈。当五脏病损时可形之于外而可见到五体的种种病变。最后，五体也是病理层次和辨证定位的依据。根据《内经》，外邪侵犯人体是按照皮→脉→肉→筋→骨的次序传变，直至侵犯到脏腑，故在疾病传变进程中，留驻于皮脉肉筋骨的病变可内应于相对应的脏腑；同样地，脏腑本身的病变也必然不同程度地显现于相应的皮脉肉筋骨的特定部位。同一疾病发展至不同阶段，其病位层次及临床表现不同，也可用皮脉肉筋骨来分类。因此，皮脉肉筋骨定位论治方法不仅应用于形体病证，也用于脏腑病证。

五体针法的具体刺法根据不同部位，刺法不同。刺皮部属于浅刺法，《内经》认为其目的是取"皮气"。临床上一般用皮肤针、七星针、梅花针等针具，或用毫针、三棱针点刺。盛氏认为刺皮部有5种基本手法，分别是俯（仰）掌持针法、推法、弩法、抽法和点按法。另有5种刺法形式：挟皮刺法、毛刺法（点按刺）、浮刺法（卧针法）、半刺法、组合刺法。前4种刺法虽同为浅刺法，但又不同，挟皮直刺要用手撮起皮肤横刺，浮刺则是直接进针，半刺是浅刺于皮内，进针浅，出针快，仅出入于皮肤之中。

五体中的脉是指运行血的脉和络脉，包括了经脉的功能。刺脉的具体所指是动脉之处，可以切按而得之。因此，刺脉主要指刺络，并以出血为目的。在九针中，适用于刺络的有锋针、铍针，近代多用三棱针、小眉刀。刺脉针法有3种：循按法、点刺法、旁针法。

刺分肉的针刺部位常选肌肉较丰满处的穴位。经络学说认为"经脉十二者，伏行分肉之间，深而不见"，据此，后世认为，作为分布于分肉之中的经脉是"气脉"，主要运行的是经气，与运行血为主的络脉合称为经络，则经络中运行的有气又有血。刺分肉的针法是调气针法，主要针具是毫针。在《内经》中已记载了11种调气针法，在此基础上后世又有更多发展，均包含在26种毫针基本刺法中。盛氏总结的刺分肉的3种针法是分刺法、鸡足刺法、浮刺法。其中分刺法是《灵枢》九变刺之一，是刺在肌和肉的间隙，以诸经分肉之间为对象；鸡足刺法在《灵枢》中称合谷刺，是针刺到分肉间一定深度后将针提起到皮下向左右两侧分肉间各刺一下成一个"个"字，形似鸡足，可扩大刺激面；浮刺法是《灵枢》十二节刺之一，是刺分肉浅部的一种刺法。

筋是指分布于关节和骨骼周围的肌腱，是肌肉和骨骼的连续组织。刺筋常用的基本手法有揣、摇、拨、飞，有利于针尖刺向筋边，使针感远传，也有利于松解筋结、宣散气血。刺筋的3种针刺法是关刺法、齐刺法、傍针刺法。

刺骨针法是盛氏学术中独特的创见，首先提出了"骨边刺"或"刺骨边穴"之名。骨在五体中处于最深处，但刺骨法并非针刺入骨，而是刺至骨骼边，深刺达骨骼附近。骨边穴因分布位置不同，穴点所在深浅大小各异，小者如攒竹，大者有环跳。肾主骨，肾精的充足与否影响到骨髓的变化，肾脏也是五脏中最深层次的藏精之所，若病变及肾大多已是虚损阶段，因此针刺也务必深刺至骨骼附近其效更显。刺骨针法常用基本手法有切、刺、探、啄，刺骨法有输刺法和短刺法。以上是盛氏五体针法的大概介绍，五体五脏各有不同病候，辨证选用腧穴，才能发挥调节功能和主治作用。

2. 诠释《难经》五输穴补泻理论，创说腧穴变通取用论

《难经》是继《内经》之后的一部典籍，以问答体解释经文疑义，共81难，其中有32难讨论针灸方面的内容。盛氏对《难经》中针灸方面的内容进行研究后认为，《难经》中的刺法和五输穴补泻理论最值得针灸医家熟习和研究。《难经》强调针刺时左右手的配合，因此在论及针刺基本手法时有押手法和弹、努、爪、压、按等法。盛氏重点诠释了按、压法。《难经》中所指的压按法是以左手在腧穴上施行的手法，不是后世所谓"按针下插""按压针柄"。通过进针前按揉经络循行处的肌肤，以察经络之虚实。具体操作是以左手手指在腧穴上由轻渐重地进行按揉，大凡肌肉丰腴部位的腧穴，经按压而有酸胀感时，穴点必有充实或跳动感应指，此时下针必能很快得气。按法与压法不仅是轻重的区别，轻者为按，重则为压，一按一松谓之按，按之不动，渐加重力谓之压，或按或压都应因人、因穴而施。

在五输穴补泻方面，盛氏特别提出《难经》子母补泻法是在《内经》中关于五输穴应用的基础上创立的一种腧穴补泻理论和方法。在《内经》中已有五输穴的命名和其五行属性，但在主治作用方面少有论述。《难经》则补充了这方面的内容，其将五输穴的主治作用归纳为"井主心下满，荥主身热，俞主体重节痛，经主喘咳寒热，合主逆气而泄"，并从脏腑的五行属性联系到十二经脉，同时又将每一经五输穴的每一穴，从五行生克的互相关系，凡生我者为母，我生者为子，形成了"实则泻其子，虚者补其母"的"子母补泻"理论，在说明腧穴性能及其选用法则方面大大扩充了《内经》

原有的含义。除了理论的叙述，《难经》中从六十二难至七十九难对五输穴的五行属性及其子母补泻法的应用有详细的论述。其中《难经》中提到的井穴补泻变通取用法，突破了五输穴的一般用法。井穴因其位置所限，是皮薄肉少之处而不能施行补泻手法，那就必须另取适当的穴位来进行刺灸。《难经》中记载的"泻井当泻荥，补井当补合"，是当时的针灸医家在临床上已经因遇到不适宜用手法而创立了变通取穴的方法，其理论依据是用五行子母补泻法的泻法以子穴取代。对于为何要如此取代，《难经》中说得很明确，是因为井穴"肌肉浅薄，气少不足使也"，此句经文要从针灸学的发展进程去分析，其根本原因是由于金属针具的产生，导致针刺手法的多样化，刺法从简单的浅刺取穴向"取气"刺法发展。

盛氏总结了多种腧穴变通取用法，如"泻荥补合取代井穴法""原穴通用法""五脏背俞穴四时取代法""交经缪刺变通取用法""表里经穴透刺兼通法""穴点异位取用法"和"邻近穴旁通用法"。泻荥补合取代井穴法如前所述，其他6法如下：

原穴一直被视为诊察和治疗脏腑疾病的重要穴位，元代杜思敬《济生拔萃方·卷二》载："经络取原法：本经原穴者，无经络逆从，子母补泻，凡刺原穴，诊见动作来，应手而纳针，吸则得气，无令出针，停久而留，气尽乃出，此拔原之法也。"这是从原穴上诊察经气而随即施针的方法。并指出本经原穴可不拘经气逆从和补泻，凡本经病均可取用之。综上所述，可知原穴既可不拘虚实而取，亦可据脏腑虚实而随之施用补法或泻法，似现今所说的原穴更具有"双向调节作用"。既然在用本经穴补泻以后可以再在"本经原穴上针一针"，则其可取代本经他穴之理亦明矣。

五脏背俞穴四时取代法与时间医学有关，唐代孙思邈在《备急千金要方》中提出："凡人脾俞无定所，随四季月应病，即灸脏俞是脾俞，此法甚妙。"此为以前医籍中所未述及的一项背俞穴取代应用法。

缪刺乃刺络脉行"取血"刺法,巨刺刺经脉脏腑病而用"取气"针法,根据《内经》巨刺、缪刺方法,如因患者治疗时针刺部位受到体位或多种原因限制而不能取用应取的一侧穴时,可左右变通而取之,这便是交经缪刺变通取用法。

表里经穴透刺兼通法多用于脏腑病的治疗,对于一些外经病,治疗时常以局部取穴为主,或佐远道穴以疏通气血,脏腑病取四肢五输穴,从阴病及阳、阳病及阴之理,用透刺兼通二经之法,"从阴引阳,从阳引阴",而可变通取穴。

穴点异位变通取用法在行针导气的操作过程中,使气通过关节上行较难,因此在处于关节部的穴位施针时,如初次行针针感差,或气行涩滞者,可在穴点的上下0.5~1寸处选择进针点刺之,欲气上行者取其上,欲气下行者取其下,每可令气远传,此乃穴点异位取用法,盛氏早年得之于针灸前辈浙江名医金文华老师。

在临床上,有些穴点存在该取而不能施针灸者,故如能对这些常用穴点的穴性及其与周边邻近腧穴的作用有一个了解,则可应变而取代,邻近穴不论同经还是异经,均可就近而取,唯从取气刺法而言,在针刺方向与针刺感应范围上宜仔细寻求,以针感能通达应取穴点之处,其效方著。

以上7法,前4法皆有文献可稽,后3法系盛氏师传与经验所得,临证时可择而用之,可避免以偏概全之失。

(四)博取各家之长,从实践中推出创见

1. 注释《标幽赋》,倡用相应取穴法

金元时期著名针灸家窦汉卿《针经指南》中载述的《标幽赋》用言简意赅的歌赋形式将针灸基本理论和有关针灸法、经络脏腑气血阴阳、取穴原则等内容加以论述,为后世奉为圭臬。盛氏为能广泛推介其说,早在20世纪60年代,即对《标幽赋》全文做了白话解和注释,并从窦氏《流注八穴》的主应穴相配施用中得到启迪，认为本经八脉相交的8个穴位以主穴应穴相配而用，是针灸取穴法从单穴独用向处方配穴发展中趋向成熟的宝贵经验。这种相应取穴的方法，上可追溯到隋唐时期杨上善在《黄帝内经太素》中提出的"手足同名经相应"理论，而窦氏八脉八穴的主治应用尤为广泛。盛氏据此，通过多年实践，提出了穴法相应论，并总结了8种相应取穴法。

阴阳经穴相应法是阴阳经穴相应而取，使气机得以调节，增强治疗效果，此类配穴在王国瑞《穴法相应三十七法》中有载述。背俞、腹募均是脏腑经脉气血汇集之所，背俞主脏病，腹募主腑病，俞募相应法即是建立在此理论基础上的取穴法，凡脏病以背俞为主、腹募为应，腑病则反之。《针灸大成》载述十二经原穴络穴间的主客相应取穴法，以十二经脉的五输穴中原穴与相表里经中的络穴相配，虽取穴仅限于原穴和络穴，但治证范围较广泛。《针经指南》中首载八穴交会八脉相应，故八法相应取穴法包含了两种形式，分别是八穴间的相应和以八法中之一穴为主，次取治证要穴为应。部位相应法亦包含二法：左右相应与上下相应，其中前法宗《内经》巨刺、缪刺之法，后法为手部有病取足部穴，反之亦然，该法在后世发展为按手足部位的病灶所在而取对应穴点。

盛氏提出的手足同名经相应取穴法根据的是中医经络学说中"病位分经"及"上病下取，下病上取"的方法。《灵枢·终始》称"从腰以上者，手太阴、阳明皆主之；从腰以下者，足太阴、阳明皆主之"，也特别注重同时取用手足同名经腧穴来治疗获取更佳的疗效，如"头半寒痛，先取手少阳、阳明，后取足少阳、阳明"。《黄帝内经太素·三刺》云"病在上者下取之，病在下者高取之"，杨上善注释为"手太阴下接手阳明，手阳明下接足阳明，足阳明下接足太阴，以其上下相接，故手太阴、阳明之上有病，宜疗足太阴、阳明，故曰下取之。足太阴、阳明之下有病，宜疗手太阴、阳明，故曰高取之"。盛氏在治疗肩周炎的临床实践中观察到，若肩部的痛点在阳明经，而取手足少阳之穴或非阳明经穴则其效较差，或不效，其他各型亦然；又如治疗胁肋疼痛上取手少阳三焦经外关穴，下取足少阳胆经阳陵泉或丘墟穴。此法在治疗四肢关节疾病时用同名经一脉相通的理论指导用穴，上肢病痛配取足经腧穴，下肢病痛配取上肢同名经腧穴，在临床应用中屡试不爽。

2. 释《金针赋》"飞经走气"之义

明代徐凤《针灸大全》中所载《金针赋》是现存针灸医籍中载述针刺手法最完备的一部专著，内容丰富，手法操作复杂而有一定难度者占2/3以上。因有些手法令人费解，不易掌握，盛氏进行反复研究，从实践应用中体察，解析该赋中的针法可分为补泻法3种、调气法5种和治病法8种，其中以烧山火、透天凉二法后在《针灸大成》中又有发展，唯飞经走气法较少有人应用且明代当时有人存疑而不解，持否定态度，盛氏经临床应用而获验，因而对飞经走气针法做了详细解析。

《金针赋》首先提出了龙虎龟凤飞经走气四法，盛氏认为青龙摆尾与赤凤迎源的行针部位以天部、人部为主，适用于气分的病；白虎摇头和苍龟探穴的行针部位以人部、地部为主，兼及左右四方，适用于病在血分者。关于何谓"飞经"，何谓"走气"，盛氏通过研究有关资料并结合实际操作体验，认为可以从两个方面来解释。首先从字义上来说，"飞"字本义是指"鸟及虫类等在空中拍翅行动"，故针法中的飞法取其义，用拇、食二指在针柄搓捻，一搓一放，一合一张，如飞鸟展翅之状。又，"飞"字"亦指物体在空中飘荡或行动"或"形容迅速如飞"。《金针赋》飞经走气法用龙、虎、龟、凤等手法催运气，使针下之气沿经脉迅速地向远处传导，其气行（走）如飞，故名，此其一义。再者，针感的传导往往呈显性和隐性相交出现，尤其在过关节、经胸胁等部位时，患者不能明确说出针感传导至这些部位时的线状感觉，这一似断而续的跨越式经气感传现象，酷似中国书画笔法中的枯笔露白线条，书画艺术称之为"飞白"。据此，盛氏认为"飞经走气法"的词义，应是"运用针刺手法，使针下之气迅速地循经远传，在针感传导时呈显性和隐性相交传递的一种现象"。

3. 总结杨继洲针刺手法五要诀，创凉热补泻一步法

《针灸大成》为明代三衢人杨继洲所著，长期以来为针灸医家必备之书。《针灸大成》中的"三衢杨氏补泻"等针法内容十分丰富，提出了下手基本8法、12字分次第手法和补泻导气手法24种，并在"经络迎随设为问答"等篇章中载述了许多操作经验和理论见解。盛氏经过反复研究，归纳出"分层而刺，小幅按提""针芒导气，倒针朝病""针头补泻，意在力先""把握时机，纯补纯泻""刺有大小，把握度量"5个要诀。这5种补泻操作方法效而行之有助于初学者入针法之门。杨氏最具代表性的"补泻之要法"中热补凉泻针法主要在于将腧穴三等分为天、人、地。补法按天、人、地先浅后深，用捻转针使每部均得气沉紧，而后在人部行按截法而可获得热感；泻法则从天部直插至深层地部，渐次地部、人部、天部，由深至浅，在天部行提插之法，可获得凉感。补泻两法均在得气基础上充分应用腧穴空间三部逐层刺激，施行小幅度提按，而非大进大出是关键之处。此外，盛氏特别指出了"针头补泻"为针刺手法中的重要环节，"摇而伸之，此乃先摇动针头，故曰针头补泻""盖认为此乃补泻之常法也，非呼吸而在手指""推而内之是谓补，动而伸之是谓泻"。均以针头之着力、进退为准，常用于行补法时"插进针一豆许"，泻法时"提推一豆许"，为导气向病所而"转针头向上""转针头向病所"可获得"转针向上气自上，转针向下气自下"的效果是杨氏道出做毫针运针方法的真谛。针头即针尖，是针刺深浅、方向的准点，更是术者运用指力的力点和反馈针得气松紧的接触点，因而要掌握好针头补泻，一方面要熟练操作方法，提高术者本身的手指敏感度；另一方面，施术时要聚精会神，意在力先，扶针以直，以期力达针尖。

烧山火、透天凉是热补凉泻法的两种代表性针法，自明代应用以来，已

是一种较常用的复式手法。《金针赋》中首次列出烧山火、透天凉的名称并有具体的针法；其后，在《针灸问对》中又有所补充；《针灸大成》中对《金针赋》中的操作手法进行了简化和发展。由于师承不同和各自经验不同，烧山火、透天凉的操作手法各不相同，盛氏总结了《金针赋》《针灸大成·三衢杨氏补泻》《针灸大成·南丰李氏补泻》三家刺法的异同：①烧山火、透天凉是相对的一组热补凉泻的手法，前者应先浅后深，后者应先深后浅；②用九补六泻法，烧山火慢提紧按，透天凉紧提慢按；③候气至针下沉紧，烧山火应插针重按，透天凉应徐徐举之；④《针灸大成·三衢杨氏补泻》结合了呼吸法；⑤《医学入门》也就是《针灸大成·南丰李氏补泻》中烧山火俱用老阳数，针下紧满时"扳倒针柄""吸气五口"，透天凉行六阴数，未用扳倒针柄的方法，也未配合呼吸。在此基础上，盛氏提出在施行凉热补泻法时把握住"得气点"是至关重要的。前面无论哪一家的操作手法都是分深浅两个层次，强调"三进三退"，目的在于通过多层次的行针建立起基础感应。但针体在从浅至深或从深退至浅部的行针过程中，在腧穴空间的哪一个部位才是最易产生凉热针感之点呢？关于这一点，文献中都少有指明，盛氏寻师访友，多处观察后终悟其要：不论凉热手法，当获得基础针感后，针尖应停留在人部，然后加大左转针捻转力度和押手按压的分量（烧山火应大于透天凉），使针下之气尤为紧满。烧山火应向内按，但又应似按未按之状，使针尖在人部与地部之间着力，同时应紧按针柄或扳倒针柄，使气感持续以待热至。透天凉则应右捻针，并轻轻上提，亦应呈似提未提之状，使针尖始终在人部与天部之间着力，静待凉生。

4. 校注凌氏《经学会宗》，汇集《玉龙》透穴针法

在明代的诸多文献中，可以看到透穴针法应用较为广泛。除了凌氏较多应用沿皮透刺针法外，王国瑞《玉龙歌》中有16则透针法，严振《循经考穴编》中透针常用穴有30个之多。盛氏广收博取，归纳了沿皮透刺法、单刺深

透法和多针互透法等不同透刺形式，并广泛应用于临床，如治胆道疾病，盛氏用深刺阳陵泉透阴陵泉，其镇痛利胆较浅刺效果更佳；深刺条口透承山治阳明型肩周炎，即时效果十分明显。盛氏在传承前人经验的基础上，在实践中加以发展，如《玉龙歌》中用攒竹透率谷治头痛，是横透鱼腰穴或斜透的刺法；盛氏运用攒竹向下透睛明的刺法，治疗急性腰扭伤，即时效果十分显著。

盛燮荪受挚友凌煦之生前嘱托，于南京图书馆觅得手写本凌氏家传《经学会宗》一书，经校注出版。凌氏针灸学术特色可概括为针刺重视治神，进针、出针讲求补泻；对"得气"依据针感性质来判断机体虚实及疾病的预后，并进行大胆的创新，开创了十二皮部刺法之先河；提倡"先泻后补"，认为邪气清除，真气复原，疾病自愈。凌氏遵循"左转为补，右转为泻"的捻转补泻原则，所述针刺手法简便实用。在凌氏《针灸内篇》中，"有不二之法，横斜可深，直插宜浅"，指出针刺深浅操作要领。凌氏精于取穴，并以腧穴部位、病症主治等不同情况，灵活运用透穴刺、沿皮刺、平针刺、横针刺等方法，尤其沿皮刺法的操作更有创意，即沿皮层以5°～10°刺入，更有沿皮浅刺法、沿皮向后刺、沿皮向外刺、沿皮向下刺、沿皮透穴刺等数种，创立了独特的凌氏刺法，也可以说是开十二皮部刺法的先河。十二皮部刺法的创立一则可以扩充刺激面，进而激发经气通行；二则可使针感直达病灶部位，所谓"气至病所"，增强疗效。

盛氏归纳透穴针法优点认为，应用横、斜、直等不同方向透刺，突破了宋以前针刺以直刺为主，深度仅几分的单一刺法，而透刺常可深达1～2寸及以上，充分发挥了腧穴空间的功能。因此，无论从针法还是穴法而论，透穴针法的创用在针灸学术发展史上都具有划时代意义。

5. 完善上补下泻针刺补泻法

"上补下泻"之说是李梴在《杂病穴法歌》中提出的一句话，但无具体

的针法和穴法说明。盛氏从实践到理论上进行探索。根据《灵枢·本输》
"六腑皆出足之三阳，上合与手者也"可知四肢远道穴是调整经气的主要刺
激部位，就手经与足经相对而言，足经尤具重要地位。因此"上补下泻"法
中的上与下的含义，除了标本根结，还可引申为：以手经和足经而言，手经
诸穴属上，足经诸穴属下；以病灶局部和远道穴而言，则局部穴为上，远道
穴为下。又据李梴常以芒针方向为主的"多元阳明迎随补泻法"，迎随补泻
是"上补下泻"刺法中应用的一种补泻手法，但同时也遵循从病位和病情虚
实来掌握重深而刺（泻）或轻浅而针（补）的原则。盛氏从临床体会，补泻
手法的施用应根据情况灵活用之，凡远近配穴，局部穴施补法，远道穴用泻
法；同经取穴时，凡位于上部之穴用补法，位于下部之穴用泻法，其住痛移
疼的效果较显著，且可避免因患处下针刺激过重而出现的局部酸困现象。
"上补下泻"法还包括取穴有主穴、应穴，针刺有先后的问题。其认为："取
者，左取右，右取左，手取足，足取头，头取手足三阳，胸腹取手足三阴，
以不病者为主，病者为应……先下主针，后下应针，主针气已行，而针应
针。"其意在于病灶局部或邻近所取之穴为"应穴"，不病部位的远道或相对
应部位取穴为"主穴"，针刺时应先针主穴，后刺应穴。盛氏还提出"上补
下泻"法主要用于以酸痛为主的实证，如麻痒属虚之证，则宜上泻下补刺
法。总之，宜辨证施用。

（五）研究穴法，指出腧穴穴组现象与横向组合应用

盛氏认为腧穴是通过刺灸法来发挥其治疗作用的，不同的腧穴有相应不
同的刺灸法，才能符合辨证施治的要求。盛氏长期在临床中探索，在刺法与
穴法相关和针灸选穴处方方面也有不少新的创见。

1. 指出腧穴穴组现象与横向组合应用

盛氏通过对腧穴的系统研究指出的腧穴穴组现象与横向组合应用，是临
床应用和腧穴学研究中所应重视的两个内容。这首先要明确腧穴的概念。腧

穴是内脏疾病的反应点，同时也是产生治疗作用的部位。腧穴经过后世的不断发展，逐渐从"以痛为腧"发展为"以经统穴"，这是两个不同的阶段。腧穴在经脉上的分布有疏密不均的情况。在一条经脉上，某处集中分布了多个穴位，另一处却几乎没有穴位分布。对这些密集处经穴从解剖的神经、血管、肌肉进行分析，并对主治证归类后发现，其组织结构与其主治功能均十分相似，这些腧穴可归纳成组，是一种"穴组现象"。之所以能形成穴组，分析起来可有3种原因：针刺不同机体组织的变化、针刺术式改进的因素、天人相应观的推寻。除了经脉上有穴组现象外，腧穴的横向组合应用也是经络与腧穴相关的临床实际。如背俞与督脉同节段腧穴，腹部腧穴与任脉同水平穴，四肢异经同部位也有类似的现象，盛氏称之为"横向组合穴"。在现有的国家标准里已有明确的组合穴，如四神聪、八风、八邪等。这些经外奇穴的确定，说明其作用明显，对某些病证的作用突出，优于常用的经穴，也可从一个侧面说明组合穴的运用是临床上的一个重要方面；从刺法角度说，多个穴位同时运用可以加强刺激，提高疗效。

2. 背俞穴针感纵横传导针刺手法

背俞穴最早的记载见于《灵枢·背俞》，但所载较简，孙思邈在《备急千金要方》《千金翼方》中补充了《内经》治疗脏腑风证的理论和症状辨证，并提倡用灸各自所属背俞穴来治疗。孙思邈认为背俞穴除了可用于治疗本脏腑病以外，还是治疗诸外证之源，可以调整阴阳的偏胜。清代医家张志聪在《灵枢集注·背俞》中说："五脏之俞皆本于太阳而应于督脉。"他认为督脉与背俞以及足太阳经第二侧线的腧穴是相应相关的。盛氏曾据此做横向组合排列，以说明背部腧穴间的横纵关系。在督脉主要腧穴的取穴及针法方面，以百会、大椎、灵台、命门四穴为例进行叙述。首先是揣骨以定督脉穴位，并作为邻近取穴之基准。如百会穴，各部古籍之定位法不一，后世以《针灸大成》中"直两耳尖"作为一横轴与头顶正中线的交点处定穴，迄今已定为标准取穴法。盛氏认为此法实际应用时应揣摸到颅顶的矢状缝，壮年皮肉较厚宜重按而得之，高年瘦弱者其"陷可容豆"是为真穴。又如大椎穴，大椎穴的定位历来也颇有出入。盛氏据师徒传承经验，陶道亦作大椎并作为第1椎体计数向下推寻肺俞、膏肓等穴。取大椎穴时，须令患者正坐俯背，两臂前伸，以手掌着膝。先取准两肩上巨骨穴，然后在两穴之间的水平线上按取大椎。由于男女老少体型不一，抬肩者巨骨位置较高，垂肩者巨骨位置较低，肩高者其水平线相当于第1胸椎之上，垂肩者则在第1胸椎之下，正在陶道位置，以此为准向下推寻肺俞等穴时均低1椎，故有前述之取大椎穴之法。本法据体型而定的穴点更贴近于内脏，此说在明代刘瑾的《神应经》中有类似的记载。

在背俞穴及督脉腧穴的针法方面，盛氏认为督脉在头部的腧穴都用透穴针法，脊中腧穴用针芒导气法。如百会穴位于头顶部，皮薄肉少，针感不强，一般仅有胀痛感，故常用透穴针法，扩大刺激面，增加刺激量；如大椎、灵台、命门三穴宜用针芒导气法，治疗颈肩部疾病时使用针芒导气法可使针感向上下传导，治疗肩部疾病时要使针感向左右传导至肩上，灵台穴的针感多向左右两边传导，命门穴的针感上行可至筋缩、中枢穴，向下可至腰骶部，甚至向下肢远传。针芒导气法的具体操作手法：欲令针感向上传导，先直刺进针，用左右均匀捻转针，捻转时角度宜小，频率要高，得气后轻轻扳倒针柄，使针尖略呈向上，继而一捻一提，反复操作，可使气上行；欲令针感向下，可在得气之后将针略上提再将针尖向下，然后运用轻提重按捻转手法，当气感较强时再调整针尖方向；欲使针感向右传导，将针轻提并使针尖向右，仍用边按边捻、轻提重按手法，则右侧会有针感出现；欲使针感向左传导，将针轻提并使针尖向左，仍用前法操作，则左侧会有针感出现。

督脉背俞横向组合取穴意在强化针刺调气，治内脏病和全身性疾病时督脉穴与背俞穴，甚至与膀胱经第二侧线腧穴同用，取效更佳。刺夹脊穴可取

45°向脊中斜刺，得气后多加捻转，可使针感远传。取背俞穴则令患者放松，先切按取准背俞所处脊段之上下间隙，然后沿此水平线向旁开延伸1.5寸（若从脊椎中线计为2寸）。取准位置后，用1.5寸毫针，拇、食、中三指持针柄，无名指紧贴针身，用刺入捻转法进针1～2分后，随即用指腕之力下插，此时无名指不可放开，需把握针的刺入深度在1寸左右而可避免意外，又可加强指力而增强针感，当直插至0.5～1寸深度时，针感可横向沿肋间放射至胸腹部。临床应用背俞穴时应当根据患者情况纵向和横向组合应用，如脾俞与胃俞同用、心俞与神堂同用，等等。

3. 创针灸组穴处方"主客辅应俞募奇"七字诀

盛氏创立的"主客辅应俞募奇"针灸处方七字诀是在针灸临床"理、法、方、穴、术"辨证论治思维的基础上形成的。盛氏认为，作为刺灸部位的经脉和穴位，其空间组织有分属于五脏的五体，只有在辨别病证的阴阳属性、疾病部位、所属脏腑和对应的五体后才能达到《灵枢》说的"刺之有方""刺之有理"。根据经络分野，盛氏认为凡脏腑病证或十二经脉的外经病证，辨证取穴应在一定的思维程序下形成一个处方：①本脏腑经脉病证，取所属经穴为主；②取本脏腑的背俞、腹募为主；③取手足同名经腧穴为客；④取本脏腑经脉的表里经腧穴为客；⑤取病位（多为形体病）处的邻近穴为辅；⑥配取相应效穴为应；⑦配取经穴之外的特效奇穴。具体来说，主穴是根据辨证定位后选取的本经经脉中的穴位；客穴是配合主穴的腧穴，一般是于选定的主穴所在经脉的表里经中取穴；辅穴是辅佐主穴在疾病局部或附近选取，起到针到病所疏散气血、接气通经等作用的腧穴；应穴对主、客穴有协同作用，包括穴法相应的穴、以患病部位与健侧部位相对应处取穴、天应穴；俞穴指背俞穴，凡脏腑病，或经脉病而病及于脏腑者，取背俞穴；募穴指腹募穴；奇穴是指具有特效的经外奇穴、新穴。这样按一主一客或二主二客为基本配穴和加取局部邻近穴、经验穴的处方配穴方法，除了应用单穴治疗某

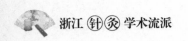

些病证以外，切合脏腑经脉相关机制，并在刺法上可与五体的层次相应。

4. 提出强壮穴和强壮灸法

盛氏提出"强壮灸法"的治疗保健作用，是治未病思想的一种体现。根据历代文献和盛氏多年临床体会，灸法之要在于振奋机体内的阳气，增强脏腑气血的功能，从而调节机体阴阳平衡。"强壮灸法"的理论依据主要是以强壮穴为主，配伍有关腧穴施行灸治，从而达到扶正和祛邪兼顾的治疗目的。强壮灸法的基本用穴是大椎、膏肓俞、气海、足三里，也就是所说的强壮穴。辨证配穴可用百会、膻中、天突、天枢、灵台、神门、曲池，以及脏腑俞募穴。"强壮灸法"的施灸方法有多种，如化脓灸、麦粒灸、药饼灸。

盛氏在长期从事临床和治学过程中，始终遵循"由博返约""思贵专一"的态度。无论是整理古代典籍，还是研究古典针法，或者是总结临床经验，都持有温故知新的治学态度。古代医家的著作中有许多内容值得我们深入细致地研究和探讨，只有挖掘出更多其中的精华，才能更好地指导临床。况且学术是在不断发展的，因此要善于发现学术问题，并细致研究，如对于针刺角度、深浅、方向等问题，他撰写了《针刺手法中的度、量与层次概念》《针刺手法中的针刺方向问题》加以阐明。又如对于古代文献中对于"平补平泻"的解释与近代文献中所指不同，盛氏撰写了《平补平泻古今名同实异辨》以澄清这一手法名称的概念。盛氏秉持"循其故则其道立，浚其源则其流长"的古训，力求在传承中发展。

十、罗氏针灸学术流派

罗氏铺灸疗法已有百年历史之久，主要由罗诗荣老师依据毛茛长蛇灸改良所创，罗氏铺灸至今已有四代。其传人在传承的基础上，不断发展和改进，疗效确切。现将罗氏铺灸的学术思想及特色理论介绍如下。

（一）罗氏针灸传承脉络

第一代：罗茂洲，男，生卒年已无从考，笔者仅在工作暇余闲谈听罗诗荣老师提及，知其一直在安徽一带行医，以粗银针法和长蛇灸法（铺灸前身）见长，尤其喜用毛茛为灸料进行督脉长蛇灸，主治强壮补虚以治疗虚劳顽痹之证。

第二代：罗诗荣（1923—2004），男，安徽合肥人。主任中医师，曾为国家级、浙江省、杭州市名中医，杭州市针灸学会会长。1938年矢志岐黄，师从伯父罗茂洲。1943年悬壶杭州开业针灸。1958年参加联合诊所（杭州针灸专科医院），从事针灸临床60余年，曾发表《铺灸治疗寒湿痹证》《铺灸治疗类风湿关节炎65例临床观察》等论文10余篇。其"铺灸治疗类风湿关节炎的临床研究"课题荣获浙江省医药卫生科技进步奖三等奖。曾多次荣获浙江省、杭州市"劳动模范"称号，1989年被国务院授予"全国先进工作者"称号，1992年开始享受国务院政府特殊津贴。

罗诗荣主任医师对灸法推崇备至，从事针灸临床60余年，运用各种艾灸疗法治疗疑难杂症取得较好的疗效，尤其是他独特地使用铺灸疗法，更是享誉海内外。在几十年的针灸临床过程中，罗诗荣老师一方面潜心钻研中医经典记载之灸法，一方面又敢于突破传统灸法临床思维定式，创新传统灸法，倡导"铺灸督脉可疗痼疾"之思想，以其独特的选位、选时、选药为治疗重症痼疾开辟了新的途径。

第三代：朱月伟（1951—　），男，主任中医师。浙江省嵊州市人，毕业于浙江中医学院，大学本科学历，杭州市名中医。曾任中国针灸学会理事、浙江省针灸学会理事、杭州市针灸学会理事、杭州市针灸推拿学会常务副会长、中国社区卫生协会理事、中国医师协会全科医师分会委员。曾当选为中共杭州市第九届党代表，杭州市下城区第十一届人大代表，政协第三届杭州市下城区委员，杭州市下城区妇幼保健院院长、党支部书记。

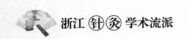

从事中医针灸临床、科研工作30余年，在脑卒中、风湿、骨与关节损伤类等疾病的治疗上积累了丰富的临床经验，为全国老中医药专家学术经验继承工作指导老师罗诗荣主任中医师继承人，受罗诗荣老师亲授嫡传，有较高的专业造诣。在《中国针灸》《美国针灸杂志》《针刺研究》等专业学术刊物上发表论文20余篇。"铺灸治疗类风湿关节炎的临床研究"课题获1992年浙江省医药卫生科技奖三等奖，"铺灸对机体免疫功能的影响"获1995年国际传统医药博览会优秀科技成果奖。

王健（1969— ），男，副主任中医师。浙江嘉兴人，浙江中医药大学本科毕业，罗诗荣老师最后的学术传人，第二期杭州市名中医学术经验继承人，杭州市基层名中医，下城区名中医，先后被推荐、选举为杭州市针灸推拿学会第五届常务理事兼秘书长、第六届副会长兼秘书长，市针灸临床专业委员会副主任委员，浙江省针灸学会理事等，2013年4月被选举为杭州市医师协会副会长，2005年至今被浙江中医药大学国际教育学院聘为外国留学生带教指导老师，目前为杭州市下城区长庆潮鸣街道社区卫生服务中心业务院长。

从事临床工作23年，注重中医临床研究，发表专业论文多篇，主持、参与区、市课题多项，参与编写中医书籍3本。2011年其"中医传统铺灸疗法"被杭州市总工会授予以他名字命名的"绝技绝活"称号，2013年其"中医节气督脉灸法"获杭州市下城区总工会颁发的"先进操作法"称号。

卫海英（1968— ），女，副主任中医师，浙江中医药大学本科毕业，中医临床20余年，杭州市肿瘤医院针灸科副主任中医师，早年追随罗诗荣老师学习铺灸、针灸术，得师传，一直工作于中医临床一线。临床对风湿性关节炎、类风湿关节炎、骨关节炎、妇科疾病的针灸治疗有较高的造诣，深受患者信赖。在省级以上期刊发表论文近10篇。

第四代：黄作辉（1984— ），男，主治中医师，江西大余人，浙江中医药大学本科毕业。师承杭州市基层名中医王健副主任中医师，罗氏针灸第四代传人。从医10余年，临床遵循古法，积累了一定的临床经验。擅长运用铺灸、针灸及中药外治疗法治疗骨关节疾病、软组织损伤、内分泌疾病。现任第六届杭州市针灸推拿学会社区分会委员、第六届杭州市针灸推拿学会治未病专业委员会常务委员。主持区级课题一项。

姜勤（1982—　），男，主治中医师，浙江兰溪人，浙江中医药大学本科毕业。先受业于浙江中医药大学袁相龙、诸海林、蔡明华等教授，后师承杭州市基层名中医王健副主任中医师，罗氏针灸第四代传人。从医10余年，临床精习古籍，积累了一定的临床经验。擅长运用龙氏正骨手法治疗颈椎疾病、腰腿痛，用铺灸、针灸及中药外治疗法治疗类风湿关节炎、失眠等疾病。

杨伟颐（1979—　），男，主治中医师，浙江余姚人，浙江中医药大学专科毕业。师承杭州市基层名中医王健副主任中医师，罗氏针灸第四代传人。从医10余年，积累了一定的临床经验。擅长运用铺灸、针灸治疗颈椎病、腰椎间盘突出症、面瘫、脑卒中后遗症等。

（二）罗氏针灸传承谱系

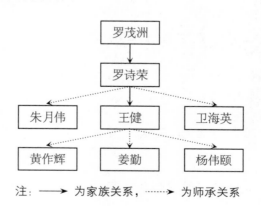

注：——▶ 为家族关系，·······▶ 为师承关系

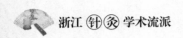

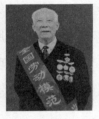

罗氏针灸第二代传人罗诗荣

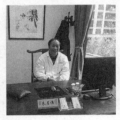

罗氏针灸第三代传人朱月伟

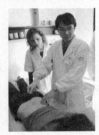

罗氏针灸第三代传人王健

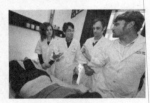

王健带留学生教学

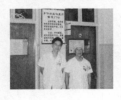

王健和老师合影

（三）罗氏针灸铺灸学术思想及特点

1. 重视督肾证治，善用铺灸疗法

罗诗荣老师认为，灸法治病，其适应证广泛，治病机制不止一端。对于风邪袭表以致腠理郁闭、营外不和之表证，灸疗可发散透泄，引邪外出，调和营外；对风邪入里之证或者某些急诊仍可灸治，如《素问·玉机真藏论》："是故风者，百病之长也，今风寒客于人，使人毫毛毕直，皮肤闭而为热，当是之时，可汗而发也；盛痹不仁肿病，当是之时，可汤熨及火灸刺而去之……弗治，肾传之心，病筋脉相引而急，病名曰瘛。当是之时，可灸可药。"不但风邪侵犯肌表之时可灸治，即使风邪入里注肾时仍可施灸，甚至出现"瘛"时还可施灸。对于寒邪凝结之证，灸则温经散寒，如《素问·异法方宜论》："北方者，天地所闭藏之域也，其地高陵居，风寒冰冽，其民乐野处而乳食，脏寒生满病，其治以灸焫。"说明了寒凝于内，伤及中阳而致胀满之证宜施灸。《灵枢·禁服》论及寒邪深入于血而致血液凝滞之证，当用灸治，其曰："陷下者，脉血结于中，中有著血、血寒，故宜灸之。"至于虚证，古人论述甚多，如《灵枢·经脉》"陷下则灸之"，《灵枢·官能》"阴阳皆虚，火自当之"，《素问·至真要大论》"劳者温之……损者温之"，凡此种种，皆说明对于正虚陷下，气血阴阳虚损之证，灸之可扶正补虚。倘血脉瘀阻、气血运行不畅而致瘀血阻滞之证，灸治则能行气散瘀，使气血通畅，诚如《灵枢·刺节真邪论》所云："火气已通，血脉乃行。"

此外，灸疗还有消肿止痛、解毒生肌之功用，如《太平圣惠方》有"硫黄灸"治疗痔瘘的方法，《医学入门》有"桑枝灸法，治发背不起，发不腐"的记载。

灸疗的方法多种多样，有艾炷灸（分为直接灸和间接灸，直接灸根据是否将皮肤灼伤化脓、愈后留有瘢痕，分为"瘢痕灸"和"无瘢痕灸"；间接灸依间隔的药物不同而有"隔姜灸""隔蒜灸""隔盐灸""附子灸"等的不同）、天灸（是用对皮肤有刺激的药物敷贴于穴位或患部，使局部充血、起疱有如灸疮，以其能发疱如火燎，如白芥子灸，适于治疗哮喘；蓖麻子灸可治疗滞产；斑蝥灸可治疗各种顽癣；吴茱萸灸主治胃寒呕吐及虚寒久泻等)、艾条灸（根据施术时的操作不同分为温和灸、回旋灸、雀啄灸）、药艾条灸（即太乙神针灸或雷火神针灸，是将药物均匀掺在艾绒内，卷成药艾条，点燃后施灸）、温针灸（针刺与艾条相结合的一种方法）、雷火针灸以及罗诗荣老师善用的独特灸法——铺灸法等。罗诗荣老师认为，各种灸法作用不同，主治各异，临证时应根据疾病之不同、病位之深浅、病情之轻重不同而选用不同的灸法。如用麦粒灸治疗带状疱疹，按先"眼"（最初发的疱疹首端，寻找水疱最密集的左右两处）后"尾"（疱疹延伸尾端的前后一二处）顺序灸治3壮，可使郁热之邪从皮毛而出，达到调和营卫、疏通经络之效，即《灸赋》"火郁宜发，早有嘉猷，同声相应，同气相求，开门逐贼，顺水行舟"之义；用雷火针灸治面瘫，在施灸部位垫2～3层草纸，用点燃的一头雷火针趁热、快速、重按、烫灼于腧穴15～30秒，每次每穴灸3次，以局部皮肤微红不起疱为宜，以达祛风散寒，疏通经络之功；化脓灸治疗哮喘，罗诗荣老师非常重视灸疮的发与不发，他认为化脓灸起效的关键在于促使灸后化脓，强调灸后贴淡水膏时，须食鱼腥或饮酒等"发物"3～5天，促成灸疤化脓，若不发，可继续食用"发物"，并在灸疤处热烫，促其化脓得灸疮为要；治疗诸如类风湿关节炎、强直性脊柱炎、支气管哮喘等一些病程长、病情复杂的疑难症，当用铺灸才能达到治疗效果。

此外，罗诗荣老师还很重视灸材以及灸量问题。早期的灸法材料繁多，形式多样，除艾叶外，几乎任何能够燃烧的物质均可被用作灸的材料，如木炭、干柴、干稻草、粗麻、旧蒲席、鸡毛等。罗诗荣老师认为，灸法使用之灸材应以艾叶为最上，因艾叶辛香，能通十二经、入三阴、理气血以治百病，如陶弘景《名医别录》云："艾叶，味苦，微温，无毒。主灸百病，可作煎，止下痢、吐血……利阴气，生肌肉，辟风寒。"至于灸量的实际应用，须根据患者的体质、年龄、部位、疾病性质等以行之，不可胶柱守株，如《外台秘要》"凡灸有生熟，候人盛衰及老少也。衰老者少灸，盛壮肥实者多灸"，《扁鹊心书》"大病灸百壮……小病不过三五七壮"，《千金要方》"凡言壮数者……病根深笃者，可倍多于方数……可复减半"等均说明了这一点。

罗诗荣老师在几十年的临床实践中勤求古训，博采众长，拘于古而不泥于古，善于思考，勤于实践，在继承传统灸法的同时，不断创新传统的艾灸疗法。铺灸疗法又称长蛇灸，是一种传统的民间灸法，是罗诗荣老师继承和发扬且善用的独特灸法。

铺灸疗法：时间在暑夏三伏天，以白天为宜。取穴：督脉（大椎穴至腰俞穴）。灸料：斑麝粉（由麝香、斑蝥粉、丁香粉、肉桂粉等组成）1～1.8g，去皮大蒜捣烂成泥500g，陈艾绒200g。操作：患者俯卧于床上，裸露背部，督脉穴（脊柱）上常规消毒后涂以大蒜汁，在灸穴上大椎至腰俞穴处（脊柱正中线）敷上斑麝粉，斑麝粉上铺敷宽5cm、高2.5cm的蒜泥一条，蒜泥条上再铺以宽3cm、高2.5cm似等腰三角形的乌梢蛇脊背样长蛇形艾炷，点燃艾炷头、身、尾三点，让其自然烧灼施灸，待艾炷燃尽后，再铺上艾炷施灸，灸2～3壮。灸毕移去蒜泥，用湿热纱布轻轻揩干施灸部位。灸后皮肤潮红，让其自然出现水疱（在此期间严防感染），至第3天用消毒针引流水疱液，揩干后，涂以甲紫药水（隔日1次），直至灸疤结痂脱落，皮肤愈合。遵《医宗金鉴·刺灸心法要决》"灸后气血宣通，必须避风寒，节饮食，慎起居，戒恼怒，平心静气，以养正祛邪"，灸后1个月内饮食以清淡易消化食物为主，忌生冷辛辣、肥甘厚味及鱼腥"发物"等，慎洗冷水浴（可用温水轻轻冲洗），避风寒，忌房事，全休1个月。

罗诗荣老师认为，脊柱是奇经督脉循行之所在，督脉乃阳脉之海、阳脉之都纲，统摄人体一身之阳气，维系人身元气，具有涵蓄人身精血、调节阴阳真气的功能，实为人身阴阳之枢纽。且督脉通于肾，肾为元气之根，元气导源于"肾间动气"，为人体生命之原动力，又是脏腑元气留止之处。久病顽疾，迁延日久，每必及肾，损伤真元，元气不足，则五脏柔弱，功能低下，又易被虚邪贼风所伤，进一步损伤人体五脏六腑、气血阴阳，如此则恶性循环，致使病情迁延日久，缠绵难愈。如类风湿关节炎常由素体阳虚，卫外不固，复感风寒湿邪，迁延日久，内舍肝肾，邪留肢节，脉络痹阻；哮喘一证，多由先天禀赋不足而外感伤肺气，后天失于调养，肺气受损，病久不愈，累及脾胃，痰浊内生，内伏于肺，致使哮喘反复发作，久之则肺脾肾俱虚，更易外感，而致咳喘频作，缠绵难愈。凡此等顽疾患者，临证时病情难以以某脏、某腑、某经之单纯虚证或实证概括，往往是虚实寒热错杂，单用针刺或药物则难以达到治疗之目的。此时，当遵"凡药之不及，针之不到，必须灸之"（《医学入门》），但是一般灸法量小力微，"起沉疴"之力尚嫌不足，依"凡灸诸病，火足气到，始能求愈"（《医宗金鉴·刺灸心法要旨》）而选用铺灸。

铺灸面广，艾炷大，火气足，温通力强，非一般灸法所能及，以其独特的选位、选时、选药为治疗重症痼疾开辟了新的途径。常取督脉施灸，能起疏风散寒、温补督脉、强壮真元、调和阴阳、宣通气血之效，使逆者得顺，滞者得行。选取特定的时间，三伏天乃天气最为炎热之时，地气出于表，人气、病气亦在肌表，在此时大补人体正气，逼邪外出。取艾之辛香为炷，能通十二经、入三阴、理气血以治百病，加之火性热而至速，体柔而用刚，能消阴翳，走而不守，善入脏腑，而且铺灸所用之大蒜乃辛香之物，穿透力极强，可解毒散寒，得热后，则穿透力更强。麝香芳香走窜，透骨通络散结为引路，通过艾灸火气的逐步渗透，经脊柱督脉经络的传导，激发经气，振奋督脉，从而内达脏腑，外通肢节，发挥其从外治内、直达病所之效用，罗诗荣老师在临床上常用以治疗虚寒顽痹等疑难之症，每获佳效。

2. 针灸治病，辨病辨经相得益彰

罗诗荣老师临证50余年经验认为，中医治病要始终遵循"整体观念和辨证施治"两个原则，但中医一般偏重于辨证论治，而针灸要更重于辨经施治。要辨病与辨经相互渗透、融会贯通，才能达到针灸治病之效。罗诗荣老师临证常对某些内脏疾病首先通过望、闻、问、切四诊，运用脏腑辨证和疾病在经络上的若干证候的反映，来推断为某病，病在何经。根据经络与疾病生理病理关系，用针刺某经络上的腧穴来达到治病目的。如罗诗荣老师治胃病（胃脘痛），常取胃的募穴中脘配胃经合穴足三里来治疗；治疗泄泻、痢疾等肠胃疾病，常取大肠之募穴天枢及大肠经之原穴合谷、下合穴、上巨虚，配胃经之合穴足三里来治疗；治疗肝病（胁痛）或胆病（胆囊炎、胆石症）等，常取肝之募穴期门及肝俞，胆之募穴日月，少阳三焦经之经穴支沟、胆经合穴阳陵泉、肝经之输穴（原穴）太冲配伍治疗，可取得良好效果。临床上，罗诗荣老师对一些运动系统的疾病，则重在辨经施治，其常用经穴循经按诊法和寻找阳性反应点来明确病在何经，用针刺某经络上的腧穴和阳性反应点来进行治疗。如罗诗荣老师治疗肩周炎，以明辨病在何经为针刺辨证原则，以手上举外旋运动受限伴疼痛为主者，辨证为手少阳经病，以取手少阳经之肩髎、臑会、外关加中渚为主穴，配肩髃、曲池治疗；以手外旋、后旋、上举运动受限伴疼痛为主者，辨为手阳明经病，以取手阳明经之肩髃、臂臑、曲池、手三里、合谷为主穴，配肩髎、外关治疗；以手内伸、内旋运动受限伴疼痛，上举困难为主者，辨为手太阳经病，以取手太阳经之肩贞、小海、后溪、阳谷为主穴，配曲池、外关治疗。又罗诗荣老师治腰痛，病在足太阳膀胱经之腰痛用委中、昆仑；病在足少阳胆经之腰痛用阳陵泉、悬钟；病在足少阴肾经之腰痛用太溪、大钟；病在督脉之腰痛用水沟、后溪。其治厥阴之头顶痛必用太冲，少阳之偏头痛必用风池，阳明之前额痛必用头维，后项头痛必用百会。

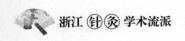

3. 针刺施治，重视治神、得气、守气

罗诗荣老师临证50余年，运用针刺治疗患者40余万人次。针刺手法有四大特点。

（1）重视治神

罗诗荣老师针刺进针前重视治神，要求针刺术者，全神贯注，做到目无外视，手如握虎，心无内慕，如待贵人。强调心境平和，调理精神，先治术者之神气，后要守神而针刺之。切忌针刺时心神分散，一边进针一边与人谈笑。因此，罗诗荣老师针刺时眼神集中，拇指按压穴位，快速捻转进针，常令患者无痛感，不知不觉中针已入穴。

（2）重用捻转提插

罗诗荣老师针刺重用捻转提插合用之补泻手法是其又一特长。针刺手法虽多，但罗诗荣老师认为，不管采用何种手法，捻转提插为其基本手法。并强调用粗针捻转进针得气快，进针时运用捻转快速进针，可以减少针痛感，导气之时用提插手法来加强针感得气是其针刺操作手法要点之一。

（3）重在得气

针刺之效，得气为要，这是罗诗荣老师的经验体会。在临床针刺中，强调术者要治神，运用捻转提插导气，同时更重视在针刺之中患者的针刺得气感，要求术者细心体会指下针感，非常重视"轻、滑、慢而未来，沉、涩、紧而已至"的古训。只要术者未有沉、涩、紧之感觉，必须借提插手法导气、引气，让患者得气。重视针感得气，强调气至有效是罗老师临证治病遵循的重要原则之一。因此，罗老师为增强针刺得气感，常用较粗的26~28号针。

（4）重于守气

罗诗荣老师针刺施治除重视治神、导气、得气外，还强调以候气、守气来提高针刺疗效，认为治疗一些慢性痼疾，非浅刺疾出所能取效也，患者得气后要留针守气，以保持患者一定的针刺感和刺激量，才能取得较佳疗效。因此，其留针常在1小时左右，甚至更长。针刺得气后，多采用静候守气为主。如果患者针刺中得气感不是很强，则可静以久留候气、守气，或静以守气、动以候气交替而达守气之目的，以提高临床疗效。

综上所述，罗诗荣老师之学，源于内、难，旁参诸家，可见罗氏既宗经旨，又善拾散金碎玉，熔铸己身且勇于推陈致新而有所建树，在继承前人成果的基础上，创立了铺灸疗法，提高了灸法治疗疑难病的效果，对灸法学的发展做出了不可低估的贡献。

第 四 章

浙江针灸学术流派临证医案

一、金瑛医案

医案一

王某某，男，11岁，2012年11月10日初诊。遗尿10年余。平素夜间熟睡不醒，唤之神志昏蒙，夜夜遗尿。面色萎黄，形疲怕冷，纳差，舌脉如常。多方求治，未能获效，求治针灸门诊。诊断：遗尿。辨证：脾肾阳虚，膀胱失约。宜醒脑开窍、温肾固摄法治之。

处方：百会、四神聪、关元、三阴交、足三里。

操作：百会、四神聪捻转泻法；关元、足三里（双侧）捻转补法，温针灸；三阴交（双侧）提插补法，针刺方向向上，温针灸，针感传至会阴部为佳。留针30分钟，每10分钟行针1次。连续治疗10次，夜间呼之即醒，能起床小便。

按：《辨证录》云："夫肾与膀胱为表里，膀胱之开阖，乃肾主之也。盖

178

膀胱奉令于肾，肾寒则膀胱自不尊肾之令，故肾不闭而膀胱亦不闭也。治法约肾之水而水寒，不若温肾之水而水缩也。"表明遗尿与肾和膀胱关系密切。该患者10余年来，未有不遗之夜，面黄神疲，怕冷，此为脾肾阳虚，不能温阳制水；夜间熟睡不醒，唤之神志昏蒙，乃为元神昏昧，不能御神。故治疗上泻百会、四神聪以醒神。百会乃督脉与足太阳经之交会穴，督脉入属于脑，总督诸阳，足太阳经从巅入络于脑，所以泻之可以清醒元神；四神聪为经外奇穴，乃元神之聪，顾名思义，有醒脑之功；又"脑为髓海"，肾精不足，髓海空虚，所以补肾经关元穴，以益元真之气；三阴交为足三阴经交会穴，补之有健脾益肾、缩泉止遗之效；加之温针灸，有温阳益气、促进经气运行的作用，以提高疗效。体虚纳差加足三里。

医案二

郑某某，女，24岁，职员，2016年10月15日初诊。经期腹痛3年余。患者于3年前，正值经期，盛夏冷饮，冒雨涉水后，遂引起腹痛经断。后每逢经水来潮，即感小腹坠胀疼痛，腹部怕凉，如敷冰感，喜暖恶寒，经来量少色暗，夹有血块，子宫附件B超示：未见异常。多方治疗，未能根治。今求助针灸治疗。查体：腹部平坦，小腹压痛明显，未触及包块，舌质淡，脉沉细。诊断：痛经。辨证：寒凝胞宫，血脉瘀阻。施以温经散寒、调理冲任、暖宫止痛之法。

处方：关元、足三里、三阴交、公孙、地机。

操作：关元直刺1.5寸，提插补法，并加温针灸，使小腹胀有温热感；足三里直刺2寸，捻转补法，并加温针灸；三阴交直刺1.5寸，捻转补法，并加温针灸；地机直刺1寸，公孙斜刺0.5寸，施以捻转泻法。留针30分钟，每日1次。治疗1次后，腹痛明显减轻，经行通畅；3次后，腹痛止，经色变红，血块消失；5次后，经水停止，精神转佳。随访半年，经期正常，无腹

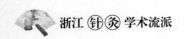

痛发生。

按：痛经属于中医学"经行腹痛"的范畴，最早见于张仲景《金匮要略·妇人杂病脉证并治》："带下，经水不利，少腹满痛，经一月再见。"隋代巢元方《诸病源候论·妇人杂病·月水来腹痛候》"妇人月水来腹痛者，由劳伤血，至令体虚，受风冷之气客于胞络，损伤冲任之脉，手太阳、少阴之经"，提出了痛经的病因病机。该患者主因冷饮、冒雨涉水，致腹痛经断。时值经期，冲任空虚，寒邪直中，胞宫受阻。《素问·举痛论》云："寒气客于冲脉，冲脉起于关元，随腹直上，寒气客则脉不通。"所以取关元通冲任、理胞宫；足三里为足阳明经穴，阳明为多气多血之腑，"肚腹三里留"，刺之有通经止痛之功；三阴交对足三阴经均有调理作用，刺之使经调血顺，则疼痛可止；公孙为足太阴经络穴，也是八脉交会穴之一，通冲脉，有调理冲任、止小腹疼痛的作用；地机为足太阴经郄穴，有健脾祛湿、通经止痛的作用；加温针有温通经脉、活血化瘀的作用。

二、凌晓五医案

（一）失音

医案一

去夏暑风袭肺，失于清解，肺热蒸痰，痰阻肺气，咳嗽迄今。声音重浊不扬，所谓金实则无声也，脉弦滑而濡，治宜清肃上中，三拗汤加味。

| 麻黄 | 杏仁 | 甘草 | 桔梗 |
| 白前 | 马兜铃 | 蝉衣 | 芦根 |

医案二

风痰扰肺，肺气不宣，肺为声音之门户，咳嗽声哑不扬，脉象弦数，治宜清肃上中。

    玄参   杏仁   通草   净蝉衣

    炒兜铃   旋覆花   象贝   活水芦根

    炒牛蒡   生蛤壳   鲜竹茹

医案三

久嗽曾失血，肺失清肃，声音不扬，良由水不涵木，木火刑金使然，脉象弦数，治宜清金平木。

    西洋参   真川贝   炙冬花   朱茯神

    天冬   生蛤壳   枇杷叶   凤凰衣

    炒苏子   杏仁   丹皮   玫瑰花

医案四

金水双亏，喉痹声哑，所谓金破则无声也。脉弦数，治宜滋阴降火。

    射干   金果榄   青芦根   西洋参

    真川贝   天冬   杏仁   枇杷叶

按：叶天士说："金实则无声，金破亦无声。"盖外邪袭于肺，肺为邪遏，挟痰交阻，壅塞气道，肺失宣畅，则为"金实无声"，治以疏邪宣肺。素本肺肾阴虚，津液不能上承，声道燥涩，则为"金破无声"，治以益阴润燥为主。所列四案，前二案为实，宜宣；后二案为虚，宜补。病同证异，治法不同。

（二）痹证

医案一

寒湿下注，足三里筋络肿痛，不能任地。《内经》云：伸而不能屈，病在骨是也。脉弦缓，治以和营以逐风湿。

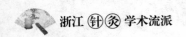

熟附片　威灵仙　米仁　　秦艽

带皮苓　川牛膝　萆薢　　全当归　晚蚕砂

虎胫骨　宣木瓜　杜红花　野桑枝　小活络丹

医案二

血不荣筋，加以风湿阻络，阳明胃虚，不能束筋骨以利机关，手指麻木不仁，风淫末疾是也。脉小弦数，治宜和营以祛风湿。

米仁　　秦艽　　带皮苓　嫩桂枝

川萆薢　全当归　晚蚕砂　片姜黄

宣木瓜　杜红花　野桑枝　鸡血藤

按：痹为闭阻不通之义。《素问·痹论》说："风、寒、湿三气杂至，合而为痹也。""五脏皆有合，病久不去者，内舍于其合也。"本病按"三气"的偏胜，有痛痹、着痹、行痹之分。痛痹的发生系邪气壅阻血脉经络之间，络道不通，血行不畅所致，病久不去，可"内舍于其合"而波及脏腑。案一为寒气所胜的痛痹，寒为阴邪，阴邪与气血凝滞，瘀阻络道，故肿痛而不红热；肾主骨，寒性收引，痛而入骨，"内舍于肾"，故"伸而不能屈"。取虎骨木瓜饮法加减，搜风祛寒，强筋健骨，更佐附片之辛热散寒止痛。案二为湿胜的着痹，素体营血不仁者，复加风湿着痹，风淫四末。《内经》云："其不痛不仁者……荣卫之行涩。"故手指麻木不仁。以米仁、萆薢、木瓜、秦艽、皮苓、桂枝、姜黄、桑枝祛风胜湿，舒筋通络；当归、鸡血藤、红花养血祛瘀。

三、阮少南医案

医案一

奥地利前经济部长，女，在第二次世界大战期间被误关于苏联集中营，

7年后平反释放，出任经济部长。自集中营期间起，自觉反复腹胀腹痛，消化功能障碍，不得缓解，两次到美国剖腹探查无果。

1988年经中国首任驻奥地利大使俞沛文先生介绍，通过浙江省卫生厅到浙江省中医研究所就诊，诊为肝气郁结、疏泄不利，木郁土困、脾失健运。取太冲、三阴交、足三里、阳陵泉、中脘、天枢、章门、郄门穴行平补平泻法，留针30分钟，隔日治疗1次。奥地林格在杭州住院治疗10天后，病情显著好转，遂回国，经中国对外友协、卫生部邀请阮少南赴奥地利国家物理疗养院为奥地林格治疗，1月后痊愈。

医案二

某澳大利亚女子，17岁。自幼时始，长期脓尿，经诊断右肾积水，遍医无效。诊见面黄无华，胃纳欠佳，身和神清，月经后期，量少色淡，大便日下，小便外观偏浊，次数及量无殊，每日自行投放试剂观察尿液，可见脓球反应（＋＋＋～＋＋＋＋）。舌质淡，苔淡黄腻，脉濡细。肾气虚惫，兼夹湿热内蕴。取肾俞、京门、太溪、阴谷穴，悉行针刺补法，留针20分钟。另取阴陵泉穴，针刺得气后，行轻泻法，不留针。经首次针刺治疗后，次日尿液试剂未见脓细胞。经治1月后，未见脓尿，查右肾积水消失。

医案三

吕女士，26岁，浙江省上虞县道墟镇人。1976年就诊，年余前自二楼坠地，下肢截瘫，二便失禁，X片示第二、三、四腰椎骨折。数月后，左骶髂关节部呈现约1cm创口，不断溢流清淡液体。X线考虑左骶髂关节结核。诊见面色萎黄无华，身和，自汗盗汗，纳可，二便失禁，神疲困倦，月经后期，量少色淡，嗜寐，舌质淡胖，苔薄白，脉濡细，此乃外伤致筋骨俱损，气血郁滞，病邪乘虚侵入，使骨节内腐，形成瘘骨溢液无止，耗津损气益

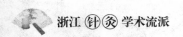

甚，匮乏不堪。据证乃气血两亏，然其以阳虚为主候。故拟阳和汤法治之，温阳和煦，以散阴霾。

熟地黄30g 肉桂末3g （吞）麻黄2g 鹿角胶9g 白芥子6g
姜炭2g 甘草3g 绵芪30g 冬术12g

瘘管处日敷珍珠粉。

经内服外用上药后，瘘管溢液日趋见减，精神转佳，迨半载后，瘘管闭合。

四、阮步青医案

医案一

周某，女，38岁。1998年2月就诊，患者周身肘、腕、指、膝、踝、趾关节肿痛，活动困难，伴晨僵1小时许。查类风湿因子滴度134IU/l。诊见面色㿠白，舌淡胖，苔白腻，脉弦紧。辨证为风寒湿痹之痛痹。治法：行气活血，通络止痛。取穴：百会、肾俞、关元、合谷、外关、曲池、肩髃、太冲、申脉、昆仑、足三里、环跳、阿是穴。操作：选0.30mm×25mm镀金毫针，押指法进针，待得气后，行平补平泻法，留针30分钟（阿是穴不留针）。每周3次，10次一疗程，一疗程后休息10天。

治疗3个疗程后，肿退痛减。继续巩固治疗3个疗程后关节肿痛基本缓解，查血沉21mm/h，类风湿因子滴度21IU/ml。递减至每周1次，30次后基本痊愈。

医案二

施某，女，46岁。1998年6月就诊，患者患无汗症30余年，周身不适，如蚁行虫咬，夏日尤甚，多方诊治无果，遂每晨登宝石山顶往复3次，方能额头微汗而瘙痒缓解。诊见中等身材，言语沉闷，神态迷惑不安，皮肤未见萎缩及角化，肢体神经反射正常，各项常规生化检查未见明显异常，既往无糖尿病、肝炎、肾炎、恶性肿瘤等病史，舌淡红，苔薄白，脉浮紧，重按见和。辨证为营卫失和，属太阳病桂枝汤证。治拟调和营卫在先，因患者自觉30余年来求医用药至多，已无信心服药，只愿尝试针灸疗法，便遵从其意。嘱患者坐位，针刺行调和营卫法，分两步操作：①宁心神，安卫阳。选0.30mm×25mm毫针，取神门、百会穴针刺得气后留针30分钟；②引营达卫，调和阴阳。同时选0.30mm×50mm毫针，取合谷、外关、曲池、太冲、三阴交、足三里穴深刺得气后，退至皮下0.5寸，得气后留针30分钟。由此先宁心神安卫阳，后引营血达及卫阳，共图调和阴阳之意。

出针后，患者即告手心有汗出而面有喜色，隔日再针，二次而汗出如常人。因疾病年久，为防复发，续针刺3次巩固而愈。

医案三

周某，男，30岁，2011年4月就诊。患者因难产缺氧后致脑瘫，后伴癫痫、语言障碍、视觉障碍、嗅觉缺失、共济失调等。1994年11月浙江省中医院CT示：枕叶散在钙化灶，伴大脑镰钙化，多为先天性。2010年6月浙江省立同德医院CT示：大脑镰、小脑半球多发钙化灶，脑室系统略扩大。诊见目渺眈，斑秃，鸭行步，蹒跚且不能直行，臀大肌萎缩，舌挛缩、抽动、左偏、不能伸于齿外，每日有癫痫小发作，每月有癫痫大发作，舌尖偏红，舌根黄腻，脉细弱且伴结代。辨证为肝肾阴虚，风痰内热，阻滞神窍。治拟平肝息风、清热化痰、益气通窍。

取手少阴心经、手厥阴心包经、手三阳经、足三阳经、足三阴经、任脉、督脉、带脉，行平补平泻法，得气后留针30分钟，每周2次。辅以中药内服：

蜜黄芪18g　　丹参15g　　麦冬10g　　五味子7g　　煅龙骨20g

石决明30g	莲心5g	合欢米5g	茯神15g	炒白芍15g
熟地黄10g	生地黄12g	炒僵蚕5g	蝉蜕3g	防风7g
鱼腥草30g	法半夏15g	姜竹茹15g	浙贝10g	石菖蒲7g
茯苓15g	六神曲25g	蜜甘草10g		

以上中药每日1剂，水煎取汁后，上、下午饭后温热分服。

经治1月后，癫痫的发作次数明显减少。继续治疗3月后，鸭步及斜行基本纠正。5月后，臀部肌肉萎缩恢复正常。2012年3月浙江大学医学院附属第二医院MRI示：颅脑MRI平扫未见明显异常。2012年8月浙江省立同德医院MRI示：颅脑MRI平扫未见异常。

五、阮步春医案

医案一

金某，男，60岁。晨起刷牙时，口角向左侧歪斜伴闭合不全，伴右眼闭合不全。今诊见：右侧眼睑闭合不全，右侧鼻唇沟消失，口角向左侧歪斜。舌苔薄黄，脉弦。血压：168/98mmHg。中医诊断：风热入中颜面经络。治宜疏风清热，舒经宣络。处方：取百会、风府、大椎、左侧颊车、地仓、太阳穴行针刺平补平泻法，不留针。再取右侧翳风、颊车、地仓、迎香、承泣、阳白、攒竹、太阳、下关穴行针刺平补平泻法，留针20分钟。另辅以羚羊角粉0.6g，每日1次，口服；黄连上清丸6g，每日2次，口服。

经上述治疗1周后，口角歪斜及右侧眼睑闭合不全较前缓解，脉舌平和，血压正常，减除中药。继续每日针刺治疗1次，经治33次后，痊愈。

医案二

占某，女，52岁。患者3年前停经，停经后自觉不适，伴头痛、心悸、烦躁、多汗及睡眠欠安。至医院就诊查血常规、生化、心电图、头颅MRI等均未见明显异常，诊断为更年期综合征。今诊见：面色少华，惊惕心悸，头痛少寐，胃纳尚可，口干而不欲饮，小便频欠，大便不畅。血压：138/82mmHg。中医诊断：脏躁。治宜滋阴潜阳，养心宁神。处方：取百会穴行针刺泻法，不留针。取太溪、大陵、三阴交穴行针刺补法，留针30分钟，每日1次。

经上述治疗6周后，诸症消失，未复发。

医案三

杨某，男，34岁。2周前突发四肢大小关节游走性肿胀疼痛，即至医院就诊，查血常规、生化、血糖、尿酸、血抗"O"、RF等未见明显异常，ESR 78mm/h，诊断为强直性脊柱炎。今诊见：左肘、腕及双膝关节肿痛，未伴红、热，痛无定处，此消彼长。面色少华，自汗频频，舌边齿痕，质胖嫩，苔薄润，脉虚细略数。胃纳尚可，二便无异。查HLA-B27阳性。中医诊断：气血不足，风寒痹证。治宜益气养血，疏风散寒宣痹。处方：取百会、风府、大椎、肾俞、足三里、合谷、太冲穴行针刺补法，留针30分钟，每周3次。

经上述治疗6个月后，诸症消失，查ESR 13mm/h，未复发。

六、严定梁医案

医案一

安某某，女，35岁，1982年7月15日初诊。主诉：反复泄泻7~8年，每日2~8次。现病史：初因饮食不节发生腹泻，时重时轻，屡服中西药后少效，体重由60kg减至35kg，面色萎黄，食欲不振，进食稍多即感滞闷，神疲倦怠，四肢清冷、腰膝酸软，泻下多完谷不化，每至黎明则脐周绵绵作痛，泻后则舒。小便量少，夏日少汗，舌淡苔白，脉象濡弱，已长休病假。证属脾肾虚之慢性久泻，灸天枢、关元各9壮。诉灸后腹部有温和舒适感，泻下次数日渐减少，腹痛渐缓，数月后大便渐成形，日一二次，纳谷渐馨，精神日振。次年，配大椎、膏肓，做强壮灸后，胃肠功能正常，体力渐复，经试工恢复劳动，体重保持在55kg左右。

医案二

顾某某，女，38岁，医生。病起10余年前，咳嗽、气喘不得平卧，气候变化即发，每须送急诊救治。曾在当地各大医院及上海胸科医院求医，疗效总不稳定。平素多花粉过敏，遍身风团，甚则面部瘙痒伴湿疹。又患肺结核空洞、风湿性关节炎等多种慢性病。长期疾病缠身以致体虚形瘦、神疲倦怠、忧郁寡欢，长期病假无法工作。予以伏季化脓灸。取肺俞、灵台各灸9壮。灸后令其停用所有内服中西药，使被灸之穴正常完成化脓过程，待收功后给予中药辨证施治。冬至再进膏方固本。第一年伤风感冒明显减少，即受风寒引起咳嗽也只需常规口服治疗。沉疴痼疾终身未发，享年90岁。

按：患者肺气虚弱，卫表不固，痰饮内伏。每因外邪侵袭，肺气升降失调而咳嗽、喘息频发。肺俞与肺相应，主胸中肺气，有益气止喘之功；相配督脉之灵台穴散寒通阳、扶正祛邪、加强化痰止咳平喘之效。艾炷内更加入芳香走窜之麝香，引药内行，疗效更为彰显。

附严氏化脓灸常用处方。

1. 强壮健体。大椎、膏肓（双），各9壮。

主治：发育不良，对骨蒸、低热等慢性病亦有治疗作用。

2. 哮喘。大椎、肺俞（双），各9壮，用于第一年灸治或病较轻时；风门（双）、灵台，各9壮，病较重者，第二年续灸；膏肓（双）、大杼（双），各9壮，第三年续灸。

加减（均在第一年灸时即用）：痰涎盛者，加天突5壮；喘息不得平卧者，加灵台9壮；显著瘦弱者，加膏肓（双）9壮；肾虚而喘者，加气海9壮。

3. 胃痛。中脘9壮。

加减：气痛者，加气海9壮；胃脘胀者，加上脘9壮。

4. 痛经。关元9壮。

5. 经闭。关元、中极，各9壮。

七、严君白医案

医案一

许某，女，33岁，2005年6月13日初诊。4年来反复尿路感染，尿急、尿频，多时上午即有4～5次，夜尿1次，形瘦腰酸，五心烦躁，头昏有压重感，尿常规：白细胞（＋）。服用诺氟沙星（氟哌酸）等可好转，但1～2个月后即复发。曾服中药数百剂只略改善。经来量少时短，舌体瘦小尖红，苔薄，脉沉细。证属肾元不足，拟益火之源以消阴霾。取大椎膏肓化脓灸9壮。灸后1月余复诊：灸疮已敛，头昏压重感较松。时感面部板滞不舒，易疲劳，五心烦躁，木旺水亏，另以平肝息风之治。取穴：风池、肝俞疾刺；合谷、太冲留针20分钟。随证加减针刺治疗20次，症状均好转。2006年7月13日复诊：肾元不足之证，取至阳肾俞化脓灸各9壮。8月21日复诊：三处灸疮均敛，灸后喜卧，头顶压重感消失，1年内仅发1次尿路感染，腰胯部板滞不适，舌质中苔薄，脉滑。治拟健脾和胃，补肝肾舒筋骨。取穴：脾俞、肝俞、志室、膀胱俞疾刺；内关、手足三里、三阴交留针30分钟。

医案二

胡某，女性，73岁，2005年7月1日初诊。因产后受风反复偏头痛40余年，每日必服3～5包止痛粉，仍有剧痛，发作时于床上翻滚，每晨睡醒往往头痛，伴头昏、恶心、口干舌燥，查CT等无异常，多方治疗无效而丧失信心，舌有裂纹，苔薄，脉细弦。证属水亏木旺，治宜平肝息风，通络为先。取穴：①风池直刺，针感要求达前额。②内关、阳陵、太冲留针20分钟，1周2次。方药：石斛9g、天麻10g、钩藤12g、杜仲9g、石决明15g、玄胡9g、木香4.5g、川连3g、白术12g、吴茱萸3g、焦楂曲各9g。针药结合治疗3次后疼痛减轻，14次后可忍受，每日服2～3包止痛粉，无剧痛发生。停针至2006年6月12日复诊：每晨睡醒仍偏头痛，只需服1包止痛粉，肩颈板滞，浑身难过，口干，舌淡边有黯色苔薄，脉细。治宗前拟，佐以养血活血。取穴：风池、肩井、大杼疾刺，内关、左合谷、太冲、梁丘留针20分钟，1周2次。方药：天麻10g、钩藤12g、石决明24g、玄胡9g、藁本6g、荆芥穗9g、天麦冬各9g、延胡索12g、酸枣仁12g、五味子6g。共治疗10次后明显好转，晨起偶有头涨，可缓解。

医案三

姜某，男性，45岁，2003年7月13日初诊。去年岁末因乏力、黄疸住院，诊为乙型病毒性肝炎，其间并发麻疹，高热40℃，连续10多天，并出现腹水、腹胀，饮食衰少。半年来服乙肝灵、葡醛内酯（肝泰乐）等休养至今，仍然入晚乏力、腹胀、纳呆。舌淡胖，苔薄，脉细。证属脾肾二虚，治拟培本固元，大椎、膏肓化脓灸9壮。2004年7月13日复诊：去年灸后入晚乏力已减，胃纳尚可，舌淡胖，苔薄，脉细。身柱、肝俞化脓灸9壮。2005年8月3日再诊：近半年多无腹胀，偶有乏力，舌淡，苔黄腻。取至阳、脾俞化脓灸9壮。2006年8月4日来电说精神已转好，可正常生活和工作。

八、严蕊雪医案

沈某某，女，52岁，2012年8月23日初诊。四肢关节疼痛1年。2011年9月出现双足底部持续针尖样刺痛，活动后加重，当时未治疗。半年后足底疼痛加重，就诊于当地医院，查抗环瓜氨酸肽抗体：500U/ml，类风湿因子：96.3IU/ml，抗"O"：35.90IU/ml；超敏C反应蛋白：43mg/L；血沉：59mm/h。家族史中其母有类风湿关节炎。既往史、个人史均无殊。西医诊断：类风湿关节炎，予以非甾体抗炎药、抗风湿药、激素等西药治疗。半年后颈、肩、腰、膝及双手指等全身多处关节均出现明显疼痛，发作时生活、工作均受影响。诊见：患者双膝关节肿胀，大腿肌瘦呈鹤膝状，肤紧发亮，行走不利，晨僵明显，四肢关节灼热肿痛，部分关节周围肌肉萎缩，上肢不能举握，下肢不得步履，面色萎黯，呈痛苦貌，胃纳不馨，寐艰，便质偏干，小便有灼热感，心烦口渴，舌红，苔黄腻，脉弦数。查抗环瓜氨酸肽抗体：398U/ml；类风湿因子：127.3IU/ml，血沉：69.0mm/h，超敏C反应蛋白：54mg/L。患者痹证日久，浊邪郁而化热，留注关节，经脉瘀血阻滞，经络不通，属白虎历节，痿痹并重，先急治阳明火实证。宜清热消肿、祛风通络。用针刺改善关节疼痛及僵硬感，延缓关节变形。当即予以针刺治疗，上肢取穴：肩三针、曲池、阳池、阳溪、合谷及各远端指间关节肿胀压痛处。下肢取穴：膝眼、阳陵泉、昆仑、太溪、太冲。予捻转泻法，留针20分钟后取针，每周2次。同时配合中药清热利湿通络，方用：石膏、忍冬藤各30g，金银花、黄柏、延胡索各15g，知母、猪苓、茯苓、泽泻、焦栀子、草薢、防己、天花粉、生白术各10g，生地黄、威灵仙各20g，甘草3g。三诊，实火渐退，肿痛改善。经治疗1年后，复查类风湿因子：23.1IU/ml，抗环瓜氨酸肽抗体：37.9U/ml，血常规、肝功能无殊。其间始终坚持针药结合，方药随证加减，嘱咐患者注意保暖，防寒避风。患者喜颜，精神佳，活动自如，病情趋于稳定。第3年见其痹区治愈，痿形亦复。再采用化脓灸取大椎、膏肓以强化疗法巩固疗效。灸后针药俱停，至今健康无恙。

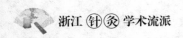

九、施延庆医案

医案一

钱某某，女，68岁，退休职工。患者两手震颤不已，面部抖动，讲话不便，行动徐缓，已2月余。曾到几家医院诊治，诊断为帕金森病，服药未见好转，遂找施延庆。观其两手颤抖，下颌抖动，说话缓慢。予温针治疗，取大椎、风池、风府、百会、四神聪、合谷、太冲、地仓、颊车，每周2次，不用药物。针治10次后，下颌震颤减轻，休息2周后稍有反复，续针同前，加地机、曲池、手三里、外关，连续针治3月，震颤基本解除，继续针治过伏天后休息2月，未有反复。其后大致针1月，休息1月。总共2年，诸症悉除。停针2年，未复发。

医案二

王某某，女，81岁，退休工人。患者行动缓慢，肢体僵硬，步伐小而前冲，上肢震颤明显，随情绪紧张等而加重，面容刻板，表情缺乏。起病已有2年，症状逐渐加重，经某医院神经科诊断为帕金森病，现服用左旋多巴，每天2片。予温针治疗，取上述主穴，加上下肢穴位及太阳、攒竹，每周2次。经4次针治，感觉颈项活动灵活，行走轻松；10次后已能独自去逛超市，面部表情也较前改善。针治30次后，药量已逐渐减少至每天1片维持，现仍在继续治疗中。

按：督脉之百会穴系手、足三阳和足厥阴肝经之会穴；大椎穴乃诸阳之海，七脉之会；身柱为督脉之脉气所发，重用督脉经要穴。再合四神聪可醒脑，兴奋元阳，改善脑部功能。合谷、太冲合称"四关"，一为阳经原穴，一为阴经原穴，基于阴阳相交之理，有镇静之功。风池、风府，祛风益脑。足太阴脾经之地机能调摄脾胃、助长中气、镇抑痉颤，病家针后即觉肌肉僵硬缓解，行动有轻快之感。施延庆认为，该病正气不足、阴阳失调，要以扶正气、调阴阳为主。因其病位在脑，症状表现在肢体，取头部腧穴以调节脑部功能，用四肢穴位来改善肢体活动状态，这样头部穴位与局部取穴相结合可相得益彰。再以温针增加温补和活血通络之力，"血行风自灭"，血脉通畅有利于震颤症状的改善。

医案三

江某，女，35岁，教师，1991年5月3日初诊。因突然上下肢对称性瘫痪，伴呼吸、吞咽困难，送上海华山医院急诊，诊为格林-巴利综合征，经抢救脱险。1月后病情趋缓，手足依然痿软无力，出院回嘉兴来我科诊治。症见手不能握拳提物，足不能步履，面色少华，形体消瘦，纳少神疲，大便不实，舌淡，苔薄腻，脉细软。检查：上肢肌力Ⅱ度，下肢肌力Ⅰ度，四肢肌肉轻度萎缩。证因脾气虚弱，精微失于敷布，筋骨络脉失养致痿。当予调脾养胃，升运脾气。取穴：气海、脾俞、中脘、足三里、阳陵泉、绝骨、曲池、手三里、合谷。用捻转补法加温针灸。隔日针治1次，10次为一疗程。经第一疗程治疗后，胃纳转旺，大便成形，四肢肌力渐增。此乃脾气康复之佳象，守原法连续治疗，并嘱其功能锻炼。前后经5个疗程治疗后，手能持物，足能步履，肌力接近常人，已能骑小三轮车活动，于同年9月恢复工作。

按：施延庆认为本例系脾虚气弱不能布精微，脉络失养，经筋不用，而致四肢痿软不用。治当遵"清阳实四肢"之理，补脾益气，以愈四肢之病。穴用气海、脾俞、中脘、足三里以健脾养胃，温运中阳；阳陵泉、绝骨壮筋骨生髓；曲池、手三里、合谷为"治痿独取阳明"之义。诸穴合用，使脾气健旺，胃气充盈，气旺血行，脉道通利，筋骨络脉得以充养，故痿软之肢体渐趋康复。

医案四

徐某，男，48岁，理发师，1992年6月18日初诊。5年前患痢疾，经抗生素治疗后虽愈，但时常脘腹不适，大便溏而不实。近两年来，泄泻反复发作，曾经在某医院作乙状结肠镜检查提示"肠壁充血水肿"，诊为慢性结肠炎。叠服中西诸药，一度好转。近日饮食不慎诱发，腹痛隐隐，大便溏稀，面黄消瘦，纳少乏力，脘腹发胀，时现脱肛。舌淡，苔中腻，脉细滑。大便常规检查正常，大便培养连续5次均阴性。证属脾虚气陷，运化无权。治拟益气健脾，升阳举陷。穴用：气海、中脘、脾俞、天枢、足三里。用捻转补法。针后，气海、天枢施隔姜灸，百会穴施麦粒灸各3壮，隔日1次。上法治疗5次后，腹泻减为日2～3次。10次针灸后，胃纳渐增，腹泻已停，腹痛亦止。继续治疗10次后，大便已成形，嘱艾条温和灸足三里，每日20分钟。1年后随访，病情稳定，体重增加5kg。

按：《素问·阴阳应象大论》谓："清气在下，则生飧泄。"施延庆认为本例属脾气虚衰，清气下陷而久泄不止。用中脘、脾俞、足三里、天枢补脾健胃，调理胃肠，以挟中土；气海、百会以善荣脾气，举下陷之阳。全方鼓舞中气，升举脾气，冀清气上升，而泄泻得之。

医案五

朱某，男，63岁，农民，1992年4月29日初诊。头晕目眩反复发作2年余，每因劳累诱发。发作时，天倾地旋，站立不稳，时而欲倒，面色㿠白，动则气短欲呕，纳呆神疲。测血压112/71mmHg，脑电图、血常规等检查均属正常，经某院诊断为梅尼埃氏综合征，叠服诸药乏效。近月来发作频数。舌淡苔薄，脉细弱。此为气虚下陷，清阳不升，脑失所养，眩晕发作。治拟益气健脾、升发清阳。取穴：脾俞、气海、足三里施行针刺捻转补法；百会行麦粒灸3壮；风池、印堂、内关行平补平泻之法，隔日1次。经5次治疗以来，仅发作1次，症状有所好转，续针灸15次后，眩晕未发，诸症全瘥。随访半年，未见复发。

按：施延庆认为本例属气虚下陷，清阳不升、脑失所养为患。《灵枢·口问》谓："上气不足，脑为之不满，耳为之苦鸣，头为之苦倾，目为之眩。"故治当益气补中，以养上气。穴选脾俞、气海、足三里以健运脾胃，百会以升清阳上行入巅，补上气之不足，风池、印堂善清头目，内关以醒脑开窍，诸穴合用，使脑脉复得充养，眩晕诸症乃愈。

医案六

杨某，女，25岁，工人，1992年4月2日初诊。患者素有胃下垂病史，素感体虚乏力，现妊娠3月余。昨因帮助搬动家具，劳累后腰酸，腹坠痛，头晕，气短倦怠，阴道出血。妇产科检查诊为先兆流产。舌淡苔薄，按其脉虚大，证属气虚下陷，冲任不固，胎失所养。治应补中益气，举陷安胎。行艾条悬灸之法，取脾俞、足三里、百会、命门、肾俞，每日每穴灸治15分钟，以穴位皮肤呈潮红色、患者感到温热舒适为度；气海每日灸5分钟，以温热为宜。嘱其卧床休息。1次治疗后，腰酸腹痛见减，出血稍少。守原法续灸5日，出血停止。共灸10次，腰酸腹痛全瘥。半年后随访，届期分娩一女婴，产后母女均安。

按：胎动不安多由气血虚弱、冲任不固、肝气郁滞或跌仆触撞等内外因素所致。本例因素体虚弱，加之"劳则气耗"以致提挈无力，胎动不安。治当益气养荣，举陷安胎，方以脾俞、足三里健脾补气而生血，命门亦名血愁穴，与肾俞相合，加强温补下元、止血安胎之力，少灸气海取其益气而不伤胎之意，另妙取三阳五会之百会穴，意在"下病高取""陷者举之"。全方合力，则气血充沛、提挈有力，使动摇者安，欲堕者固。

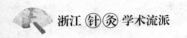

十、施孝文医案

医案一

吕某，女，26岁，2004年11月16日初诊。突发右耳鸣响，渐至耳聋，已2月余，服药及用高压氧舱治疗，耳鸣有所减轻，听力未见好转。问病因乃感冒发热而致，应为气闭耳聋。遂予针刺右听宫、听会、翳风、中渚，用泻法，留针20分钟，隔日针1次。经治7次，耳鸣基本消失，听力渐复，宗原法治疗15次后已能接听电话，共治疗20次而病愈。

按：邪气外入，阳气先受，正邪相争，郁闭太阳、少阳气机，则发为耳聋。治当行气开闭。手太阳小肠经和手足少阳经分布在耳的周围，故取手太阳小肠经听宫穴祛在表之邪为主穴，配以手少阳三焦经翳风穴、足少阳胆经听会穴疏通经气为配穴，并施以泻法，从而气畅耳聪、听力渐复。

医案二

姚某，女，49岁，2005年3月25日初诊。左侧头痛阵作，引及太阳、颞额，服止痛药症减，停药又痛，已3天。针风池、合谷、丝竹空，留针，当即痛止，隔日再针，3次而瘥。

按：风池为足少阳胆经腧穴，具有祛风活络之功，能治疗风邪侵袭头部所致的各种头痛。丝竹空为手少阳三焦经腧穴，具有祛风止痛作用，能治疗风邪侵袭头部所致的偏正头风症。二穴相配，通经祛风止痛之效倍增。合谷为手阳明大肠经腧穴，为"四总穴"之一，可治疗头面部疾患，再与风池、丝竹空相配，为远端与局部取穴相结合，共奏祛风通经、活络止痛之效。

医案三

屠某，女，60岁，2002年3月26日初诊。因右腰臀部酸痛2个月，加重

3天来诊。左脚外伤后右腿多用劲而致右臀部时有酸痛，3天前受凉而疼痛加剧，右下肢不能抬高，上楼梯尤为困难。查右臀部外侧有明显压痛，可触及条索状物。诊断为臀中肌及筋膜炎。依上法温针右臀四针、肾俞，留针20分钟后，有明显压痛处用三棱针刺血，加拔火罐。治疗1次后即觉轻松。隔日再针，因压痛点已不明显，未再刺血，治疗后已能独自步行20分钟，再治疗1次后诸症尽除。

按：臀四针是指患侧环跳、居髎两穴，环跳与髂前上棘连线中点、环跳穴直上臀肌缘处两个进针点，后两个进针点触之常有压痛。施孝文运用臀四针治疗臀中肌及筋膜损伤常用配穴为：腰部酸痛加肾俞、气海俞；酸痛及膝加委中、阳陵泉；压痛点可作为阿是穴。针刺均采用泻法，温针，留针30分钟。有明显压痛点，采用三棱针刺血。针刺后加拔火罐。每周针刺5次为一疗程，视病情和患者耐受情况，可连续针刺5个疗程。

十一、罗开涛医案

夏某，女，59岁，退休职工，2012年7月13日初诊。就诊时主诉腹部胀痛不适，伴腹泻8年，经本院脾胃病科检查诊断为"慢性结肠炎"，予服药物治疗，症状时好时坏。今年4月起腹痛不适加重，伴腹泻，便多黏腻，甚则色红。经中西药物口服治疗3月未见明显疗效，遂来本科寻求针灸治疗。可见患者形体消瘦，面色少华，神疲乏力，舌质淡红，苔薄白，脉濡细。辨证此乃脾虚湿滞，脾阳不振，致脾失健运，湿浊内停，升降失司。属脾虚泄泻，本虚标实，治宜标本兼顾。施氏"升降健运方"主之。取穴：内关（双）、中脘、足三里（双）、公孙（双）。施平补平泻法，温针灸，静留针30分钟，并加关元、天枢穴悬灸20分钟。每周针治3次，不再服用其他药物。连续针灸治疗12次，8月24日患者复诊时诉腹痛、腹胀已除，大便每日一行，但质稀烂，尚无其他不适。为巩固疗效，嘱再针治7次。1个月后患者因

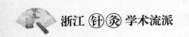

饮食不当，又感腹部不适，再来针治2次即愈。半年后随访，未复发。

按：升降健运方，为施延庆老先生在长期针治消化系统疾病中精炼而成之效方。从升降功能失调立论，但使陷下者得升，亢奋者得降，郁滞者能和，则六腑之气机畅达，脾胃之健运有常，痛、泻、吐、逆诸症，均可不药而愈。施平补平泻，志在调其升降；关元、天枢用温和灸法，志在强壮脾阳。

十二、金文华医案

某女，24岁，因患偏头痛就诊。其头痛以右侧头部为主，呈搏动性，病程近10年。自诉头痛发作每与受凉、闷热环境、疲劳、情绪波动及月经周期等因素相关，一般每月发作1～2次。选取0.30mm×40mm毫针；取穴：头部颔厌邻近阿是穴、风池（右侧）、合谷、太冲（左右交叉单取，此法即为"开四关"）。因患者惧针，金老往往采取头部穴位以指针代之，四关浅刺得气后留针1小时，每周治疗2次。同时，每日取加味玉屏风散（黄芪、炒白术、防风、炒白芍、炙甘草各等份，加工成粗末状）6g，沸水冲泡，代茶饮。经上述治疗半年，患者头痛发作基本消失。

十三、韩祖濂医案

医案一

志某某，男，19岁，农民，1969年7月23日初诊。诉一年半以前头部被别人踢伤，昏厥半小时以后头痛头晕，夜寐不宁，胃纳不佳，少气乏力，精神萎靡，步态迟缓，声音低微，四肢厥冷，舌淡、苔无、舌面光滑，脉沉细如丝。诊为脑震荡后遗症。病久体虚，气血耗损，髓海空虚，治宜补益阳气。

处方与操作：百会、大椎、膏肓俞穴（双），化脓灸法各灸3壮。

休息4月后，患者面色稍红润，夜寐安宁，纳食倍增，头痛头晕已显著减轻，体力有所恢复，能参加农村轻体力劳动，半年后诸恙消失，体力恢复，已能胜任挑河泥等重体力劳动，观察10年，疗效巩固。

按：患者久病体虚，髓海空虚，气血耗损，畏寒怕冷，以阳虚为甚，针之无效，遂用化脓灸法。百会为诸阳之会，灸之能提升阳气；大椎为手、足三阳与督脉之会，灸之能振奋阳气；大椎、膏肓俞又为补穴，故灸之能大补元阳。以上三穴合用竟起沉疴。

医案二

王某某，女，22岁，工人，1970年1月18日初诊。半月来两足十趾发麻，1周来转为针刺样剧痛，每于夜间二足于被窝内温热后疼痛更剧，不能忍受，甚至痛哭流涕，需将足伸出被窝外，才稍有减轻，步履维艰，来院就诊。诊见面容痛苦，两足十趾潮红，局部发热，舌淡苔白，脉小弦紧，诊为趾痛症。此系寒邪乘袭经脉，气血凝滞足趾而作痛。治以疏通经脉，行气活血。

处方与操作：三阴交、太溪、太冲。首次针后症状未见减轻，二诊时加用温针，共治10次，疼痛消失而愈。观察3年，未曾发作。

按：本病发作季节多在冬季，主要是寒邪乘袭经脉所致。寒者热之，该例初次未用温针而无效，改用温针后即效，可见辨证之重要。

医案三

蒋某某，女，26岁，农民，1969年7月5日初诊。半年来自觉颈部逐渐肿大，饮食倍增，头晕，心悸，气促，少气，乏力，易怒。诊见患者形体消瘦，颈部摸到两侧甲状腺弥漫性肿大，舌淡苔燥，脉来弦数（98次/分）。诊为瘿气（甲状腺肿）。治拟行气、化痰、祛瘀。

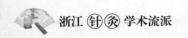

处方：

1组：人迎、尺泽、足三里。

2组：水突、合谷、三阴交。两组穴位轮流使用。

操作：针刺强刺激泻法，留针20分钟。隔天治疗1次，10次为一疗程。

2次治疗后，脉数如前，并未见效。第3次开始，四肢穴位仍用泻法、留针20分钟，颈部人迎、水突二穴采用"合谷"刺法，即按前法针深1寸左右，使酸麻等感应传导至手臂、胸或头颈部后，即退针至皮下2～3分处，卧倒针柄，使针体与皮肤成30°，向甲状腺体正中刺1针，退针至皮下后，再向左右各刺1针，针深1寸半左右。4诊时症状即有好转，脉来稍缓（84次/分）。共针一个疗程，颈肿消退、脉来弦和（72次/分），诸恙消失。1981年4月随访，疗效巩固。

按：针刺治疗瘿气，手法甚为重要，用一般刺法，不易收效或收效较慢。经"合谷"刺法，每每有效，共治10余例，除1例无效外，均痊愈。

医案四

宋某某，男，63岁，职工，1984年4月11日入院治疗。发现肺癌5个月。4月11日入院治疗因呃逆不止，邀我会诊。症见形体消瘦，面色灰黄，呃逆频作，其声不扬，舌红光无苔，脉细如丝。治拟和中降逆。

处方：中魁穴麦粒灸3壮。灸后顷刻，呃逆即消失。

操作：内关、合谷、足三里隔日1次，呃逆仍作，每天发作10余小时，连针3次无效。4月17日四诊时症见呃逆频频、其声低微，面容憔悴，精神疲惫，少气乏力，病情日趋恶化。

按：肺癌所致呃逆，系胸腔积液刺激，癌细胞转移至膈肌或肿瘤压迫膈肌而致膈肌痉挛，系肺水郁痹，阳虚浊阴上逆，发为呃逆。中魁穴为经外奇穴，位于中指近端指关节正中，握拳取之。当呃逆连续发作时灸此穴，可疏导三焦经气，以收降逆止呃之效。《玉龙赋》谓："中魁理翻胃而即愈。"临证应用，果如斯言。

医案五

陆某某，女，10岁，学生，1962年1月24日初诊。母代诉：1周来患儿右侧手足扭动不已，两天来扭动加剧，且左侧手足也随之扭动，右手不能握笔、捏筷，并有挤眉、伸舌等不自主动作。喂食、言语及大小便均甚困难。睡眠中亦有四肢扭动。患儿面色苍白，形容憔悴，精神萎靡，二目呆滞，四肢手足呈不规则之屈曲、伸直，并扭动不止，尤以右手足扭动较剧，站立困难，舌苔薄白，脉弦紧。诊为小儿舞蹈病。证系风邪侵袭髓海，风性善动，波及四肢而扭动不已。治以息风、平肝、舒筋。

处方与操作：风府、风池，针深3分，轻泻不留针。外关、中渚、阳陵泉、丘墟、太冲，留针15分钟。隔日1次，3次后手足扭动显著减轻，能自己步行来院。按上穴共针刺治疗12次，诸恙消失，观察20年，未复发。

按：小儿舞蹈病系风邪袭入髓海，风性善动，故四肢扭动不已。今取风府、风池以息风；外关、中渚疏导三焦经气；丘墟、太冲平肝降逆；阳陵泉为筋之会穴，刺之以舒经活络。该病在2周至6个月内虽然症状能自行恢复，但针刺确能使患儿早日恢复健康。

十四、李栋森医案

医案一

李某某，男，61岁。左侧臀部、小腿外侧连及足跟部放射性疼痛已月余；自诉因晨练太极拳开始出现腰腿痛，遇冷加重，入夜尤甚，贴敷跌打损伤膏药无效。取穴：阿是穴，即臀部环跳穴、阳陵泉及昆仑穴附近寻压痛点。取1.5寸毫针依次由上而下针刺上述三个阿是穴，针感要求有电击样感

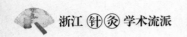

觉，隔4日一次，针3次后，坐骨神经痛已有所缓解，至7次后告愈。

医案二

某男，37岁，1991年4月16日初诊。主诉：反复咳嗽、咳痰、胸闷少气已4年，伴背部怕冷、晨起痰多，色偏白、大便欠爽，每年春夏两季诸症加重。苔薄略腻，脉细滑。西医诊断：慢性支气管炎。中医诊断：内伤咳嗽，证属痰湿阻肺。因中西药物疗效欠佳而前来针灸治疗。选取0.35mm×50mm毫针，取穴：中脘、天枢、气海。针刺要求得气后运用震颤法令其针感向腹部四周扩散，同时守气1~3分钟，不留针。另外，背部配合刮痧、刺络拔罐，每周治疗1次。经治1次，患者即感咳嗽、咳痰、胸闷少气明显改善，连续治疗3个月，诸症消失而临床告愈。嘱服参苓白术丸及加强锻炼以巩固疗效。

医案三

张某某，女，38岁，干部。寐差，容易早醒，精神欠济，伴脘腹痞满、嗳气、大便不畅、月经失调；病延10余年，中西药物及针灸均效果欠佳。取穴：蠡沟、间使、曲泉、百会、四神聪。头部诸穴用捻转补法，其针感出现上下传导为佳；留针需半个小时以上，隔日1次，10次为一疗程。自第一次针后睡眠即有改善，至第3个疗程已大有好转。嘱每日坚持户外运动如登山之类，做到早睡早起。

医案四

余某，女，4岁。其母代诉：每晚出现抽搐，哭闹已半年。半年前因感冒发热而出现手足抽动，牙关紧闭，子夜时分会惊醒、哭闹，甚则出现抽搐，有时伴口吐白沫，历时半小时左右。曾多方求医而罔效。平素面色萎黄，胃纳不佳，形体消瘦，性格外向，神智正常。取穴：四缝、大椎、陶道、身柱。四缝点刺出血或挤出少许黄色透明黏液；大椎、陶道、身柱均向上斜刺1寸许，得气后即出针，每周针刺1次，经治半年，诸症若失，随访半年无有复发。

十五、宣丽华医案

医案一

金某某，男，48岁，干部，2003年2月13日初诊。四肢僵硬伴轻微颤抖，以左侧为甚，肢体动作缓慢，夜睡翻身也困难。经服多巴胺虽能缓解，但药物有效浓度一过则诸症依旧。予粗针平刺陶道、筋缩，当日即感药物作用时间延长，夜睡翻身较前容易。针刺5次后，患者自行将多巴胺减量；针刺20次后，四肢僵硬及颤抖均明显好转。

医案二

汪某某，女，37岁，工人，2003年3月19日初诊。左侧口眼歪斜20余日，伴耳后疼痛，病侧轻度舌麻，无耳鸣。未服激素等药，曾在他院做针灸治疗已20余日，耳后疼痛略好转，但口眼歪斜无明显改善。左额纹消失，眼裂1cm，左鼻翼不能动，微笑时口角明显右歪，不能吹哨，鼓腮明显漏气。面神经电图及瞬目试验示左侧面神经损伤严重，预后差。予粗针平刺神道，治疗1次即感到左面部力量增强，2次后左额纹恢复，10次后左侧面肌能自主运动，经刺15次面瘫基本消失。

医案三

章某某，男，40岁，工人，2003年11月23日初诊。周身红色皮疹反复发作3月，夜间尤甚，瘙痒难忍。经服酮替芬等西药，无明显好转。全身红

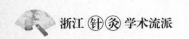

色片状皮疹密集，黄豆大小。舌淡红，苔黄腻。予粗针平刺神道穴，留针2小时。次日见全身皮疹基本消退，夜间未再发作。5次治疗后告痊愈。

医案四

孙某某，男，52岁，干部，2004年3月10日初诊。头晕反复发作有3年，头晕时无天旋地转感，无恶心呕吐，但伴记忆力下降，严重时不能坚持工作。曾做颅脑MRI检查示：大脑白质区有少量缺血灶；颈椎及椎间盘MRI检查示：颈4～5、5～6椎间盘轻度膨出；颅脑多普勒示：双侧椎基底动脉供血不足。曾使用大量改善血液循环等药物，未见改善，时重时轻。予粗针平刺神道穴，并延长留针至4小时。隔日1次，10次后基本好转。3个月后随访，头晕未再发作。

医案五

王某某，女，18岁，学生，2003年7月10日初诊。面部及背部脓疱疮反复发作2年，每在月经来前加重，面颊部尤为明显，伴大便秘结，久治乏效。予粗针平刺神道穴，并延长留针至4小时。经治疗6次后，痤疮明显好转；1月后痊愈，而且皮肤较前细白。

按：粗针疗法，虽然针粗且长，但针刺部位较浅，又通过较长时间留针，使患者获得小刺激量而长时间的作用，达到疾病所需的刺激量。该疗法治疗某些顽固性疾病，尤其是神经系统疾病和皮肤病，辨证为阳气不足或阳气阻抑者疗效较为显著。取穴基本在督脉，因为"督脉者，阳脉之海，总督一身之阳气"，用粗针刺督脉穴可以振奋全身阳气，从而调整、疏通经络，经络通畅，则邪无以留存，使顽症得愈。特别是神道穴较为常用。

十六、高镇五医案

医案一

严某某，女，51岁，工人。有支气管扩张及咯血史，但已10余年未发。昨因感冒咳嗽，引起咯血数口。今日又咯血数口，形寒，肢末欠温，舌质较黯，舌苔薄白，脉细软。证系咳嗽损伤脉络，导致咯血，治拟润肺止咳、宁络止血。

处方：尺泽、列缺、睛明。

操作：尺泽、列缺，针用平补平泻，中等得气感应，间歇动留针20分钟；睛明用32号细毫针刺1寸4分，得气感应宜弱，静留针20分钟；并给治感冒咳嗽止血中药方一张。

次日复诊，诉昨日针治回家后至今日没有再咯血，咳嗽也显著减少。中药因缺味尚未配到。照前法针治，共连续治4天（次），基本痊愈。

半年左右后，因感冒咳嗽，咯血又作，又来要求针治止血。仍照上法针治，每日1次，3次后咯血停止，咳嗽已愈。

按：尺泽是肺经合穴，属水，能润肺滋阴，止咳止血；列缺是肺经络穴，别走阳明，能解表止咳；睛明是足太阳经穴，其脉"入络脑""脑为元神之府"，神静则络宁，故具有止血良效（睛明止咯血为诸针书所未载，是本人在采访中所学得，曾治数例咯血患者，均获良效）。三穴相配，咯血痊愈。

对支气管扩张咯血，针刺手太阴肺经郄穴孔最，疗效亦称满意。操作方法针刺平补平泻，中等得气感应，间歇动留针20～30分钟，每日针治1～2次（相隔6～8小时一次）。

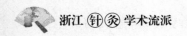

医案二

岑某，男，5岁，1956年4月2日初诊。家长诉：3个多月前突然高热、神昏，约5天，经某医院药物治疗而愈。病愈后发现该男孩失语、失聪。胃纳、大小便如常，晚上睡眠亦安。证系聋哑，治拟疏导耳舌经气，聪耳通窍。

处方：听宫、翳风、哑门、廉泉、外关、中渚、合谷。

操作：用32号不锈钢细毫针，弱刺激手法，每穴刺入5分左右深度，以90°～180°，1次/秒之频率，捻转15～30秒（次）出针。

每日针治1次，针治至第6次后，改为隔日针治1次。针治至26次后的一天下午，其父听到自己孩子同邻孩一起玩时说话了，非常高兴。试其听觉也明显好转。

按：本例是热病后遗留聋哑。病因邪热灼烧耳、舌部经络，致经气闭阻而成聋哑。听宫、翳风、外关、中渚、合谷等穴分属手太阳、少阳、阳明经络，太阳、少阳经脉均入耳中，手阳明别络亦入耳中，刺之以疏导耳部经气。哑门、廉泉分属督、任脉，能疏导舌部经气，乃治哑主穴。聋哑一证治疗并非易事，本例能如此较快收效，本人体会主要是病程尚短，治疗比较及时，并能遵医嘱坚持与医生配合进行治疗的结果。类似本例，以后陆续治疗3例，均获痊愈。对一些病程久的病例，针治疗效不明显，故早期治疗极为重要。

医案三

徐某某，男，34岁，工人，1965年5月10日初诊。左眉棱骨痛，已4个多月。初起时服止痛药片能缓解。以后痛渐增重，虽增加止痛药剂量与服药次数，疼痛仍是持续。疼痛呈阵发性，每日发作次数达10余次，常突然发作。发时局部抽搐，睁眼困难，痛苦殊甚。胃纳减少，精神委顿。舌苔薄，脉弦。证系经络痹阻，治拟舒经通络。

处方：左攒竹透鱼腰、左丝竹空透鱼腰、风池、合谷。

操作：用30号不锈钢毫针，捻转泻法，得气感应较强，间歇动留针30分钟。

每日针刺1次，12次为一疗程。第2日复诊，痛势略减，发作次数略有减少，原法针治。第3日（次）复诊，疼痛次数持有减少，疼痛时间亦有缩短。

穴法、操作手法合证，照原法每天1次，共针治12次，已基本痊愈。停针5天后复诊，疗效稳定。为巩固疗效、预防复发，继续针治7次，告愈。

按：本病西医诊断为"第一支三叉神经痛"。中医学理论认为是局部经气痹阻所致。故治以疏通经络，取眉棱局部穴与循经远取法相配合，经气疏通，其痛自愈。

医案四

马某某，女，56岁，退休工人，1978年3月10日初诊。头胀眩晕，手指时麻，夜寐时安时艰，或走路欠稳，起已2年余。当夜卧欠安时，诸症就明显。胃纳、二便尚调。舌质较红，苔微黄，脉弦有力。测量血压186/108mmHg，诉发现高血压也2年余。证系肝肾阴虚、肝阳偏亢，治拟育阴潜阳。

处方：三阴交补、太冲平补平泻、风池泻。

操作：得气后用捻转结合提插之平补平泻法，或泻法，或补法，间歇动留针20分钟。

起针后再测血压为162/96mmHg，已明显下降。

每日照原针法治1次，连续治疗4次（天）后，测血压为140/86mmHg。

头已舒服，肢亦不麻，夜卧亦安。为巩固疗效，续治4次，血压稳定在正常范围。嘱注意劳逸结合，勿食肥腻，精神愉快，预防复发。

按：本例高血压病，属中医之眩晕证，乃肝肾阴虚、肝阳上亢所致。取三阴交意在补益肝肾之阴；太冲施以平补平泻，含补阴泻阳之意，也可施以补中寓泻、泻中寓补之手法；泻风池意在抑上亢之肝阳。阴得滋，阳得潜，眩晕自平，血压自降而正常矣。

针灸治疗原发性高血压疗效尚称满意。唯对三期高血压患者，或某些继发性高血压，疗效不够稳定或尚不理想。

医案五

陆某某，女，37岁，1973年3月10日初诊。头晕，乏力，起已1年多，面色少华，胃纳一般，大小便正常，夜卧尚安，肢末欠温。舌胖嫩，苔薄白，脉细软。血压86/60mmHg。证系阳气虚弱，治拟补气升阳。

处方：大椎、百会、印堂、素髎。

操作：捻转补法，弱刺激。大椎用180°、1次/秒之频率，捻转30秒（次），出针，百会、印堂间歇动留针20分钟，素髎刺皮部刮针柄120次/分。

每天针治1次，连续针治8次后，头晕减轻，复查血压为98/68mmHg。

针治至16次后，头晕消失，查血压已升至112/76mmHg，基本痊愈。

按：本例中医辨证乃阳气虚弱所致。督脉是诸阳之会，总督一身之阳气，故选取督脉经大椎、百会、印堂、素髎诸穴，使清阳之气上升，头晕得痊，血压正常。

凡低血压病症，还可在百会穴施麦粒灸，每次灸3~5壮，隔2~3天灸1次，3~5次为一疗程，疗效亦佳。

十七、吴焕淦医案

朱某某，男，37岁，已婚，公务员，2012年7月9日初诊。腹胀、腹泻伴黏液便反复发作2年余。患者平素饮食无规律，自2010年6月因劳累自觉腹部胀满、腹泻，大便有黏液，经附近医院行乙状结肠镜检查被诊断为"溃疡性结肠炎"，予柳氮磺胺吡啶等西药治疗半年未效。因腹泻及黏液便明显而求治中医，刻下症见脘腹胀满，大便每日4～5次，便质稀，可见大量黏液，神疲乏力，食少纳差，食后腹胀，腹部隐痛喜按。舌质淡胖，苔薄白，脉濡缓。辨证属脾胃虚弱，治拟温养脾胃，调肠止泻。治疗方法：①取穴。中脘、天枢（双）、气海、足三里（双）、上巨虚（双）。②药饼配方。附子、肉桂、丹参、红花、木香、黄连、冰片等药研成细粉密藏备用。治疗时取药粉加适量黄酒调成厚糊状，用模具按压成直径2.3cm、厚度0.5cm大小的药饼（含药粉2.5g）。③艾炷。以门诊常用之清艾条，剪取长1.7cm左右。④艾灸壮数。每次每穴灸2壮。⑤疗程。每日1次，12次为一疗程，疗程间休息3日，共治疗6个疗程。同时嘱其清淡饮食，忌食辛辣、油煎等热性食物及海鲜"发物"；起居有时，注意避免受寒。治疗20次后，患者腹痛减轻，大便渐成形；治疗6个疗程后，患者腹胀、腹痛基本消失，大便正常，随访1年，未复发。

十八、林咸明医案

姚某，女，41岁，2011年10月20日初诊。主诉失眠3年。表现为夜间入睡困难，勉强入睡后于夜间2点钟左右易醒，醒后难再入睡。伴头痛，心烦易怒，口干、口苦，纳少，大便干。曾服用艾司唑仑（舒乐安定）等药物，效果不佳。舌红，苔薄黄，脉弦。证属肝郁化火，上扰脑神。治以疏肝泻火，调节脑神。嘱患者俯卧位，取风府、天柱、安眠，轻刺，得气后即出

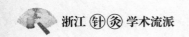

针；再取仰卧位，针刺百会、印堂、迎香、耳穴（心、肺、神门）、足三里、内关、合谷、太冲，得气后施平补平泻手法；留针30分钟，嘱患者全身放松，闭目，约15分钟后患者安然入睡。隔天再诊，诉当晚能蒙眬入睡5小时，仍不能熟睡。继续原方针刺，治疗7次后，每晚可睡6～8小时，再予7次治疗巩固疗效。头痛等症状消失而临床痊愈，随访半年未见复发。

十九、虞孝贞医案

医案一

王某某，男，71岁，1972年10月10日初诊。年逾古稀，偶饮冷，3月来日夜呃逆，呃声低而持续不已，不思饮食，每餐勉进粥汤半碗，神倦乏力，呻吟床榻，曾投西药镇静剂未效。舌苔厚腻，脉来沉细。高年脾肾阳虚，湿困脾阳，胃失和降，胃气上逆所致，治拟和胃降逆，温脾化湿。

处方：夹脊胸11～12补、膈俞补、内关补、足三里补。

操作：先针内关、足三里，得气后留针15分钟，呃未见减，改针膈俞、胸椎11～12夹脊穴，膈俞针尖向椎体方向斜刺，夹脊穴深刺达1.2寸，针感向胃部传导，用捻转补法，留针15分钟，并在针旁加艾条灸，起针后呃声得止。

次日二诊：昨日针后当时呃止，但于今晨复见呃作，但次数显减。

处方：夹脊胸11～12补、肾俞补、足三里补。

操作：夹脊穴操作同上，肾俞捻转补法不留，后再针足三里，起针呃止，不复呃作。

按：呃逆以气逆上冲，喉间呃呃连声，声短而频，令人不能自主。古称"哕"，多属中上焦病。《金匮要略·呕吐哕下利病脉证治》把它分为寒呃、虚热呃、实热呃三类，常可与饮食不节、情志不和，以及正气之虚有关。轻者可自愈，《内经》有取嚏传肺及膈间之气疏通，胃气复降即愈。针刺一针内关或合谷等穴即止。但对"元气败竭者乃最危之候",故临床对年老重病已久而呃逆者称为危候,乃胃气已绝之象,应加注意。本案例高年素有慢性胃病,今呃逆声低而持续,且不思饮食,自非佳兆,幸两次针灸呃逆得止,胃气转复而得安。笔者又曾治一肝硬化腹水后期患者的呃逆,经一针风池而安,得延续生命月余。笔者又曾做2例中年实证呃逆连续3天不止,曾服中西药物及针刺内关、合谷、膈俞、三里、中脘等穴均无效,最后一针鼓乳穴呃立止。

医案二

李某某,女,40岁,1968年6月10日初诊。饮食不洁,伤及脾胃,升降失常,清浊不分而发病。晚饭后即感脘腹胀满不舒,当夜12时腹部急痛,上吐下泻,因夜深无车送医院,前来叩门邀诊,往视,患者双手按腹蹲卧,时吐时泻,泄泻清稀,四肢不温,身重体倦,面色苍白,舌苔白腻,脉濡紧。急予温中散寒,疏调胃肠气机。

处方:天枢、下脘、气海、足三里、内关。

操作:天枢、下脘、气海俱用3寸长针,刺入2寸左右,足三里刺入1.5寸,得气后俱用捻转泻法,内关刺入约1寸,用运气法,使针感上传,并以艾条2支,分别在脐中和上述腹部穴温灸,共留针艾灸达50分钟,吐泻腹痛渐止,病霍然而愈,次日已能起床。

按:急性肠胃炎来势较急,针灸有良效,笔者已针治多例。常取脐四周之穴,天枢乃大肠募穴,气海以调气,下脘以和胃,对肠胃是近取直捷之意。但腹部穴位的针刺深浅,要根据病情轻重缓急,辨证施治,方能中的。本人体会:腹部穴若治一般调理轻症,只要浅刺多捻,补法不留,针感以舒为宜。如遇胃肠急性吐泻,宜于深刺重刺方可奏效。《灵枢·官针》云"病深针浅,病气不泻",《灵枢·邪气脏腑病形》云"刺急者,深内而久留之"，又《灵枢·胀论》云"针不陷肓，则气不行"。陷肓是指深刺至肌肉之间的空隙。肓，就是肓膜，张景岳云："肓者，凡腔腹肉理之间，上下空隙之处，皆谓之肓……不独以胸膈为言。"可知不针到肓膜亦是深度不足以行气救急。故急性胃肠炎针刺宜稍深，才能推动气机而愈病。通过临床实践，确感经旨之可贵。

医案三

刘某某，女，28岁，1972年4月初诊。初产妇足月临产，因骨盆狭窄行剖宫产手术，术后尿潴留已13天，多次导尿发生尿路感染，改为针刺治疗。往诊时小腹膨隆，欲尿不得，神烦，苔薄质红，脉象滑数，是因手术后膀胱气化不利所致，急当通尿。

处方：秩边、阴陵泉。

操作：秩边深刺达2.5寸，得气后用捻转泻法，针感必须抵达前面小腹或前阴、尿道部；阴陵泉深刺1～1.5寸，用提插泻法，每穴均持续刺激1～2分钟后起针。

次日二诊：昨日针后小便稍能自解而欠畅，续与上穴加三阴交。先针秩边，次针阴陵泉、三阴交，用泻法间歇动留针15分钟。

第三天三诊：小便已能自解，尚欠畅。

处方：秩边、足三里、三阴交。

操作：同上。

第三次针后隔1小时，小便已畅，次日出院。

按：腹部手术或产后常可发生尿潴留，多因膀胱括约肌麻痹所致，针刺有兴奋作用，一般取中极、关元和阴陵泉、三阴交等穴均可获效。今因腹部手术，取腹部穴不便，故改秩边。此穴深部近阴部神经，能调节生殖及泌尿方面疾病，又是膀胱经穴，故有利尿作用。三阴交和阴陵泉均是足太阴脾经穴，能健运水湿以利尿，足三里乃足阳明胃经合穴，取益气以利膀之意。一般产后尿潴留，笔者家传方法，以脐中放食盐少许，上隔姜片，放大艾炷灸5～7壮，往往一次见效，本法见《医心方》卷十二录葛洪著作"治小便不通，以盐纳满脐，灸上三壮"。

医案四

俞某某，男，3岁，1965年9月6日初诊。1月前患乙型脑炎高热、昏迷、抽搐入本市传染病医院抢救脱险出院，现后遗不语，项强，上肢强直，下肢无力，难于坐立，口舌糜烂，不思饮食，脉细数。证系温病余毒未清，督脉受邪，经筋不舒所致，治拟清热解毒，舒经通络。

处方：风府、风池、百会、大椎、肩髃、曲池、合谷、环跳、阳陵泉、绝骨。

操作：轻刺浅刺不留针。

中药：制地龙4.5g，制鳖甲9g，牡蛎10g，阿胶6g，制僵蚕4.5g，连翘6g，银花6g，生白芍4.5g，麦冬4.5g，全当归6g，丝瓜络6g，5剂。

二诊：9月8日项强好转，欲言不能，上肢稍能弯曲。

处方：哑门、风池、百会、大椎、肩髃、曲池、外关、肾脊、环中、阳陵泉、绝骨、三阴交。

操作：同上。

三诊：9月10日口舌糜烂已见好转，胃纳转佳，手足强直不利均改善。

处方：穴位同上，中药原方5剂。

四至六诊：9月12日至20日手足已能伸展活动，口糜已愈，略能言语。

处方：哑门、廉泉、风池、百会、肩髃、手三里、四渎、合谷、肾俞、环跳、风市、足三里、三阴交。

中药：制地龙4.5g，丝瓜络6g，怀牛膝6g，伸筋草6g，酒当归6g，生白

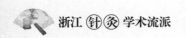

芍 4.5g，细生地黄 6g，红花 4.5g。

医案五

王某某，女，44岁，1968年4月初诊。曾患急性单纯性阑尾炎，经用保守疗法好转，但之后转为慢性，右下腹不时隐痛，大便不调，纳食尚佳，余无所苦，舌淡，苔薄白，脉细缓，系大肠气机未复，络道阻滞，治拟舒调阳明气机。

处方：天枢（右）、阑尾穴（双）、曲池（双），有时加阴陵泉以健脾化湿，或用大巨、外陵以易天枢穴。

操作：天枢穴用运气手法，使气达病所；阑尾穴、曲池俱用提插泻法，间歇动留针30分钟。腹部麦氏压痛点用艾条温和灸10分钟，隔日1次，8次为一个疗程，一个疗程后痊愈，以后观察多年未见再发。

按：肠痈多由饮食不节，损伤胃肠，湿热蕴结，或饮食后急剧奔走，使肠道运化失常、气血凝滞所致。患者年逾四旬，脉细缓，乃气血不足，故病后气机一时难复，而治又未彻底，故转成慢性。今用大肠募穴天枢，针感达患处，局部复加艾条灸，以温通大肠凝滞之气机，再以手阳明大肠经下合穴附近阑尾穴上下相配，故效较显。笔者按此法治疗本病已8例，均获痊愈。

医案六

汪某，女，47岁，1993年4月15日初诊。右侧肱骨外上髁处疼痛1月余，痛连肩颈，大便时溏，消化不良，苔薄脉细。

处方：手三里、足三里、大椎、阿是穴。

操作：手足三里、大椎，疼痛局部围刺法加艾条灸。共治疗10次痊愈。

按：肱骨外上髁炎，又称"网球肘"，多为臂部用力过度造成的慢性筋膜疾病。治疗方法甚多，有硫黄灸法，可用艾叶煎汤，把汤调入硫黄粉内，搪瓷杯内搅匀，用文火慢煎成糊状，趁热倒在瓷盘内成薄片，用之捣碎，小如米粒大。灸时用生姜切成极薄片，上放硫黄片，火柴烧之。如呼烫，以棉球按之，使热力透入。取穴以痛点为主。灸毕，施以围刺法，再用艾条灸10～20分钟。本病临床治愈多例，并要嘱患者不要过劳。

医案七

周某某，男，39岁，1978年1月初诊。

心肾阴虚，虚火妄动，心悸不宁。于1974年发现早搏逐渐加重，心脏X线示心界正常，听诊无杂音，抗"O"、血沉均正常，血脂偏高，1977年10月经心电图检查为"多发性室性早搏"，曾用中西药物治疗，未见明显效果。目前早搏频繁，每分钟达10余次，夜寐不安，甚则通宵失眠，胸闷烦躁，时有遗泄，舌红，脉弦结代，属心肾阴虚火旺型心悸，治拟滋阴泻火，宁心安神。

处方：内关、神门、安眠穴、三阴交、太冲。

操作：太冲泻，余穴均补法（补法中等刺激，泻法强刺激），留针30分钟。

经3次针治后，早搏见减，夜睡较安，昨夜遗泄，与兼泻相火。

处方：风池、神门、内关、关元、三阴交、白环俞。

第6次针后，早搏明显减少，胸闷心烦好转，眠安，遗泄止。

处方：去白环俞、关元，余穴同上。

操作：留针如前。

第8次针时，早搏已消失，仅在下午偶见一两次，睡眠基本正常，心电图检查为"偶发性室性早搏"。以后又针灸巩固治疗6次，前后共针治14次，已痊愈，为正常心电图。

按：心悸属现代医学心律失常范畴，针灸有调节心律的作用，疗效较好，尤以激动起源失常者尤佳，笔者已治多例。本例患者病已4年，用中西药物治疗无明显效果，今用针刺治疗，前后共14次，自觉症状及心电图均已正常，随访至今未见复发。

二十、方剑乔医案

医案一

徐某，女，68岁，教师，2006年11月14日初诊。右侧头面刀割样剧痛1月余。患者于2月前罹患三叉神经"带状疱疹"，愈后遗留三叉神经痛，诉其右侧头面颞额部至右侧眼眶呈阵发性刀割样剧痛，每次发作数十秒，日发10多次，无法正常说话及进食，夜间痛醒；右眼难以睁开，视力略有减退，伴口苦咽干，心烦易怒，大便干结，2日一行；舌红，苔薄黄，脉弦数。血压105/75mmHg，血常规正常，头颅CT无异常。西医诊断：三叉神经痛；中医辨证：面痛（肝肾亏虚，风热上扰型）。治拟疏风清热、通络止痛，佐以补益肝肾。

处方：取局部阿是穴（沿三叉神经分布区多点取穴）、攒竹、太阳、阳白、丝竹空、曲鬓、下关、风池、翳风，配双侧合谷、外关、太冲、太溪。

操作：采用0.25mm×25mm毫针直刺2～3分，静留针；合谷、外关在得气后接韩氏神经刺激仪，连续波，频率先100Hz刺激10分钟，后改为2Hz刺激30分钟。隔日治疗1次，连续治疗30次而愈。

按：浅刺丛针法，又称浅刺多穴法，源自《灵枢·官针》中的毛刺、直刺、半刺、浮刺、扬刺等法，主要适用于病邪在表或病位较浅的经络病。《灵枢·终始》载："浅刺之，使精气无得出，以养其脉，独出其邪气。"即浅刺法具有存正气、祛邪气之功；在浅刺的同时结合丛针（多穴）则可加强疏通经络、调理气血的作用。现代研究发现，当用毫针浅刺皮肤时，针刺刺激可通过感觉神经末梢中的粗纤维上传至延髓，在延髓背角关闭痛觉传递的闸门，阻止Aδ和C纤维等传导伤害性信息的输入，产生镇痛效应。本例患者乃风热之邪侵袭面部经络，病位较浅，加上患者年近七旬，脏腑皆虚，虽局部症状较剧，但属本虚标实之证，故采用浅刺丛针法治疗，既可宣散患部之邪，又可不伤正气，治疗三叉神经痛，效如桴鼓，且屡试屡验。同时，三叉神经痛常因局部刺激而触发疼痛，故针刺时一般忌深刺、强刺，但要控制或缓解疼痛又需足够的刺激量，因此方教授提倡在局部采用浅刺丛针法，同时结合长时间留针及远道腧穴的电针刺激。

医案二

孟某，男，35岁，职员，2014年3月4日初诊。患者于10年前在无明显诱因下出现左侧颞部剧烈疼痛，以胀痛为主，当时无恶寒发热、无头晕耳鸣、无视物模糊、无恶心呕吐等；10年间患者左侧头痛反复发作，有时伴有恶心。曾行头颅MRI检查，未见异常。近半月来左侧头痛再次发作，于每日下午申时出现剧烈胀痛刺痛，每次发作时持续1～2小时，伴有恶心呕吐、畏光畏声。患者面色灰暗，精神疲软，左侧太阳穴后方有固定压痛点，纳饮二便均可，睡眠可，舌淡苔腻，脉弦。西医诊断：偏头痛。中医诊断：头痛（瘀血头痛）。治拟：行气活血，化瘀通络。

处方：阿是穴、丝竹空（患）、太阳（患）、耳和髎（患）、下关（患）、头维（患）、颔厌（患）、悬厘（患）、率谷（患）、风池（患）、合谷（患）、外关（患）、太冲（患）。

操作：患者仰卧位或侧卧位，暴露患侧头部。各穴常规针刺得气。患侧颔厌-耳和髎、合谷-外关行电针治疗，频率100Hz，刺激15分钟后转为2/100Hz，继续治疗20分钟，刺激强度以患者能承受的最大强度为宜。结束后选取1～2个阿是穴行刺络放血。隔日1次，每周治疗3次。

二诊：3月20日，经6次针灸治疗后，患者疼痛程度明显减轻，仍有波动性，以胀痛为主，发作时间减少为0.5～1小时，间歇时间延长为3～4天，发作时恶心呕吐减轻，精神改善。为加强疗效，针药并举，在原针灸处方基础上，加以行气活血、化瘀通络的中药治疗，处方如下：

柴胡10g	香附10g	青皮6g	陈皮8g
延胡素10g	川芎15g	桃仁10g	红花9g
当归15g	丹参15g	牡丹皮10g	蜈蚣2条
没药10g	生地黄15g	川牛膝15g	

医案三

徐某，女，51岁，教师，2014年3月15日初诊。患者无明显诱因下右侧颜面部疼痛反复发作1年余，近3日来因工作劳累复发，主要表现为右侧颜面部疼痛，眼眶处尤甚，疼痛常呈阵发性、电击样，每日发作4～5次，每次疼痛持续时间约为10秒，常在受凉、饮食、刷牙时诱发，休息或天气变暖时可缓解。无神经系统异常体征。患者自病来情绪焦虑烦躁，精神萎靡，伴口苦口干、便秘、夜寐不佳。舌红少津，脉弦细。辅助检查：头颅CT检查无明显异常。西医诊断：原发性三叉神经（眼支）痛。中医诊断：面痛（阴虚火旺证）。治拟：滋阴泻火，通络止痛。

处方：攒竹（患）、阳白（患）、丝竹空（患）、瞳子髎（患）、四白（患）、下关（患）、颧髎（患）、合谷（双）、外关（双）、足三里（双）、三阴交（双）、太冲（双）。

操作：患者仰卧位，暴露患侧面部。双侧合谷、外关直刺0.8～1寸，得气后行泻法（大幅度捻转提插1～2分钟），以患者有麻胀感为宜，双侧合谷-外关行电针治疗，频率100Hz，强度以患者能忍受为度，刺激15分钟；以上治疗结束后，选取患侧局部穴位行丛针浅刺针法，手法宜轻浅，患侧攒竹-瞳子髎、合谷-外关行电针治疗，频率2/100Hz，强度以患者舒适为度，刺激

30～60分钟。隔日1次，每周治疗3次。

治疗1次后患者觉痛势减轻，5次后疼痛休止未发，巩固治疗5次后嘱患者回家休养，避免劳累及情绪刺激。1月后回访，上述症状未再发作。

按：患者症状为三叉神经痛，发病时头颅CT及口腔科检查无异常，无神经系统异常体征，原发性三叉神经痛诊断成立。患者就诊时，疼痛剧烈，发作频繁，属本病的疼痛持续发作期。治疗时宜先远道后局部的原则。远道穴位，施以泻法，短时配合电针100Hz强刺激，激发人体内源性镇痛系统，令疼痛骤减；然后转为局部穴位弱刺激，配合电针疏密波2/100Hz维持治疗，选用2/100Hz频率电刺激可激发中枢同时释放脑啡肽、β内啡肽和强啡肽3种镇痛介质，维持镇痛效应，加强疗效。其疼痛部位以三叉神经第Ⅰ支、第Ⅱ支为主，故辨其属支循经取穴，局部选用患侧攒竹、阳白、丝竹空、瞳子髎、四白、下关、颧髎等穴，行丛针浅刺法，可疏通局部经络气血、活血止痛。配合临床镇痛要穴合谷、外关、足三里、三阴交及太冲等疏通少阳、阳明经气血，加强面部穴位疏通经络的作用，且三阴交、太冲可滋肝阴、降肝火，为治本取穴。合谷、太冲开四关，通络止痛。诸穴合用，可调和阴阳，活血止痛，效果极佳。

方教授在治疗面痛时常局部施以丛针浅刺法。因面痛发作时患者往往面部肌肉痉挛，局部气血不畅，若此时施以重刺激，恐犯虚虚实实之戒，加重面部气血阻滞，而刺之皮毛，引邪外出，往往收效良好。方教授多在丛针浅刺的同时予双侧外关、合谷重刺激，能够在治疗的同时转移患者对于面部疼痛的注意力，同时减少患者的心理恐惧，更易为患者接受。

二十一、陈华德医案

医案一

杨某，女，17岁，学生，2013年8月12日就诊。患者3年前不明原因常

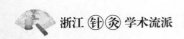

感困倦疲惫，白天常睡频频，近4个月来，症状明显加重，常在吃饭及站立行走时突然睡着，一日发作4～5次，严重影响生活学习。经某医院神经科检查未见异常，西医诊断为"自主神经功能紊乱"，曾服西药2月余未见明显好转，遂来针灸科就诊。现症见形体消瘦，面色无华，懒言少语，自述食少便溏，舌淡，苔薄白，脉沉细。取穴百会、印堂、膻中、中脘、太阳（双）、神门（双）、内关（双）、足三里（双）、三阴交（双），针刺手法以补法为主，留针30分钟，隔日针1次。按上法治疗3次后，患者自述精神状态稍有改善，但症状持续存在。再次治疗时除常规取穴针刺治疗外，按百会长留针操作方法延长百会穴留针时间至24小时。针1次后患者精神状态较前明显改善，喜述，留针过程中虽仍有困乏欲睡的感觉，但已能自己控制，没有发生猝然昏睡跌倒的现象。续用此法治疗20次后，患者基本痊愈，已能正常生活学习。

医案二

李某，男，65岁，2013年9月15日初诊。患者5年前无任何诱因出现右手不自主地颤动，经某医院检查，诊为帕金森病，嘱其服西药美多芭等治疗3月，未见任何好转，后又经多家医院诊治，曾服大量中药、西药均不见好转。近3月病情加重，右侧嘴角也开始颤动，无法控制，严重影响生活质量。来诊时见面色萎黄、表情淡漠、运动迟缓，舌淡，苔白而腻，脉细缓。体针穴取右侧合谷、后溪、阳溪、养老、曲池、曲泽、尺泽，头针取额中线、顶中线、左侧舞蹈震颤控制区及左侧运动区，行平补平泻手法留针30分钟，针刺完毕后再采用百会穴长留针法留针24小时。用上法针刺20次后患者感觉精神倍增，嘴角及上肢抖动较前明显减轻。

医案三

王某，女，45岁，教师，2014年8月1日初诊。患者5个多月前因连续伏案工作多日，出现眩晕头胀、视物昏花、颈肩部酸累、怕冷等不适症状。起初稍活动或膏药外敷症状可缓，其后症状反复，并出现左手指麻木，于当地医院就诊。颈部X线示第6颈椎（C6）退行性改变，确诊为"颈性眩晕"，西药治疗效果不明显，遂来就诊。既往体健，就诊时症见视物昏花，但无视物旋转及明显头痛，颈肩僵硬不适，伴左手麻木，纳寐可，舌苔薄腻，脉细涩。诊断为颈性眩晕，证属气血亏虚型。予以督三针为主辨证治疗，并选取双侧风池、风府、肩井、颈夹脊，并配伍双侧足三里、三阴交，留针30分钟。每次治疗结束后，百会穴留针24小时。隔日治疗1次，约20次治疗后，患者眩晕头胀、视物昏花、颈僵、肩部怕冷伴左手指麻木等症状均消失，可正常生活和工作，半年后随访未复发。

医案四

患者，男，54岁，2014年3月22日因双耳耳鸣2月前来就诊。症见耳鸣如蝉声，遇劳加重，手足心热，烦躁，兼见眩晕，舌红，苔白，脉细。专科检查：外耳道正常，鼓膜完整。中医诊断为耳鸣，辨证为肾阴亏虚证，因肾精不能上奉耳窍，耳窍失养所致。予以耳穴贴压神门、皮质下、肾，针刺双侧耳门、听宫、听会、翳风、太溪、肾俞、四神聪、晕听区，同时听宫、翳风注射维生素B_{12}。针刺耳前三穴时嘱患者张口，垂直刺入20～30mm，提插捻转，使针感传至耳内后，应用韩氏电针治疗仪，频率选2/100Hz，耳部导连选取双侧耳门配翳风，强度以患者舒适为度。百会穴位进针时，针身与头皮呈15°夹角，进针后以患者自觉酸胀沉紧为度。百会穴长留针6～8小时。将柄剪短，嘱患者离开后自行取出。每星期二、四、六各治疗1次。治疗5次后，患者诸症皆见好转，并且睡眠质量好转。治疗20次后，患者诸症消失而耳鸣愈。

医案五

邓某，女，36岁，2016年1月15日初诊。自觉脑内有轰鸣声6月许，加重1周，伴失眠、烦躁，夜间尤甚，遇劳累或情志变化加重。第一次发作前曾因纠纷而暴怒，面红，口干，便干，舌红，苔黄厚，脉弦。血压135/90mmHg，脑部MRI检查无异常。中医诊断为脑鸣（肝阳上亢），治拟平肝潜阳，宁神止鸣。治疗先耳尖放血，再取耳穴神门、皮质下、肝等，用王不留行子贴压穴位，嘱其每日按压3次，每次每穴1分钟，以酸胀微热为宜。头部取百会、神庭、脑户穴及晕听区，体针取双侧风池、听宫、外关、合谷、三阴交、太冲穴。风池、听宫、外关、合谷、太冲用泻法，百会、神庭、脑户、三阴交用补法，其他穴位平补平泻，留针30分钟。之后再行百会穴长留针法，留针24小时。隔天治疗1次，10次为一疗程。治疗一疗程后，患者面红明显改善，自诉脑鸣频次减少，失眠改善，已能入睡。2个疗程后，脑鸣症状基本消失，但情绪波动仍会引发短暂的脑鸣症状。巩固一个疗程后，随访3月无复发。

按：百会，最早见于《针灸甲乙经》，又名"三阳五会""岭上""颠上"等，在头顶正中线与两耳尖连线的交点处，为百脉朝会之所，故名"百会"，有醒脑开窍、提神益智等功效。百会穴居于巅顶，归属督脉，而督脉"入络于脑"，同时足太阳膀胱经也会于百会穴，并由此入络脑。现代解剖学认为，百会穴浅层不仅有肌肉而且布有丰富的神经、血管，其下颅骨内层为大脑皮质的运动区和旁中央小叶附加运动区。现代实验研究也表明，针刺百会穴可增加大脑局部血液循环，调节脑部神经功能。因此，百会穴与脑功能关系密切，是调节脑功能的要穴。关于长时间留针的记载，首见于《内经》，如《素问·离合真邪论》谓"静以久留"，又如《灵枢·终始》谓"久病者，邪气入深，刺此病者，深内而久留之，间日而复刺之"。针刺的留针时间是针刺治疗方案的重要内容，也是影响针刺疗效的关键性因素。长留针法靠延长留针时间来维持对穴位有效的刺激量，有加强局部血液循环、提高神经冲动敏感性的功效，利于激发经气，从而提高临床疗效。临床实践也表明，在针刺治疗某些脑源性疾病的治疗方案中，延长百会穴的留针时间往往会取得更好的治疗效果。因百会为百脉之宗，诸阳之会，诸经脉气血会聚之处，故陈教授认为百会穴长留针可以持续地升举一身清阳之气，阳气升则可以帅血上奉于脑，使气充血旺，脑神得养。陈教授临床常用此法治疗各种脑源性疾病，尤其当常规针刺疗法效果不佳时，用该法治疗往往可以取得比较满意的效果。

上述5则案例，虽属不同疾病，临床表现各异，但它们的基本病机都是脑部气血阴阳失调、脑络不通、脑神失养，故采用百会穴长留针法，可以长时间激发全身阳气，更好地调节脑部气血，使脑络得通，脑神得养，从而收到较为满意的治疗效果。在脑源性疾病的治疗中，陈教授常选百会穴，且善用百会穴长留针法。陈教授认为此法可静以候气，使气至病所，令大脑长时间处于气充血旺的状态，使脑神得养，从而缩短病程，提高疗效。陈教授临床多用此法治疗气血亏虚、清阳不升、脑络失养证型之脑源性疾病，且每每收到满意疗效。该法安全，无痛苦，操作简单，价格低廉，且不影响患者的正常起居活动，也不受时间地点限制，临床应用中受到患者的普遍认可与好评，值得临床推广应用。

二十二、汪慧敏医案

医案一

M女士，37岁，2016年12月9日初诊。不孕6年，月经周期基本正常，行经7天。痛经10余年，我国台湾中医治疗后有好转，每个周期痛7～8天，去年输卵管结扎后更痛，需服用24小时强力止痛片。左侧卵巢巧克力囊肿已经切除。做过3次体外人工受孕（IVF），每次取卵不超过3枚，一年前最后一次IVF曾验孕阳性，40多天后流产。B超示右侧卵巢巧克力囊肿5.6cm×5.8cm，一侧输卵管切除，另一侧输卵管结扎。近半年多次检查未见到排卵，剧烈痛经，伴腰酸、腹泻、肛门坠胀。末次月经：2016年11月16日，几乎每天在凌晨1～3点腹痛。情绪焦虑，睡眠少，胃纳一般，易烦躁，二便无殊，舌质暗，苔薄，脉弦细。诊断：不孕症，癥瘕。证型：肾虚血瘀肝郁。治则：补肾疏肝，活血化瘀。

处方：

经期穴位：上髎、次髎、中髎、下髎、委中、承山、三阴交、太冲、百会、气海、关元、天枢、水道、足三里、地机、阿是，灸关元。

非经期穴位：次髎、委中、承山、三阴交、百会、气海、关元、天枢、水道、气穴、大赫、足三里、地机，卵泡期加太溪、照海，黄体期加肾俞、命门等。

台湾医生方案：见到有卵以后取卵，再进行巧克力囊肿切除术，然后放胚胎。连续针灸半年，发现一枚卵，成功取到，并成功得到一个胚胎，之后行巧克力囊肿切除术。手术后月经到期未行，针灸用天枢、气海、关元、归来、水道、气穴、大赫、足三里、地机、太溪、照海、肾俞、命门等，60天后月经恢复。2018年2月到台湾放置胚胎，放置前针天枢、足三里、三阴交、地机、气海、太冲、支沟、合谷、百会、神庭，放置后针血海、足三里、内关、百会、神庭，连续3天。约2周后告知IVF术后已怀孕，之后患者告知监测到胎心并已经成功诞下一子。

医案二

G女士，41岁，2018年5月11日初诊。4年前结婚，一直未孕。曾中西医治疗，2年前发现有子宫内膜异位症，2017年12月27日B超示2个1cm大小子宫肌瘤，右侧卵巢囊肿 5.8 cm×5.2cm，月经期 4～5 日，周期 28 日，末次月经：2018 年 4 月 24 日，色暗红，有血块，孕 0 产 0。无口干，眠可，纳可，二便可。西医建议马上手术治疗，患者执意要求来本诊所针灸治疗。诊断：癥瘕，气血两虚。

处方：天枢、气海、关元、水道、曲池、支沟、足三里、地机、三阴交、太冲、丰隆。

2018 年 5 月 25 日复诊，病史同前，末次月经：2018 年 5 月 20 日。疲倦乏力。2018 年 5 月 23 日 B 超示巧克力囊肿 4.99 cm×3.51cm。

处方：天枢、气海、关元、水道、曲池、支沟、足三里、地机、三阴交、太冲、丰隆。

2018 年 6 月 1 日复诊，病史同前，检验报告示 FSH：7.73IU/ml，LH：7.44IU/ml，Estradiol：244.3pmol/L，AMH：0.58ng/ml，CA125：67.9kU/L。

处方：天枢、气海、关元、水道、曲池、支沟、足三里、地机、三阴交、太冲、丰隆、上髎、中髎、次髎、下髎。

最后一次治疗时间：2018 年 7 月 6 日。处方：天枢、气海、关元、水道、曲池、支沟、足三里、地机、三阴交、太冲、丰隆、上髎、中髎、次髎、下髎。

2019 年 2 月 16 日，患者来诊所告知已怀孕 6 月余，在最后一次治疗当月就验出怀孕，还有 3 个月即将分娩。

二十三、马睿杰医案

患者，女，66 岁，2016 年 12 月 22 日初诊。4 月前无明显诱因出现双下肢乏力，伴活动不利，自觉双下肢僵硬，屈曲时感疼痛，休息后不能缓解。曾至多家医院就诊，头颅 MRI 示小范围缺血灶，肌电图示右侧上下肢体感诱发电位（SEP）异常，右正中神经、腓总神经复合肌肉动作电位（CMAP）波幅相对降低。既往肝硬化病史2年，有胃底静脉曲张，曾出现肝昏迷，予对症支持治疗后病情好转，诊断为"自身免疫性肝炎""肝性脊髓病"，予护肝、营养神经等治疗，效果不佳，症状日益加重，来我处就诊。体征：面色苍黄，腹部膨隆，脉络显露，叩诊呈浊音，双下肢轻度凹陷性水肿，双下肢肌力Ⅳ级。刻下症见神倦气短，语声轻微，双下肢乏力，伴活动不利，且双下肢怕冷，扪之冰凉，腹胀，口干喜饮，大便秘结，舌红、苔薄白，脉沉细。患者因肝肾精血亏损，筋脉失于濡养，致关节屈伸不利，肢体痿废不用，治以补益肝肾、温阳通脉为主。

处方：①头皮针：顶中线、双侧顶颞前斜线上1/5、顶旁1线。②体针：主穴：关元、命门、至阳、肝俞、肾俞、脾俞、太冲、太溪、天枢，随证加减：水分及双侧足三里。③灸法：神阙穴。

操作：①头皮针：患者平卧位，局部消毒后取0.25mm×40mm针灸针平刺至帽状腱膜下层，得气后行捻转补法1分钟，留针4~6小时。②体针：患者仰卧位，水分、天枢直刺25mm，行提插泻法；关元、太溪直刺，行提插补法；足三里行温针灸；太冲直刺行平补平泻，留针30分钟；起针后，嘱患者俯卧位，肝俞、肾俞直刺法，行温针灸；至阳、命门直刺，连接电针，疏密波（2/100Hz），强度以患者能耐受为度；脾俞直刺，行提插补法，留针30分钟。

以上治疗，每日1次，每周6次。连续治疗3月后，患者自觉下肢活动较前灵活，肌力Ⅴ级，拄拐杖下自行行走距离较前延长，步态明显稳妥，胃底静脉曲张明显改善。随访3月，患者病情稳定，无明显加重，每日拄拐步行训练，大便通畅。

按：肝性脊髓病可归属于中医的"痿证"范畴。痿证病因多样，结合本病，患者因肝肾精血亏损，筋脉失于濡养，致关节屈伸不利，肢体痿废不用，治以补益肝肾、温阳通脉为主。体针取太溪、太冲，分别为肾经及肝经的原穴，加上肾俞穴直达根本，三穴相配，温肾疏木，以至阴平阳秘。又有现代研究表明，太溪、太冲配伍可产生协同作用，刺激大脑中央前回，从而增强躯体运动，改善肢体活动不利症状。至阳、命门连接电针有助于脊髓损伤后的神经再生和修复，并对躯体感觉运动区的功能恢复有特异性，从而促进肢体功能恢复。肝俞、肾俞为肝肾两脏背俞穴，温针灸两穴可调益两脏精气；两穴共用，可滋补肾精，潜纳肝阳，使得肝肾精血充盈，肢体灌溉得源而自和。脾俞健脾胃、生精气，足三里灸之可补益气血，固本培元。艾条灸神阙，回阳益气，宣通血脉。天枢通便导滞，调畅气血。患者伴有肝硬化腹水，同时针刺水分穴，通任脉辅以利水，有效减少利尿剂的使用频率和剂量。本案病位在肝和髓。脊髓在中医学中被称为"脊骨空里的髓"，"肾主骨，生髓，通于脑"，《灵枢·海论》云"脑为髓之海"。因此，本案例治疗中除了注重补肝肾以治本外，还结合头皮针顶中线、顶旁1线和顶颞前斜线上1/5，促进下肢运动功能恢复以治标。通过本案例，笔者认为头体针结合对肝性脊髓病的治疗有效。肝性脊髓病（脊髓病期）为不可逆性改变，后期病程发展迅速，预后较差。针灸通过辨证取穴，可有效控制病情进展，提高患者生存质量，值得临床借鉴。

二十四、盛燮荪医案

医案一

陈某某，女，26岁，未婚，工人。平素月事常超前，甚则腹痛、腰酸，经量不多，色黯或有瘀块，延二三日痛渐缓解，五六日经净。此月经汛之前五六天即觉乳胀、腰酸、带多，昨日经至甚少，经色淡，腹痛，尤以少腹两旁为著，阵痛时尤为剧烈。肢清畏冷，略有恶心。脉弦滑带紧，舌苔薄白。证系肝气郁滞，寒邪客于胞宫所致，治拟疏肝理气，温通气血。

处方：太冲（双），曲泉（双）。

操作：用32号1寸针进针得气后，用捻转泻法，导气上行至膝，温针灸3壮，痛势约减30%，再用捻转手法导气，并加强刺激，但针感仅在胫段，不能上行。取曲泉（双），用提按手法，针感能上行至少腹，仍用温针灸，留针至30分钟，痛已甚微，乃出针。次日复诊，病势隐隐然，经量较多，色红无瘀块，再如昨日之法针治，痛势全消。由于患者深信针刺之效验，于月经汛期之前3天即来针灸，连续2月，经针治后，均无经痛。

按：冲为血海，任主胞胎。女子之月事主关乎冲任二脉，而奇经附属于肝，肝经绕阴器，过少腹、循于乳膺而散于胸胁，该例经前曾见乳膺胀痛，经至而腰酸，少腹痛，剧则恶心，病由厥阴肝经气滞，肝藏血，气滞则血行失畅，故经来量少，脉弦滑带紧，舌苔薄白，乃挟寒致痛征象。取肝经原、输穴太冲，合穴曲泉，以疏肝理气，行血止痛。

医案二

徐某某，女，27岁，农民。6天来畏寒发热，左背部疼痛，曾经当地公社医院应用青霉素等治疗，至第3日觉两下肢麻木，运动障碍，小便潴留，大便不解。至昨日曾两次出现昏迷，乃转来住院治疗。检体温38.5℃，脉搏120次/分，呼吸促迫，瞳孔反射存在，颈项强直，活动时疼痛，左肩胛下部有手掌大红肿一片，质硬无明显压痛，无波动感。肝肿剑突下3cm，膀胱充盈，在脐下一指许可摸到，两下肢运动障碍，感觉迟钝。克匿格氏、奥本汉姆等试验均阴性，膝反射不明，腹壁反射消失。化验检查：白细胞0.024×10^9/L，中性87%。尿液检查：蛋白（＋），白细胞（＋＋），红细胞0～1/HP。西医诊断为左背脓包引起败血症，并发横贯性脊髓炎。经用抗生素等治疗，3天后体温下降至正常。背部炎症基本好转，乃邀会诊治疗下肢瘫痪。

处方与操作：中极、肾俞、大肠俞、三阴交、足三里（均双侧），用30号1.5寸毫针，刺入捻转法进针，得气后留针15分钟。每日针灸1次，经治疗

3天后，大小便能自主，乃取肾俞、环跳、委中、阳陵泉、三阴交、行间、太冲（第一组配方），次髎、风市、绝骨、足三里、阳陵泉、丘墟（第二组配方），两组交替使用，每日针刺1次。初用补法，后则根据患者之全身情况恢复程度，增加刺激量，经5天治疗后，下肢能自主屈伸，知觉逐渐敏感，前后治疗25天，痊愈出院。

医案三

张某某，男，43岁，干部。诉近半月来双眼流泪，经眼科检查，视力正常，沙眼（-），结膜无炎症，眼底检查（-），曾用氯霉素等眼药水滴眼，以及内服维生素类药物，均无效果。舌苔薄白，脉滑略数。

处方与操作：攒竹透睛明、太阳、合谷。用32号1.5寸毫针，先针攒竹，用刺入捻转法进针后，向下透睛明0.5寸，得气后行中等刺激，太阳穴进针1寸，用较强之刺激，出针时令针孔出血如珠，合谷穴进针至1寸，行提插泻法，每日针治1次。经上述治疗2次后，流泪大减，前后共治疗6次而愈。

按：泪为目之液。《灵枢·口问》云："目者，宗脉之所聚也，上液之道也……悲哀愁忧则心动，心动则五脏六腑皆摇，摇则宗脉感，宗脉感则液道开，液道开故泣涕出焉。"此言情志与流泪之关系，至于外因之风寒、风热，上扰清窍致患者泪出，临床颇为多见，本例虽外无形症，仅见舌苔薄白，脉来滑数，仍可辨属为风邪阻遏太阳、阳明之经，故治从疏风泄邪得愈。

二十五、陈峰医案

桑某某，男，46岁，因"食管癌术后2年余，进食梗阻1天"于2015年8月30日入院。诊断：①食管癌术后伴转移；②淋巴结转移性癌。

患者2年前因"胸骨后隐痛不适2周"于上海某肿瘤医院确诊"食管癌"，2012年11月8日该院行"右胸上腹二切口食管癌根治＋空肠造瘘术"，术后病理：食管中下段糜烂型中－低分化鳞癌，肿瘤大小1.5cm×1cm×1cm，浸润至黏膜下层。2013年9月26日胸部CT：右侧气管食管沟致密，考虑肿大淋巴结。2013年10月9日该院行"双颈淋巴结清扫术"，术后病理：淋巴结总数1/22见低分化鳞癌转移。其间行放化疗治疗。患者入院时，左半身持续酸胀疼痛，疼痛剧烈时疼痛数字评分（NRS）：7分。患者进食梗阻，以芬太尼贴剂（8.4mg/贴）镇痛：8.4mg，每72小时1次，外用。2015年8月31日患者诉疼痛仍较明显，医嘱改为芬太尼贴剂16.8mg，每72小时1次，外用；口服加巴喷丁胶囊（恒瑞）0.3g/粒，用法：0.3g，每日3次；吲哚美辛栓（0.1g/颗）：0.05g，塞肛，必要时用。

2015年9月2日请针灸科会诊，进行针刺治疗。取穴：合谷、太冲、阿是穴，每日1次，每次留针30分钟。经7次治疗后，患者疼痛明显减轻，芬太尼贴剂改为8.4mg，每72小时1次，外用；其余用药同前，NRS：2分。2015年9月8日出院，门诊继续针刺治疗一疗程，芬太尼贴剂8.4mg，每72小时1次，外用；口服加巴喷丁胶囊（恒瑞）0.3g/粒，用法：0.3g，每日2次。其间疼痛控制良好。

按：疼痛成为继呼吸、体温、脉搏、血压之后的第五大生命体征，疼痛治疗与管理越来越被重视。癌性疼痛主要由肿瘤压迫、浸润、转移，致周围器官组织受累引起，在心理因素方面，焦虑、抑郁、恐惧等情绪障碍可引发或加剧疼痛。目前癌痛的主要治疗措施仍是WHO推荐的"三阶梯"止痛法，强调按阶梯、尽量口服、按时、个体化给药及注意具体细节。经治疗，70%～90%癌痛患者的疼痛得到基本控制，但仍有10%～30%的患者疼痛不能得到有效控制。然而，随着药物使用剂量的增加，不良反应、毒副作用的发生率亦趋增高。常见的不良反应主要是胃肠道不适，如恶心、呕吐、便秘，长期使用后可出现依赖性等。止痛疗效与不良反应之间的平衡，是癌痛治疗所面临的重要问题之一。为了应对"三阶梯"止痛法不能有效控制疼痛或出现严重不良反应，又提出"第四阶梯"止痛法，即疼痛介入治疗，并逐渐运用于临床，如神经阻滞和神经毁损。虽然介入治疗能有助于疼痛的控制，但仍存在一定的并发症和潜在危险。《美国国家综合癌症网络（NCCN）指南》指出：疼痛的介入治疗是作为补充治疗手段。因此，运用中医针灸来治疗癌性疼痛法就被提出。

中医学认为，疼痛产生的机制可以概括为"不通则痛"和"不荣则痛"。痰、湿、瘀、毒之邪搏结于经络，是肿瘤形成的病因病机所在，同时也是导致癌性疼痛的致病因素。由于痰、湿、瘀、毒等病理产物阻滞经络，致使气机不畅、络脉不通所导致的疼痛，即"不通则痛"。邪气稽留日久，耗伤元气，脏腑虚损，气血生化乏源，又兼气机不畅，脉道不利，气血难以循行周身而发挥其濡养作用而引起的疼痛，为"不荣则痛"。而针刺能疏通经络，调节人体气血，选用合适的腧穴，对癌痛的治疗有较好的作用。

盛氏在上补下泻补泻法中提出："上补下泻法还包括取穴有主穴、应穴，病灶局部或邻近所取之穴为'应穴'，不病部位的远道或相对应部位取穴为'主穴'，针刺时应先针主穴，后刺应穴。"陈峰遵循这一原则，在选穴方面以太冲、合谷为主穴，以局部疼痛处阿是穴为应穴。操作时，根据疼痛部位，选择合适的体位；定准穴位后常规消毒，左手作为押手，右手持针垂直进针后刺向骨边；针刺入0.5～0.8寸，主穴运用提插法，应穴施以捻转法，行平补平泻，行针手法总体宜轻，不宜过猛；局部刺激宜轻为补，远道刺激宜重为泻；得气后留针30分钟，每隔10～15分钟行针1次，出针前复行针；每日1次，7日为一疗程。

太冲、合谷合称四关穴，都是十二经脉中的原穴，分别位于手足。该二穴上下相应，阴阳相和，二穴配伍，互相协同，具有疏经活络、气血同调的作用，有良好的止痛效果；同时也符合盛氏上补下泻理论中说的"以手经和足经而言，手经诸穴属上，足经诸穴属下"。窦汉卿《标幽赋》言："寒热痛痹，开四关而已之。"《席弘赋》载："手连肩脊痛难忍，合谷针时要太冲。"肝主疏泄，疏泄功能失常，则肝郁气结，心情抑郁；气机不畅，则可引起或加重疼痛。疼痛可导致个体消极情绪的产生，甚至是抑郁症，进而影响到患者的治疗效果。太冲穴是肝经的输穴、原穴，具有疏肝理气作用，能治疗各种疼痛，如《黄帝明堂经》载，能治"……腰痛少腹满……环脐痛……腹坚痛不得卧……胸胁支满，喉痹痛……膝外谦痛"。合谷为手阳明大肠经的原穴，可治头痛及肢体部位的疼痛，《黄帝明堂经》载，能治"……目痛瞑，头痛，龋齿痛……臂腕不用"。《针经摘英集》载，能"治腰脊内引痛，不得屈伸，近上痛者，刺手阳明经合谷二穴"。

二十六、戴晴医案

医案一

卫某某，女，28岁，2015年8月17日初诊。主诉：右侧头痛3年，经前期尤甚，每月行经前均有发作。予以针刺治疗，取穴：三间（双侧）、风池、头维、翳风。三间运用骨边刺法，余穴平补平泻，10次一疗程，隔日1次。两疗程后明显好转，只在疲劳时偶发，又巩固一疗程，痊愈。

医案二

朱某某，男，43岁，2015年5月28日初诊。主诉：剧烈头痛2天，以右侧为主，右眼流泪，畏光，恶心，呕吐，自行服用止痛药无效，遂来我处求诊。治疗：针刺治疗。取穴：三间（双侧）、风池、头维、翳风。三间运用骨边刺法，余穴平补平泻，10次一疗程，隔日1次。留针30分钟后疼痛明显缓解，遂继续留针1小时，痛止。共治疗3次，痊愈。

按：偏头痛是一种反复发作的血管性头痛，呈一侧或两侧搏动性头痛为主要特点，常伴恶心和呕吐。少数典型者有发作前的视觉、感觉、运动等先兆症状，可有家族史。偏头痛的发病与多种因素有关，包括各种理化因素、精神因素、体内激素水平变化等因素；患者以女性多见，女性发病与经期有密切关系。临床常以麦角碱及其人工合成衍生物双氢麦角胺，或非甾体抗炎药、阿片类药物来治疗，或仅以止痛药物来单纯止痛。这些药物的使用，不仅存在一定毒副作用，而且其疗效存在争议。

偏头痛属于中医"头风"范畴，本病的形成主要是在情志内伤、饮食不节、忧思劳累、久病致癖的基础上造成肝、脾、肾等脏腑功能失调，风阳内动、痰浊阻滞、瘀血阻络所致。以脑络内的气血失和表现最为突出，常发于头部一侧，多属少阳经范畴。因此，调气和血是治疗本病的基本原则。

盛氏创立的骨边刺法是刺至骨骼边的一种针法，取穴和针刺的角度是该法的关键。关于具体的选穴方法，在辨证取穴和辨经取穴的原则下，尽可能选取骨骼附近或便于刺向骨骼处的穴点。《素问·调经论》说："五脏者，故得六腑与为表里，经络支节，各生虚实，其病所居，随而调之。病在脉，调之血；病在血，调之络；病在气，调之卫；病在肉，调之分肉；病在筋，调之筋；病在骨，调之骨。"归纳了辨证和辨部位施针治疗的经验。对于痛证，特别是一些慢性疼痛、顽固性疼痛，由于病邪侵犯人体，深入体内及骨而病最甚，故而深刺到骨骼附近则疗效更显。

三间是手阳明经输穴，"手三阳经从手走头""输主体重节痛"，偏头痛取三间属远道取穴，在该穴运用骨边刺法符合盛氏一贯强调的"远道可强刺激，局部需轻刺激"的理念。风池为治疗头痛的要穴，具有疏风止痛的作用；头维、翳风分别是足阳明经和手少阳三焦经穴位，分别取其表里经同治和调畅气机、调和气血的作用。

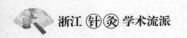

二十七、金肖青医案

医案一

姚某某，男，70岁，2018年6月初诊。患者5年前开始运动迟缓，起步困难，平衡欠佳，肢体僵直、静止性震颤，面具脸，伴头晕，西医诊断：帕金森病。长期口服美多巴，药效逐降，5年来进行性消瘦，僵直、乏力，寐劣，夜间喊叫，时有惊恐状，纳差，大便困难，便秘多年，舌质红，苔稍腻，脉弦细数。诊断：帕金森病。辨证：肝肾亏虚，兼脾虚。治以补中益气，补肾柔肝。

处方：焦氏头针：运动区、震颤区、平衡区；体针：老十针、心俞、膈俞、肝俞、脾俞、肾俞。

操作：先头针留针，并嘱患者平地行走20分钟，患者自觉行走较前有轻松感，再嘱平躺于治疗床上，加针老十针，平补平泻，闭目养神留针20分钟，起针后，心俞、膈俞、肝俞、脾俞、肾俞等背俞穴毫针点刺出针。隔日1次，10次为一疗程。

二诊：前次针后患者行走较前轻松，僵直感减轻，头晕缓解。治疗同前。

按：帕金森病以行动迟缓、肢体震颤、肌肉僵硬及姿势异常为主要特征，其主要病理改变为脑内黑质多巴胺神经元变性死亡，多巴胺分泌减少，可见其病位在脑。中医学将此病归为"颤证""痉疾"范畴，多老年发病。《证治准绳·颤振》云："此病壮年鲜有，中年以后乃有之，老年尤多。"老年人年老体虚或劳逸失当致肝肾亏虚，水不涵木、虚风内动发为此病，属本虚标实。患者患病日久，症状复杂多样，应从运动症状、非运动症状两方面入手，对症治疗。脑为元神之府，运动区、舞蹈震颤控制区、平衡区等位于头部，与大脑皮层相应区域对应，刺之可刺激皮层神经，促进运动功能的协调性。患者针刺行走后，步态明显好转。然患者久病，脾胃功能弱，消瘦，乏力，虽表现为肝肾衰弱之像，但年老肾衰，肾气不足，应以后天补先天，当补脾胃，脾胃得调，则气充血运。老十针是王乐亭老先生根据李东垣《脾胃论》补中益气汤所创的针法，具有调气疏肝、解郁宽中、健脾和胃、消导运化、理气和血、升清降浊的功效，意在调理中焦、培土生源。背俞穴调五脏，又可达缓解局部肌肉紧张的目的。本法沿用2月，患者僵直缓解时间增加，行走较前轻松，头晕、乏力、胃纳明显好转，自诉生活质量明显提高。本病变化多样，西医药物因人而异，副作用大。中医认为病位在脑，病在肝、肾、脾、胃等脏，在滋补肝、肾、脾、胃的基础上辨证施治针灸，4～8疗程后患者病情能维持稳定。

医案二

宋某，女，47岁，2018年2月6日初诊。患者自述3月前月经紊乱后出现失眠早醒，夜间常于凌晨三四点醒来，醒后难以入睡，日间疲劳思睡，注意力不集中，记忆力减退，情绪不佳，无潮热出汗等不适，来门诊求诊。刻诊：患者思睡，精神疲倦，情绪低沉，胃纳可，大小便无殊，舌红，苔薄白，脉弦细。诊断：绝经前后诸症；不寐，辨证为肝血不足证；治以养血柔肝，平衡阴阳之法。

处方：百会、印堂、合谷、太冲、血海、三阴交、照海、肝俞、膈俞。

操作：百会、印堂、平刺，平补平泻；合谷、太冲、直刺0.5～0.8寸，捻转泻法；血海、三阴交（双侧），提插补法；照海直刺0.5寸，捻转补法；肝俞、膈俞直刺0.2～0.3寸，留针10分钟。每周3次，6次为一疗程。

按：围绝经期失眠，中医属于"绝经前后诸症"和"不寐"的范畴，基本病机为阴血不足，病位在肝，与心、肾、肺等脏腑相关。《类证治裁·不寐》曰："阳气自动而之静，则寐；阴气自静而动之，则寤；不寐者，病在阳不交阴也。"可见，睡眠的好坏与阴阳是否交互相关，阳入于阴则寐安，阳浮于阴则不寐。子午流注认为人体的气血是依据一定的次序在经络中循环往复的，时辰不同，气血流注的经络不同。早醒发生的时间多在丑时（1～3点）和寅时（3～5点），根据子午流注的特点，丑时肝经当令，寅时肺经当令，故早醒的病机与肝、肺两脏密切相关。该患者3月来失眠早醒，夜间常于凌晨三四点醒来，醒后难以入睡，此为阳不入阴；而肝血不足则血不养心，故可见日间疲劳思睡，注意力不集中，记忆力减退，情绪不佳。治疗上选取百会、印堂安神定志，合谷、太冲调畅气机；三阴交为足三阴经的交会穴，与照海合用，补之可健脾益肾；并在此基础上辨证取穴，肝血不足配肝俞、膈俞，心肾不交配神门、太溪，心脾两虚配心俞、血海，肺阴亏虚配肺俞、尺泽。

二十八、罗诗荣医案

医案一

周某某，男，16岁，农民。5岁时因受冷感冒失治，逐渐成支气管哮喘。近年来发作频繁，严重时用激素、氨茶碱等药物才能控制。经多方医治无效，经人介绍前来我科诊治。患者发育中等，人较瘦小，面色萎黄，胸廓对称、略呈桶状，胃纳一般，平时畏寒喜暖，二便正常。哮喘反复发作已10余年，常因受寒天冷劳累而作，好发于夜间。平时动则气急，常自汗，易感冒，舌淡，苔白，脉细。X线显示：两肺清晰，纹理增粗且紊乱，两支气管阴影增宽。证系幼年外感损伤肺气，后天失于调养，以致脾肾亦虚、卫气不固，常易外感，哮喘反复发作，正气复伤，致缠绵不愈。

治法：拟温阳补中，益气固表。采用"铺灸"治之。

处方与操作：1980年7月27日铺灸2壮。1983年8月4日前来我科面谢。经铺灸治疗后哮喘3年来未发。身体发育强壮，已参加劳动至今，痊愈（未服其他药物)。

按:"针所不为,灸之所宜。"本例哮喘具有虚寒慢性病之特点,采用灸法治之,以达温阳散寒、行气活血、增强人体正气之目的。铺灸具有灸的面积广、温通之力大的特点,更适宜于一些慢性痼疾。铺灸选脊柱,是督脉之所在,督为"阳脉之海",具有调节诸阳经经气的作用。脊柱两侧之华佗夹脊穴与全身脏腑有关部位相关联。五脏六腑之腧穴均循于脊柱两侧,具有调整全身机体功能之效。取大蒜解毒散寒,佐麝香芳香做窜通经络的引药,以温和艾灸之功,激发经气,发挥"从外治内"之效用,调节脏腑功能,鼓舞机体抗病能力,从而获得痊愈。

医案二

汪某某,男,53岁,职工,1983年8月2日初诊。患者素有头昏、头痛、高血压病史10余年。1983年6月26日早晨起床时发现其右侧肢体活动不利,语言謇涩,口角左歪,渐呈嗜睡、昏迷3天,经某医院住院治疗诊断为"脑溢血",于8月1日出院,8月2日要求我科针灸出诊治疗。患者神志清楚、语言欠利、口角略左歪,面红、口渴、咽干燥,夜寐欠安,便燥,3日一行。右侧肢体软瘫不用,上肢肌力0级,下肢肌力1级,肌张力减低。左侧上下肢活动正常,舌质红,苔薄黄腻,脉弦细数。血压204/110mmHg。证系肝肾不足、肝阳偏亢,故素有头昏头痛。平时未加注意,劳累以致中风偏瘫、风痰流窜经络、气滞血瘀、经络受阻、脉络失和、筋骨不用而成偏废之证。治拟疏通经络气血、益气养阴平肝。取手足阳明经为主、佐足太阳经、足少阴经、足厥阴经为辅。

处方:上肢取肩髃、肩髎、曲池、外关、八邪、合谷,下肢取环跳、阳陵泉、足三里、绝骨、解溪、太冲、太溪。

操作:肩髃、肩髎、曲池、外关、合谷、环跳、阳陵泉、足三里、绝骨均平补平泻，深刺透穴，针感传导为度；太冲泻、八邪泻、太溪补、解溪平补平泻。用毫针单刺患侧穴，得气后静留针40分钟左右，隔日针灸1次。嘱忌烟酒，以素食为主，谨防情绪激动，并加强患肢功能锻炼，经针刺12次，已能扶杖行走来院治疗。针至24次，有上肢肌力4级、下肢肌力5级，并半天上班。继续针刺10次后，上肢肌力恢复到5级，握力略差，并全天上班工作。

按：本证中风（中脏腑）虽经治疗后，脏腑功能逐渐恢复，神志转清，但经络气血仍阻滞偏废不用。风病多在阳经，以调多气多血之阳明经为主，采用深刺透穴手法加强刺激，促使产生经气传导，以疏通经脉，调和气血。刺足三里、太溪以资补气血肝肾不足；刺太冲、八邪以泻上阳之阳；刺阳陵泉、绝骨以壮筋强骨。较长时间的静留针配合深刺透穴手法，达到持续刺激目的，经针30余次而告痊愈（治疗期间只配合服用维持量降压药）。

医案三

沈某某，女，28岁，已婚，农民。1978年起四肢关节酸痛，逐渐两手指关节呈对称性竹节样畸变形变，经某医院诊断为"类风湿关节炎"。1981年产后，病情急剧加重，行动困难，虽经中西药物治疗但效果不佳，1983年7月28日来我科治疗。患者面色略黄，神疲乏力，纳少口淡，畏寒喜暖，二便正常，经少带多，两手指关节、踝关节呈对称性棱形肿突变形，无红肿，但有疼痛，昼轻夜重，痛处喜暖，遇寒湿气候变化则疼痛加剧，肢体关节屈伸欠利。舌淡，苔薄白腻，脉沉细弦。血沉：30mm/h，抗"O"：正常范围，类风湿因子试验：阳性。证系类风湿关节炎。中医诊断为骨痹，治拟温阳扶正，温经散寒，行气活血，用铺灸治之。

治法：经穴、脊柱督脉经从大椎至腰俞止。

药料：艾绒250g，大蒜泥500g，麝香粉0.3～0.9g。

操作：在脊柱常规消毒，待干。把麝香粉均匀地撒在脊柱上，用大蒜泥在脊柱上铺成宽4cm、高1.7cm的蒜泥条，并在蒜泥条上排上半截橄榄大小之艾炷1条。点燃艾炷两头，让其自然烧灼，待艾炷燃尽，再铺上艾绒灸1壮，以2～3壮为宜。灸后让其自然出水疱，至第3天引流水疱水，揩干后，涂上甲紫药水，覆盖一层消毒纱布，以防感染。

铺灸时间：初伏天到末伏天之间，以白天为宜。

于1983年8月9日铺灸2壮，10月25日回访，四肢活动明显进步，疼痛消失。12月27日来院复查，血沉：5mm/h，抗"O"：正常范围，类风湿因子试验：阴性。1984年2月28日再次回访，已参加劳动，活动如常（在此期间未服用其他药物）。

医案四

章某，男，28岁，工人，1986年7月13日初诊。右胁下隐痛、纳呆乏力2年余。面色苍白，两胁隐痛，腹胀，食后为甚，纳差，厌油，四肢酸软，溲黄，便溏，舌淡，苔白腻，脉象细缓。黄疸指数：6u，麝浊：8u，锌浊：7u，谷丙转氨酶15：1u，γ-谷氨酰转肽酶：99u，乙肝表面抗原（＋），核心抗体（＋）。诊断为"乙型病毒性肝炎慢性活动期"。治拟行气血，调经气，温阳化湿健脾。铺灸3壮。8月25日回访，灸后两胁隐痛已除，腹胀消失，纳食增。谷丙转氨酶、γ-谷氨酰转肽酶转为正常范围，唯表面抗原和核心抗体仍为阳性。3个月后，经多次肝功能检查均恢复正常，表面抗原和核心抗体转阴（乙肝三系检查均为阴性）。在此期间未服其他药物。

医案五

国某某，男，16岁，学生，1980年4月18日初诊。患者5岁时，受冷感冒失治，遂成哮喘宿痰。初起1年中发作2～3次，近年来发作较频，常因受寒或劳累而作，好发于夜间，需用氨茶碱和激素等药物始能缓解，经多方医治无效。此次因功课累而发作，前来我院诊治。检查：患者形体消瘦，脸色淡白少华，喉间痰声辘辘，张口抬肩，呼吸短促，口唇发绀，痰稀多泡沫，舌淡胖，苔薄白根厚腻，脉小数。

治法与操作：取列缺、定喘、孔最、肺俞、风门。针刺列缺、定喘各5分深，孔最1寸深，以捻转刺法使针感向喉部放射，留针15分钟；针肺俞、风门，浅刺疾出法加拔火罐，10分钟左右哮喘症状缓解，气急转平。遵治病求本之训，嘱其伏天来院铺灸治疗。患者于同年初伏天来我院灸治，于督脉上铺灸2壮，起水疱多而大。当年哮喘未发，曾追踪观察7年之久，未服其他药物，哮喘未见复发，参加劳动至今。

二十九、朱月伟医案

郭某，女，46岁，干部，2008年7月23日初诊。

主诉：四肢关节肿痛，活动受限半年，加重1个月。

病史：患者于半年前因接触冷水，不注意保暖，逐渐引起四肢关节疼痛肿胀，活动受限，以双手第3、4指关节为著，并逐渐加重。曾在当地医院住院治疗，疗效欠佳。近1个月来病情加重，低热，关节疼痛肿胀，夜不能寐，晨起关节僵硬，不能活动，经人介绍，由永康赶赴杭州来我院要求铺灸治疗，门诊拟类风湿关节炎收治入院。

检查：神志清楚，痛苦面容，脸色潮红。体温：38.3℃，心率：88次/分，呼吸：20次/分。双肩、肘、腕、指及踝关节肿胀、压痛（＋），双手第3、4指关节轻度梭状变形，关节屈伸不利。舌薄白腻，脉弦细。血沉：75mm/h，抗"O"：235IU/ml，类风湿因子：55IU/ml。

诊断：痹证（类风湿关节炎）。

治疗：温阳扶正，温经散寒。

患者于7月29日铺灸，次日查体时即诉关节疼痛骤然减轻，四肢活动自如，体温降至37.2℃。8月8日复查血沉：38mm/h。抗"O"：正常范围，类风湿因子：9IU/ml。中药调理2周，于8月14日出院。半年后随访，回家后一直上班至今，活动如常。

按：该病多由素体阳虚，卫外不固，风寒湿邪乘虚内袭，使督肾虚衰，病邪痹阻经络关节所致。采用铺灸疗法，主要取其大蒜解毒散寒消肿，麝香丁香走窜、透骨通络散结的功能，通过艾灸温和火力的逐步渗透，经脊柱督脉经络的传导，激发经气，内达脏腑，外通肢节，调整身体内部脏器的功能，达到强壮真元，调和阴阳，温通气血的功用，提高了机体的抗病能力。

三十、王健医案

张某，男，38岁，职员，2005年7月10日初诊。

主诉：腰骶部疼痛反复发作1年余，加重5周。

病史：1年前无明显诱因出现腰骶部疼痛，以晨起为甚，起床活动后症状减轻。近5周前上述症状加重，并出现双膝关节肿痛，活动受限，夜间翻身困难，晨僵明显，肢体酸楚重着，天阴雨时疼痛加重，得温痛减，同时伴有腰膝酸软、乏力、舌质淡暗、苔薄白、脉沉细。化验检查HLA−B₂₇：（＋），ESR：45mm/h，RF：（−）。骶髂关节CT示：符合骶髂关节炎（Ⅱ级）改变。

诊断：痹病，证属肝肾亏虚、寒湿痹阻（强直性脊柱炎）。

治疗：温肾壮督，散寒除湿通络。

患者铺灸后1月，晨僵、腰骶部疼痛、夜间翻身困难及双膝关节肿痛、右侧髋关节酸痛症状明显好转，仅感腰骶部酸胀不适，用中药补肝肾，强筋骨，祛风湿继续调理。

按：强直性脊柱炎属中医学"尪痹""骨痹"范畴。《素问·逆调论》指

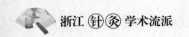

出："肾者水也，而生于骨，肾不生则髓不能满，故寒甚至骨也……病名曰骨痹，是人当挛节也。"肾主骨生髓，肾气不固，则寒湿内盛，兼受寒湿之邪内侵，内外合邪，使气血运行不畅，不通则痛。我们认为肾肝亏虚，督脉失荣，气血不调，风寒湿邪乘虚侵入，深入骨骱、脊柱，骨质受损是本病的基本病机。铺灸又称长蛇灸，是吾师罗师荣医师在国内最早发掘继承并且善用的独特灸法，传统多作强壮补虚以治疗虚劳顽痹诸证。针对强直性脊柱炎病机，我们运用铺灸疗法治疗，利用其集经络、腧穴、艾灸、药物的综合作用于一体，直接作用于发病部位，直达病所，充分发挥其强壮补虚、温肾壮督的功效，达到治病必求其本的作用，从而改善患者的功能。

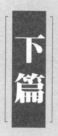

下篇

ZHEJIANG
ZHENJIU XUESHU
LIUPAI

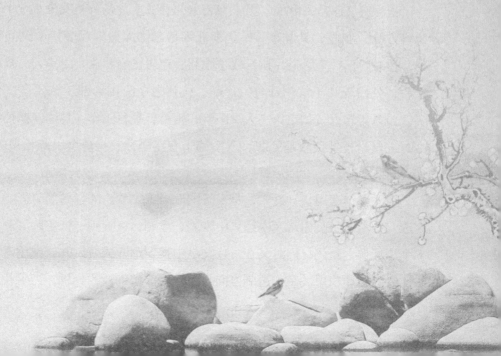

第 五 章

浙江特色针刺手法

一、透刺法

张治襄（1893—1975），男，浙江长兴县人。先从外祖父朱小壮学习内妇儿科方脉，业成，又赴苏、皖、浙北等地求师深造，颇多接触民间针灸医家，遂潜心于针灸之道，抗日战争胜利后定居杭州开业。中华人民共和国成立后，先后受聘于杭州针灸门诊部、杭州市中医门诊部、杭州市广兴中医院，1955年转入杭州市第一人民医院，主持针灸科工作，其间曾兼任浙江省中医进修学校针灸教师等职，入室弟子有盛燮荪、吴庆葵、陈松泉等6人，孙大同继其业。

张氏早年喜用长针透穴，是受王国瑞《玉龙歌》的学术经验影响。为研究透穴针法，张氏先从《内经》中恢刺、浮刺、直针刺、合谷刺等刺法中探求手法操作之变化，同时又在古代文献中搜罗透穴成方，并对常用透穴从穴法、经脉络属表里关系、透刺方向与深浅法等做细致的分析，力求找出应用规律，提高临床应用时的成功率。张氏通过大量的实践认为，透穴针法有取穴少、针感强、易于扩大针感、刺激面大等优点，在邻近穴、经之间一针贯通数穴、数经，能增强调整气血运行、疏通经脉的作用。但每一透刺法均应根据中医脏腑经络表里学说辨证而施，如合谷穴为手阳明大肠经原穴，又为四总穴之一，主治范围甚广，但不同的透刺更可发挥其治疗作用。如见本经病症牙痛、喉痛、肩臂前侧酸痛而冷、鼻衄、头昏系风寒所袭，郁而化热，可用合谷透阳溪，顺经透刺以调气血；再如感冒头痛、发热、咳嗽属肺经病，可用合谷透鱼际，即是表里经穴位间透刺；呕吐、恶心、胸闷，则用合谷透劳宫，兼收心包经的协同作用；手指麻木、屈伸不利，用合谷透后溪，属邻近相关穴位间一针多穴透刺。从上引合谷一穴的透刺法即有 5 种之多，可见其探求之精深。

从张氏当时收录前人透穴成方，可见其运用透刺法之一斑。如百会透四神聪，主治癫症、神经衰弱、眩晕；神庭透上星，主治鼻炎、头痛；印堂透攒竹，主治呕吐、小儿高热惊厥（见于《针灸大成》）；丝竹空与率谷透穴，主治偏头痛、眼病（见于《循经考穴编》《玉龙歌》）；合谷透三间，主治牙痛、急性扁桃体炎；三间透合谷，主治便秘、肩凝证（见于《医学纲目》）；大椎透肩中俞，主治发热、哮喘、肩背痛；风门透附分，主治感冒、支气管炎（见于《医学纲目》，沿肌层透刺，不可深刺）；肩贞透极泉，主治肩周炎；阳陵泉透阴陵泉，主治肝炎、胆囊炎、膝关节炎（见于《玉龙歌》）；阴陵泉透阳陵泉，主治膝疼、腹胀水肿（见于《循经考穴编》）等。

由此可知，张氏在当时已广泛运用透刺法治疗各种疾病，并且疗效甚佳。既有一穴多种透刺，也有两穴互透主治不同病症，足以说明透刺法内容丰富，临床价值高。

张氏对透刺法进一步研究后，在其晚年，不再一味强调针尖透达穴位，而是改用短针，注重押手配合，针刺前先在行针经穴上略加按摩，进针时押手在针尖所指方向的后方，并随针刺入深而加强押手之力，当进针至应刺深度后，施行幅度小而频率稍快的捻转手法，可令针感远传，取效亦佳。这一刺法，遵循的是"气至病所"的法则，张氏认为："气至病所可理解为针尖指向病所，通过刺激手法，在病灶邻近或在其经络部分产生出汗、肌肉跳动、疼痛缓解等良性反应，也是气至的表现。"

透刺法又称透针法或透穴针法、一针二穴法，源于《灵枢》，至元、明针道昌盛，针法多有创新。透穴的具体手法，张氏及其门人曾做过较系统的归纳，认为透针法顾名思义是以毫针透刺某一腧穴或者某一部位为目的的一种刺法，因而须据腧穴位置、病位深浅而行针。概括来说，有横透、斜透、直透的区别。张氏总结了8种常用的透穴手法，分别是撚、提、按、弩、盘、摇、弹、刮。透刺法的进针、出针等法与一般毫针刺法相同，至于补泻手法，透针最注重针下之气，其补与泻，亦在上述8法中求之。

二、顶刺法

董正雅（1922—1994），男，浙江平湖人。1944年毕业于上海国医专科学校，同年拜上海名医朱雀臬为师，学习中医内妇科，业成返故里。1952年起师从平湖严肃容学习针灸，1955年在杭州的医院参加工作，并先后在浙江省中医院、浙江医院任针灸科主任，1982年被评为浙江省名中医。

在针灸学术上，其十分推崇杨继洲的针刺法，并在大量临床实践中有较深的理解。董氏还自创一种轻补轻泻的手法，施用于一般体质较虚、针感耐受差、初针而畏针的病者。

轻补法：左手爪切，右手持针，顶此微捻进皮，在穴之深处取气，食指一按一放，如蜻蜓点水之状三至五数，速出疾按，使经穴气阵阵感应，起调和气机、活跃脏腑的效用。

轻泻法：进针如上法，以拇指一放一捻呈浮提之势，次数、幅度、震动较大于补法，使阵阵针感有扩散之势，缓出徐按。

董氏的轻补轻泻手法不同于一般的轻浅之刺，行针仍须在深部候气、守气、调气。其中用顶刺法进针是轻刺法的第一步，系平湖严氏家传之术，手法独特，严氏第六代传人严定梁曾启其秘。

顶刺法操作方法：确定穴位后，以左手拇指或食指重压穴点，并左右掐动数次，使气血宣散，尽量避免进针时刺破附近血络；右手持针，以拇食、两指紧撮针根之上与针柄下端，小指或无名指抵住针体；进针前左手（押手）押住一方，右手小指一面抵住针体，一面押住一侧皮肤，使进针处肌肤略微绷紧，此时以右手用拇、食两指用适当之力轻捷地刺入皮下1分左右，再视诊治需要，施行进针后手法。顶刺进针时切忌急躁，手法要轻柔，急则不宜刺进，且易使针体弓弯，如一刺未入，针体已成弓形，须将刺手放松，使针体放直再刺，务使力点集中于针尖，同时注意勿使针尖滞留于皮肤表层，以致发生痛感而不易进针。本法以运用细毫针更为适宜，故在练习时亦须用较细的毫针。在施术时术者手指接触到针体部位，故应在术前进行消毒。

三、三指一度飞针法

陶渭东（1912—1972），男，字正成，浙江温州人。年轻时师从当地名中医学习内科，后入中国针灸医学专门学校攻读，毕业后返温州，在乃父陶履臣创办的永嘉普安施医施药局施诊。1949年先在温州城内自设诊所，1957年调入温州市第二人民医院，1961年转入温州市红旗医院。陶氏一生好学不倦，藏书颇多，除《内经》《难经》《甲乙经》等经典，对杨继洲《针灸大成》、方安存《金针秘传》、承氏《中国针灸学》等针灸专著尤熟谙。其针术曾获承淡安亲授，主张临证须究病因、察传变、视浮沉、审经络、分气血、选穴精、补泻明，方能治疗有方，取效快捷。及门弟子有王正等多人，子际

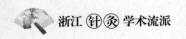

时承其业。

陶氏三指一度飞针法，是在总结了《内经》三刺及明代三才法之精髓的基础上自创的，对于血瘀、痰凝、气滞、寒湿痹阻等病证，常能针到病除。

三指一度飞针法操作要点：

1. 术前准备

取穴准确与否是施术成功的关键。先令患者宽衣卧床，放松肢体，暴露针刺部位，以压痛最明显之处为穴，选用28号不锈钢1.5～2.5寸毫针，按常规消毒，进行针刺。

2. 操作步骤

"飞针手法"是由徐疾、捻转、提插等法组成的复式手法，归纳起来为"三指""一度"。

（1）第一指

在患者得气后，将针提至天部，均匀捻转180°～360°，10～15次后，大拇指向前向下突然飞旋270°左右，随即分开拇、食两指。然后如上法操作2次。如此，谓之"第一指"。

（2）第二指、第三指

在"第一指"的基础上将针插入人部，施完"第一针"的操作程序，谓之"第二指"；同样在地部施以"第一指"的全部操作，谓之"第三指"。

待第三指施完后，提起一豆许以留针。如上施毕三指的全部过程，谓之"一度"。每施行一指，患者均有酸、胀、重、麻感见效，每隔10分钟，可分别施行"第二度""第三度"……这种按指分度的飞旋手法，谓之"飞针手法"，简称"飞法"。

本法主要适用于实证患者，《素问·刺志论》曰："夫实者，气入也。"邪气阻塞经络，针下常有沉紧涩滞之感。治之之法，正如《素问·宝命全形论》曰："刺实者，须其虚。"《灵枢·终始》也曰："一方实，深取之……

脉实者，深刺之，以泄其气。""下法"施术就是以针下空虚松滑，若有所亡、若有所失为标准，如感何部尚有沉紧涩滞，则可在何部再施。"飞法"直至天、人、地三部皆感空虚松滑而去针，静卧片刻起身。

3. 注意事项

（1）层次清楚

天、人、地三部要分别在相应的位置上施术，按下、提起均宜豆许。

（2）及时倒转

当"飞法"每施一指后，即将针身向后倒转相应的角度，待针下转动自如时，再进行下一指的"飞法"。若针下有缠绕之感，则为针尖有钩，宜调换重新施术。

（3）注意体质和部位

本法宜于体质壮实、肌肉丰厚处施行，对妇幼、年老体弱者或内有重要脏器、重要血管处，均慎用。

（4）适应范围

本法具有行气活血、疏导瘀滞的作用，且力宏而速效。凡是属于经络壅滞，痹阻不通，分肉处可摸到结节状或条索状的阳性反应物的实证指征，均属于适应范围。陶氏尝云："经脉深处，孙络浮居，络脉自经脉而出，介于两者之间，如有邪气阻滞经、络、孙络之中，而出现的实证痛证，一般手法是难能奏效的。可用本法从天、人、地三部（即孙、浮、络脉、经脉）分别施行'飞法'，则针感能从浅而深，由近而远，层层扩散，阵阵而作，岂有病邪不去之理哉？"

四、浅刺多捻针法

马石铭（1918—1984），男，祖籍江苏无锡，出生于杭州，12岁即从父马叔平习医，14岁考入浙江中医专门学校就读，2年后赴上海新中国医学院深造，毕业后在上海开业行医。1935年东渡日本，考入东京针灸学校，留学2年后回国，先后在无锡、上海、杭州行医，1953年到杭州市中医门诊部工作，1956年转入杭州市广兴联合中医院（杭州市中医院前身）。马氏善治乙脑后遗症、小儿麻痹症、面神经麻痹、遗尿、小儿腹泻、痛经等病，曾发表《论浅刺多捻手法》等学术论文，曾任杭州市中医院针灸科主任。

马氏浅刺多捻针法与其祖传练针法有关。马氏祖传针法要求练针时用粗针在砖木等坚硬物上练习捻针、按压等法，经过长期的练习，马氏指力过人，自年轻时即练就左右手均能操作的功夫。

浅刺法古已有之，《内经》中毛刺、半刺、浮刺、直针刺等均属于浅刺法。马氏浅刺多捻针法注重行气，其效尤彰，尤其对于小儿单纯性腹泻、夜尿等疾患效果更为明显。

马氏浅刺多捻针法大多用1～1.5寸毫针。在押手爪切辅助下，刺手轻压针尖并轻轻捻转针，先进至皮下2～3分，随即快速捻转10余次，频率快而幅度适中，待针下有酸胀等得气感后，以拇指向前、捻转角度小、用力较轻为补法，以食指向前、捻转角度大、用力强为泻法。同时结合开阖补泻法。马氏曾一再告诫学生，《内经》"经气已至，慎守勿失"是行针的要诀，浅刺法看似简单，但切忌如蜻蜓点水，一刺即出，要在快速捻转中达到行气、走气，方能疏通经络、调和气血，故捻转得快而匀、针尖是否能着力、是否能守气是关键。他举杨继洲《针灸大成》"百病所起，皆起于营卫，然后淫于皮肉筋脉，是以刺法中但举营卫……却要下针无过与不及为妙"之论，指明浅刺的理论依据，并常示范操作。如其刺环跳穴也仅用1.5寸，但通过快速多捻后，针感远能传至足，出针后其效果较长针深刺引起的触电样感更为舒适。马氏曾治一哮喘患者，喘急正在发作，不得平卧，单取素髎一穴，浅刺1～2分之间，行快速捻转后，患者诉头部、肩背部均有酸胀感，并有微微出汗，胸闷、喘急旋即缓解。类此显效之例，不胜枚举。

五、浅刺丛针法

方剑乔，男，1961年5月生于浙江慈溪。浙江中医药大学教授、博士生导师、主任中医师。2006年被评为卫生部有突出贡献中青年专家，2007年被评为浙江省名中医，2012年入选浙江省名老中医药专家传承工作室专家，2013年入选全国名老中医药专家传承工作室建设项目专家。原浙江中医药大学校长、中国针灸学会副会长、世界中医药学会联合会中医手法专业委员会副会长、浙江省针灸学会会长、浙江省中医药学会常务理事、浙江省康复医学会常务理事。国家临床重点专科（针灸科）、国家中医药管理局重点学科（针灸学）、国家特色专业（针灸推拿学）、浙江省高校"重中之重"学科（针灸推拿学）、浙江省重点科技创新团队（针灸医学）和浙江省高校创新团队（针灸关键技术研究）带头人。

方教授师出科班，悬壶30余载，学验俱丰，尤擅长治疗各类痛证。他推崇现代化针灸，衷中参西，遵循古训而不拘泥，主张传统经典理论和现代医学知识互为所用，善于将现代医学知识和科学研究成果应用于临床，指导并提高针灸临床镇痛疗效。20世纪80年代初，方教授就开始致力于疼痛研究，首次提出疼痛的"病症观治"，认为针灸临床辨证有别于传统中医辨证论治，在痛证的治疗上表现得尤为明显，极力主张辨病论治、辨经论治、辨证论治三者的有机结合，提出"针灸临床三维诊治体系"，丰富了针灸临床辨证的理论体系。他还强调疼痛病位在临床痛证治疗中的重要性，必须辨清"病在经络"还是"病在脏腑"后方能施治，并总结出了针灸临床治痛的选穴规律。同时，充分肯定了电针疗法和经皮穴位电刺激疗法在疼痛类疾病治疗中的临床应用价值，并探索出电针疗法刺激参数的应用规律，克服了传统中医"不能言传，只能意会"的推广局限。

此外，方教授还曾多次赴美国、巴西、日本、新加坡等国进行海外讲

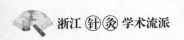

学，受到广泛好评。

主持完成国家级项目13项，省部级成果奖14项，发表学术论文140余篇（SCI收录30篇，影响因子最高16.44）。

方教授在临床运用针刺治疗痛证时，提倡在局部采用浅刺丛针法，结合长留针及远道腧穴的电针刺激。

浅刺丛针法，又称浅刺多穴法，其法源自《灵枢·官针》中的毛刺、直刺、半刺、浮刺、扬刺等法，主要适用于治疗病邪在表或病位较浅的经络病。《素问·刺要论》中说："病有浮沉，刺有浅深，各至其理，无过其道。"又《灵枢·终始》载："脉实者，深刺之，以泄其气；脉虚者，浅刺之，使精气无泻出，以养其脉，独出其邪气。"说明浅刺法具有减少经气外泄、保存人体正气、祛除邪气之功效。在浅刺的同时结合丛针（多穴）即在病变部位刺数针，则可加强针灸疏通经络、调理气血的作用。现代研究发现，皮部的神经有两种，一种是交感神经，支配着血管平滑肌、立毛肌的收缩和汗腺的分泌；另一种是感觉神经，形成各种神经末梢。当用毫针浅刺皮肤时，这种刺激可通过感觉末梢中的粗纤维将针刺信号传达至脊髓，这时背角的角质闸门就会关闭，阻止Aδ和C纤维等传导伤害性刺激的细纤维的输入，神经纤维从粗纤维开始顺序兴奋，产生镇痛的效果。方教授在诊治如面痛（三叉神经痛）时常用此法。他认为面痛乃风热之邪侵袭面部经络，病位较浅，然一般患者为老年人或长期患病者，脏腑皆可虚，故虽局部症状较剧，但辨其病机属本虚标实之证，采用浅刺丛针法治疗，取其既可宣散患部之邪，又可不伤正气。经该法治疗临床上各种证型的三叉神经痛，效如桴鼓，且屡试屡验。同时，三叉神经痛常常因局部刺激而触发疼痛，故针刺时一般忌深刺、强刺，但要控制或缓解疼痛又需足够的刺激量，因此浅刺丛针法十分适合用于三叉神经痛的临床治疗。

六、百会长留针法

陈华德（1957—　），男，浙江省杭州市人，主任中医师，博士生导师。1982年毕业于浙江中医学院中医专业，曾任浙江中医药大学第三临床学院副院长、浙江中医药大学国家教育学院院长，现任浙江省针灸学会秘书长，浙江省中医药学会脑病分会副主任委员。长期从事中医和针灸的教学、科研、医疗工作，曾赴欧洲讲学和临床工作3年，已有近30年的临床工作经验。擅长用中医药、针灸等疗法治疗小儿脑瘫、智力障碍、多动症、抽动秽语症、血管性痴呆等脑功能障碍的疑难疾病，擅长治疗各种眩晕症、头痛、神经衰弱、高血压病、颈腰椎病、肩周炎等。已主持和完成国家中医药管理局、浙江省中医药管理局、浙江省教育厅等多项课题。获浙江省中医药科学技术创新奖一等奖2项、二等奖3项，浙江省科学技术进步奖二等奖2项、三等奖2项。发表论文60余篇，主编和参编著作12部。

百会长留针法是陈华德教授遵循"虚则补之""静以久留"的原则，将古医籍的理论方法和现代的头针加以整合改进所提出的治疗方法，具有持久激发人体经气、维持有效的刺激量从而提高疗效的特点。

《素问·调经论》曰："不足则视其虚经，内针其脉，久留而视。"《类经》亦云："久运之疾，其气必深，针不深则隐伏之病不能及，留不久则固结之邪不得散也。"由此可知长留针法古已有之。百会为百脉之宗，诸阳之会，诸经脉气血汇聚之处。现代研究表明，百会穴是调节脑功能的一个要穴，临床机制研究发现，艾灸百会穴可使大脑中的动脉血流速度明显加快，血管搏动指数增加，脑血流量增加，明显改善脑部血液循环，供给脑组织充足的葡萄糖和氧，维持脑的正常功能，针刺百会可以增强大脑有关运动区域的代谢，故百会穴长留针可以持续地升举一身清阳之气，阳气升则可以帅血上奉于脑，使气充血旺，脑神得养。

陈华德教授用百会长留针法治疗眩晕，临床疗效显著。他根据多年临床经验总结出：颈性眩晕乃多因人体上气不足、督脉阳虚、气血不能上荣、经气运行受阻、脑失所养所致。用百会穴长时间留针法治疗该病临床疗效颇佳，并已经过多次动物实验加以证实，此法能够调节椎－基底动脉血流速度，改善大脑缺血症状。

百会穴长时间留针法是采用1.5寸长的无菌毫针，顺督脉循行的方向，针尖与头皮成30°夹角快速刺入皮下，当针尖抵达帽状腱膜下层时，指下阻力减小，使针尖与头皮平行，刺入35mm左右，得气后将针柄从距离针根5mm处剪断，留针24小时，留针期间不影响患者生活起居，此法简便易行、安全有效。

七、头皮针抽添导引法

孔尧其（1944— ），男，浙江省东阳市人，主任中医师。现任浙江省针灸学会常务理事、副秘书长、头穴专业委员会主任委员。1962年高中毕业，正值国家困难时期，适逢国务院号召"抢救和继承祖国医学遗产"，遂应试入东阳中医学徒班研习岐黄，师从一代名医张锡林。1968年出师。1983年赴杭进修，师从针灸名家郭守云，从此专攻针灸，尤以头皮针见长，患者遍及全省34个县（市）。1993年晋升副主任医师后，奉调浙江省中医药研究院附属医院筹建针灸推拿科，后任浙江省第二中医院门诊部主任，医院重组后任浙江省立同德医院针灸推拿科主任，为浙江省中医重点专科负责人。出版《瘫痪病的针灸治疗》《中国头皮针》等学术专著5部，在省级以上杂志发表学术论文20余篇。获浙江省科学技术进步奖三等奖、华东地区优秀科技图书二等奖、浙江省针灸学会优秀论文奖等各种奖项10余项。

头皮针抽添导引是孔尧其主任中医师推陈出新、逐步完善的针法。汪机的《针灸问对》云："抽添，即提按出纳之状。抽者提而数拔也，添者按而数推也。"孔尧其主任中医师将抽添法应用于头皮针，并把它演化成抽提法，即以向外抽提、"一抽数抽"的手法动作为主要特点，以紧提慢按为主。头皮针抽添法属小幅度提插手法范畴。

第六章

浙江特色灸法

一、温针灸

温针灸，在浙江及江南地区被称为"热针"。

温针法，针艾并用，具有针刺与艾灸的共同作用。温针法进针与一般针刺无异，针刺深度控制在针根与皮肤之间留有3～4cm。过深则针感过强，难于久留针；过浅则针柄与皮肤距离过近而易灼痛。

针柄处的艾绒以去净杂质的陈细艾绒为佳，艾绒以手捻装裹到针柄为好。先用手心将艾绒搓捻成长条，然后用拇、中、食三指一齐用力，由轻而重，略加旋捻而裹着于针柄上2/3处。以红枣大小为宜，燃尽1壮，除去灰烬后再装下1壮，每次连续燃3壮。燃毕，针下觉轻缓舒适，经气温通，以左手食指按住穴旁肌肤，右手拇、食指捻针，徐徐退出，左手轻按针孔。

浙江各针灸流派中以施氏灸法流派和高氏灸法流派应用温针灸最为广泛，也最有心得。其中施氏灸法流派的温针法遵循三衢杨继洲《针灸大成》

截担补泻法，以"留针重在聚气，艾温重在导气，行针重在调气"为特点。高氏灸法流派的高镇五教授对温针有全面细致的研究。高镇五教授从毫针的粗细、长短、材质以及艾炷大小、壮数等方面着手研究，他还发现温针灸与室温之间存在联系，并把研究结果与临床实践相结合，使实验研究具有实际意义。

二、化脓灸

古代灸法大多是大艾炷化脓灸，近现代化脓灸仍沿袭了唐宋时期的灸法经验，在艾炷大小、取穴要求、灸疮发与不发、灸后调摄等方面都有详细规范。

浙江各针灸流派中以平湖严氏化脓灸最负盛名，另施氏灸法中也有涉及。

严氏化脓灸艾炷以陈年精制艾绒，用艾炷模具或手制而成，枣核大。取穴及施灸时体位端正，且体位一致，以防穴位偏移。取穴定位后，在穴位上做一印记，涂以少许蒜汁。将艾炷置于其上，用线香点燃，燃至艾炷2/3或患者感到灼痛时，术者轻拍灸处周围，以缓解疼痛。每一炷燃尽后，将灸处用生理盐水或温开水擦净，再灸下1壮。连续灸7~9壮，灸毕，贴以太乙膏薄贴。灸后注意灸处护理及调摄，促进愈合，防止感染及灸处发痒，防止灸疮损伤。灸疮起发是人体的正常反应，就如针刺得气一样。灸疮不能起发，除了施灸不得法、艾炷壮数不足之外，往往提示正气不足，所以灸后一定时间内应吃"发物"，以利于灸疮化脓。

施氏化脓灸坚持辨证施治，在立方选穴上以补益元气、固阳扶本、具有强壮作用的腧穴为主，配伍有关腧穴施行灸治，达到扶正与祛邪兼顾的治疗目的。以脏腑辨证为主，随症增穴配伍，在治疗应用时归纳为补气平喘、益气升提、益气健中、补肾壮元、固元消症5法。一般每年施灸1次，每次选

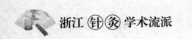

穴3～7穴，对久病顽疾采用分年灸治，以固根治。

三、铺灸法

铺灸法是流传于绍兴地区的一种灸法，"铺"可能因施灸时用蒜泥、艾绒大面积铺于背部，自大椎至腰俞的督脉上施灸而命名。

铺灸法在当地流传已十分久远。民间常用以治疗虚劳百损，如哮喘、痹证、肌肉劳损、不孕不育等多种慢性病。

铺灸法，又称长蛇灸，具有灸穴面广、灸炷大、火力宏、温通力强等特点，非一般灸法所能比。其施灸于督脉，为阳脉之都纲，能统摄全身阳气，维系一身元气，调节人体真阴真阳，且铺灸的艾火温通可达督脉两旁的夹脊穴和五脏六腑的背俞穴，起到内以振奋脏腑，外而温通肢节，从而经脉通畅、气血调和的功效。

浙江医家罗诗荣将这种民间灸法进行改良，用斑蝥粉敷于铺灸底层而后施灸，治疗呼吸系统疾病、强直性脊柱炎以及虚寒性疾病有较好的疗效，尤其对于类风湿关节炎疗效甚佳。

罗氏铺灸法具体操作：

1. 铺灸材料

斑蝥粉（含斑蝥20%、麝香50%、肉桂15%、丁香15%）1～1.8g、紫皮大蒜500g（捣成泥）、陈艾绒200g。

2. 施术方法

令患者俯卧，裸露背部，在灸穴督脉正中，自大椎至腰俞上进行常规消毒后，涂以蒜汁。在后背正中线上均匀地敷以斑蝥粉，然后在穴面上铺5cm宽、2.5cm厚的蒜泥，在蒜泥上再铺上3cm宽、2.5cm高形如长蛇的艾绒炷。施灸时，点燃艾炷的头、身、尾三点，让其自然缓慢燃烧，待燃尽灰冷后，再在原处铺艾炷如前法继续施灸，一般灸2～3壮，灸毕除去蒜泥，再用消毒纱布浸生理盐水，轻轻揩尽。施灸后皮肤潮红或出现水疱，应至灸后3日用消毒针刺破水疱，将水引流后涂擦甲紫药水，覆盖一层消毒纱布以防感染，以后可隔日更换1次，直至施灸处结痂、脱痂，皮肤愈合，一般需30天左右。罗氏后人改良后的铺灸法将蒜泥换成生姜泥，使灸力更温和，减少感染的发生，也更易于患者接受，疗效同样明显。

3. 施灸时间与疗程

铺灸法一般都在每年三伏天施治，每年仅灸1次。改良后的铺灸法不拘泥于三伏天，增加了治疗时间，有利于疗效的巩固。

传统的铺灸法一般都施灸于久病顽固之疾，故在民间长期以来视为十分郑重之举措，施灸前往往已做多项准备，如停工休息，选择伏天天气晴朗、气温比较恒定、无大风大雨之日，患者事前先准备宽敞衣着，并做好不能仰卧而只能侧卧、俯卧等思想准备。施灸以后须注意调养：①须慎风寒、调情志、忌房事，禁用冷水洗浴，灸疮处不能用水冲洗；②宜清淡饮食，忌生冷辛辣、肥甘厚味之品，忌鱼腥、鸡、鸭、鹅、海鲜等"发物"；③灸后直至灸痂脱落之前，不能从事体力劳动。此外，灸处永远留有色素沉着痕迹或白色瘢痕，事先应对受治者说明。凡高热或女子月经期、孕妇、年幼老弱者慎用或不宜使用本灸法。改良后的灸法同样须注意调养，但由于皮肤不会或较少出现水疱或化脓，故对患者日常生活影响较小。

四、艾卷灸

据现存文献分析，灸法从秦汉至唐宋，都以直接灸为主。至元明时期，开始出现大量隔物灸，明代衢州医家杨继洲《针灸大成》中记述了多种隔物灸法。采用艾卷药条的灸法始于明初，在朱权的《寿域神方》中有"用纸实卷艾，以纸隔之，点穴于隔纸上，用力实按之，待腹内觉热，汗出即瘥"的记载。

艾卷灸不掺入药物，相当于现在的清艾条，具有回阳通经、调气理血、驱寒除湿、暖宫止血、调经安胎之功。

浙江针灸流派中高氏灸法"和灸"即属于艾卷灸。和灸分为艾条手持灸法和艾条灸架灸法。和灸感觉温热舒适，无灼烫刺激，不起疱，是患者都乐于接受并能合作治疗的一种自然疗法，能使自觉症状逐渐减轻、缓解、消失，获得良好疗效，适用于部分慢性病症。

五、麦粒灸

麦粒灸疗法是将艾绒制成形似麦粒的艾炷在相应部位施灸治疗疾病的方法，属于直接灸的一种。麦粒灸因艾炷小、痛苦少，除面部及血管部位不宜施灸外，大部分穴位都可施用。

麦粒灸必须用加工精细的艾绒才能用手指捻捏成为麦粒大小的艾炷。艾绒的制备，一般在每年农历五月前后采摘新鲜肥壮的艾叶，置日光暴晒干燥，然后放入石臼中捣碎，拣去粗梗杂质，筛去泥灰，再晒再捣，反复多次后剩下的呈绒状之艾，捏之能成形、紧而不松散者才可做艾炷。

麦粒灸的操作需要点穴精准。因麦粒灸的艾炷较小，若取穴不准则影响疗效。在穴面皮肤上涂少许蒜汁，将艾炷置于穴上，点燃后，当患者觉灼痛时，取下艾炷，用干棉球擦清皮肤表面，再依前法施灸。一般初次灸3壮，以后每次灸5壮。皮肤呈红色或呈轻度焦黄色时灸毕，涂少许甲紫并用敷料覆盖。

麦粒灸一般适用于脏腑病和久病者，如慢性肝病、慢性肠炎、月经不调等，常用背俞穴和腹募穴，配伍足三里、阳陵泉、三阴交等穴。

浙江各针灸流派中施氏灸法流派和盛氏灸法流派在临床中较多运用麦粒灸治疗各种疾病。盛氏灸法流派常采用麦粒灸治疗寻常疣，获得满意疗效。将艾绒捏成麦粒大小，放在较大的寻常疣上，按上法施灸，首次施灸可选取少量寻常疣，灸毕后24小时保持灸处干燥，至灸处结痂自行脱落后即愈。施氏灸法流派传人罗开涛运用麦粒灸结合百会压灸治疗眩晕，效果显著。其认为麦粒灸百会治疗眩晕意在调整全身阴阳平衡，调节大脑功能。

六、药饼灸

药饼灸属于隔物灸的范畴，而隔物灸的大量记载是从元明时期开始的，明代杨继洲《针灸大成》记载了药饼蒸脐法。

药饼灸是用温经活血、化痰逐水、芳香走窜类药物研制成细末，用温水加姜汁调成糊状后制成1元硬币大小、厚0.5～1cm的药饼贴敷于穴上2～3小时。初起穴面皮肤觉灼热或轻度灼痛，待感觉渐微时一般2小时左右，儿童等皮肤娇嫩者可减短贴敷时间，皮肤黑坚者可适当延长贴敷时间。一般在贴敷后，穴面皮肤可留有红晕或暗色药饼痕迹，个别患者可因贴敷时间过长出现小水疱或局部瘙痒发红，可涂少量甲紫，以防感染。

为加强温通效果，可在药饼上放置枣核大小的艾炷，灸1～3壮。施灸时，若觉灼痛，可将药饼轻轻揭起，或将艾炷用镊子取下，稍停再灸。

药饼灸临床应用广泛，多用于支气管炎、慢性肠胃疾病、哮喘、关节炎、陈旧性疼痛等。近年由于"冬病夏治"的推广，药饼灸得到广泛应用。

浙江针灸流派中金氏药饼灸和盛氏强壮灸中均有药饼灸的运用。

金氏药饼灸在治疗各种气血瘀滞所致的痛证如神经、慢性盆腔炎等妇科疾病、软组织损伤引起的疼痛都有比较好的效果，灸法和药物相结合，对一些寒邪引起的疼痛也有较好效果。配方：生川乌、生草乌、细辛、羌活、独活、红花、乳香、没药、肉桂各等份，研末备用。操作方法：取适量药末，用饱和食盐水调成黏土状，做成厚0.5～0.8cm、直径2～3cm的圆饼，再于药饼上放一直径略小于药饼、高约2cm的圆锥形艾炷，点燃艾炷的顶端施灸，连续2～3壮。如患者感觉灼热不能忍受时，可将药饼上提后再放下，或放在相邻位置进行交替，直至局部皮肤潮红为度。

　　盛氏强壮灸以"伏灸"为特色，处方：白芥子50g、甘遂25g、大戟25g、延胡索50g、细辛20g，共研末备用。此方为古代治哮喘外治方，盛将此用于"冬病夏治"，每年在三伏天施灸，间隔10天1次，常用穴位为大椎、陶道、膏肓、肺俞、膻中、气海、天枢等。

　　汪慧敏教授（1962—　）是浙江省首批中青年名中医培养对象，其对妇科病的针灸治疗有独特的思路和方法，在浙江省首开针灸妇科专科门诊，善用药饼灸治疗子宫内膜异位症、慢性盆腔炎等妇科疾病。

　　汪慧敏教授在临床上提倡运用药饼灸治疗子宫内膜异位症。方法为：将中药附子、鹿角霜、肉桂、乳香、五灵脂按5∶2∶1∶1∶1的比例混合，用粉碎机打粉（过60目筛），再以20%的酒精调制后，用模具压成直径3cm、厚0.5cm的药饼。再将细艾绒用模具做成底径2.5cm、高2cm、重2.5g的艾炷。将药饼放置于关元、次髎穴上，隔天交替灸，每次灸3壮，艾炷置于药饼上，点火燃烧艾绒，药饼温度慢慢升高。一般药饼和体表接触部位的温度可达45～50℃，在46℃以下患者能耐受，如患者感觉太烫，则在药饼下面垫1～2层纱布，灸至局部皮肤红晕为度。2个月为一疗程，一般治疗需3～5个疗程。

　　汪慧敏教授认为，本病因体虚、经前产后失于调摄、外感或手术损伤冲任，恶血未净，离经之血即瘀血不能及时排出，故诸症丛生所致，病变位置基本局限在盆腔，故本病的治疗关键在改善盆腔血液循环，以活血化瘀、补肾疏肝为治疗本病的原则。药饼灸除一般灸的作用外，又能通过皮肤组织对药物的吸收发挥药理效应。附子、肉桂、鹿角霜温阳散结，乳香、五灵脂活血、散结、止痛。而且本法药饼主要放置在任督脉的下腹部位置，均接近盆腔，借助药饼的温通作用，能有效改善盆腔血液循环、活血化瘀。药饼灸既有调节全身，又有治疗局部的作用，起到一般药物所无法达到的作用。

　　汪慧敏教授根据多年临证经验指出："灸必加关元。"在临床治疗上不该受其补益作用所限。同时，关元穴表皮角质层较薄，其下即是子宫和小肠，靠近盆腔的局部病灶，在关元穴上施行药饼灸能够发挥穴位和中药的双重效应，辛温芳香之气容易直入少腹胞中及经脉气血壅滞之处，随着药饼温度的升高，温热透达之力增强，能疏通经络，调理气血，从而起到治疗的作用。

七、百会压灸

压灸，是无瘢痕灸的一种，最早出现于20世纪80年代中期，是指艾炷或艾制物在直接灸的过程中采用反复压灭的方法来达到治病目的的灸法。

百会压灸，是指在百会穴施用压灸。它流传于浙江东阳、衢州一带民间，多用于治疗眩晕、疼痛、小儿发育迟缓等。

用甲紫标出百会穴，将百会穴上头发剪去一块，如拇指或中指甲大，约1cm见方暴露穴位，涂少许凡士林。嘱患者低坐矮凳，医者坐在其正后方较高位置上。取艾绒制作成锥形如黄豆大小。首次两壮直接放在百会穴上，用线香从炷顶点燃，不等艾火烧到皮肤，患者感到皮肤稍微烧灼痛时（约燃至1/2），或者患者感到三级痛时（患者感觉灼痛，向医者诉痛，称一级），立即用压舌板或镊子由轻到重将艾火熄灭，将艾灰取掉，其下留有一层薄的未燃的艾绒，在其上继续放置艾炷点燃。灸到25～50壮时，患者觉热力从头皮渗入脑内，症情好转。每次根据病证情况，灸30～50壮，多可至100壮（约2小时）。病情轻、病程短者灸1次，反之，可连灸2～3日。

现代改良百会压灸，操作更为简便。患者取坐位，在百会穴上涂少许万花油，用黄豆大艾炷直接灸至患者感灼热时取一截艾条用力压熄艾炷，使热力缓缓透进穴内，并向四周放射，连灸7壮，隔日1次，6次为一疗程。

浙江各针灸流派中运用百会压灸者较少，现施氏灸法流派仍有用之，其将传统百会压灸进行改良，使操作更简便安全，患者易于接受。

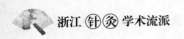

八、药物点灸法

药物点灸法,是将药物敷于患处,使其发疱、结痂愈合而治疗风湿病、陈旧性损伤等疾病的方法,在余杭、临安、桐乡、海盐、海宁等地的民间流传广泛,群众常简称为"点"。

主要用药为白降丹。白降丹的原料由朱砂、雄黄各10g,水银50g,硼砂25g,食盐、白矾、皂矾各75g组成。将上药研末,入降罐内煨制而成。将制成的白降丹研细末,贮瓶中备用。临用时用冷开水适量调成糊状,用银质细棒或竹筷蘸药点于患处,一般视疼痛处范围,以病点为中心,每隔5~10cm点敷一处,一次敷10~20点,在点药后约2小时开始隐隐疼痛,起小水疱,不必挑破,用敷料贴盖以防感染,一般5~7天自愈。

按:白降丹系有剧毒之药,避免入口,不能涂在黏膜上。术者操作后要用肥皂洗手。有过敏史者慎用或忌用。

由于药物点灸法所用白降丹为重金属制剂,具有很强的毒性,若操作不当可引起中毒,故现临床中已鲜有用之。

九、阳燧锭灸法

阳燧锭灸法,出自清代吴尚先《理瀹骈文》。原书谓:"内府阳燧锭治风气并肿毒。"并附有方药配制及使用方法。

1. 处方

硫黄45g,蟾酥、朱砂各3g,冰片、麝香各0.6g,白砒1.5g。

2. 配制方法

将上药分别研为细末,取铜勺一个置火炉上,用文火先使硫黄熔化,依次加入蟾酥、朱砂、冰片、麝香搅匀,然后加入白砒(加入时有一股青烟冒起,注意避免冲入眼、鼻),立即将铜勺移开炉子,稍加搅拌,趁热倒入平底瓷盘内荡转成片，待冷即可取出，剪成瓜子大小，收藏于药瓶中备用。

3. 用法

根据病灶部位，疼痛或畏寒程度等具体情况，取半至1粒瓜子大药锭，一头用火微熏令软，使黏着于薄纸上，然后连纸将药锭置于已经涂敷少量凡士林的需灸穴面上，即可用火点燃，候燃至将尽时，将火压灭，取下施灸后未燃完的药锭及薄纸。如次日灸处起疱，可用消毒针挑破后涂敷甲紫。如需继续治疗，可在原灸点施灸。

阳燧锭灸法具有表皮不甚灼热而热力可深达病所的特点，对于着痹、骨痹等证，疼痛畏冷在于深部者均可施用，且非一般灸法所能及。

十、雷火针

艾卷灸的出现始于明初，当时的艾卷灸不掺入药物。在李时珍《本草纲目》、杨继洲《针灸大成》中有在艾绒中加入麝香、穿山甲、乳香等药的记载，并名之为"神针"或"雷火针法"。

陈佩永（1892—1981），男，浙江诸暨人。自幼随父、兄在诸暨店口镇蒋村学习中医内科。19岁起外出访求名师，拜诸暨斯锦山、天台吴锡志、杭州孙禄堂和张之江为师，学习针灸伤骨科，并练拳习武，医技大进。27岁后返乡行医，渐有医名，曾受聘于诸暨字纸局、杭州之江药房附设医院任针灸伤科医师，后感乡间缺医少药，乃于1933年起至萧山径游乡自设诊所行医。中华人民共和国成立初期，带头组建联合诊所，并任所长。1955年北京中医研究院曾邀请其赴京工作，他以当地群众需要为由婉拒。1956年调任萧山人民医院任副院长。著有《针灸治疗杂病120法》《少林秘传伤科36穴方论》等。从学弟子20余人。陈氏为萧山十大名医之一。陈氏从学习内科入门，故有坚实的理论基础，后从名师学习针灸、伤科手技，颇多不传之秘。用针多自制，以银质粗针为主，针刺手法亦别具风格，惯用拇、食指持针，施行直、

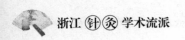

横、斜刺，进针快，行针灵活迅捷，针感强，常取效于顷刻。

陈氏有治伤雷火针方流传于世，现附于下：

紫丁香、细辛、桂枝、白芷、山奈、硫黄各30g，皂角15g。共研细末，加麝香3g，研细和匀。

先用桑皮纸2张，平摊桌上，将艾绒铺平纸上，用藤条打艾绒使之平匀，上敷药粉，卷紧成条，两端封固，用蛋清涂光，风吹干燥，收贮罐内备用。

专治跌打损伤。用火点燃雷火针一头，隔布7层熨疼痛处。

陈氏另有太乙神针方，分镇痛、逐瘀、温经、散寒四方。

方1：甘松、南星、丁香、乳香各12g，牙硝18g，樟脑9g，硫黄4.5g。

方2：穿山甲、川乌、草乌、三七各15g，防风、独活、羌活、白芷各12g，藜芦9g。

方3：没药、白术、薄荷、桂枝、雄黄各12g，全虫、苍术各18g，黑丑15g，细辛9g，秦艽6g。

方4：当归、川郁金、川芎、莪术、硫黄各9g，白附子、血竭各4.5g，煅乳石、炙甘草各6g，蟾蜍18g，麝香3g。

十一、太乙针

自雷火针出现后，至清代，其法大行，并有多种专论太乙神针的书籍刊行，孔广培的《太乙神针集解》为其中之一。

（一）孔广培、张文澜与太乙神针

孔广培，字筱亭，浙江萧山人。咸丰年间，其妻患疝，多方调治无效，适得《太乙神针方》抄本，按法施治而愈，遂循太乙神针源流，辑为《太乙神针集解》，于清同治十一年（1872年）刊行。因其内容与同治三年（1864年）秀水张文澜刊行的《太乙神针》一卷本大致相同，故现选录部分，以窥清代太乙神针之一斑。

1. 太乙神针方

艾绒三两，硫黄二钱，真麝、乳香、没药、松香、桂枝、杜仲、枳壳、皂角、细辛、川芎、独活、穿山甲、雄黄、白芷、全蝎各一钱。

上为末，秤准分量，和匀。预将大纸裁定，将药铺纸上，厚分许，层纸层药，凡三层卷如大指粗细，杵令极坚，以桑皮纸厚糊六七层，再以鸡蛋清通刷外层，务须阴干，勿令泄气。

凡中风、头风、风痫、角弓反张、忘前失后、气绝、脱肛、目泪、耳聋，针（编者按：此处指用太乙针灸，下同）百会。从鼻直上，入发际五寸，旋毛之中可容指处。

凡翻胃、吐食、心下胀满、状如伏梁、伤寒饮水过多、腹胀气喘、寒癖、饮食不进、赤白痢、面色萎黄、五膈，针中脘穴，脐上四寸。

凡男子阳事久惫，妇人经水不调及滞气成块、状若覆盆、腹胀气喘、心脐下冷痛……闪着腰痛，小儿遗尿，针气海穴，脐下一寸五分。

2. 太乙神针灸法

用生姜一大片，厚二分许，中穿数小孔，平放应针穴道之上。用面捏一小碗，如酒盅大，碗底也穿数小孔，将神针内析出，加蕲艾绒少许，捏作团，置于碗内点燃，平放于姜片之上。顷刻之间，药气即可透入。如觉甚热，将姜片略略抬起，待片刻，即再放下看着碗内将燃尽，取起另换。每一次换药三四回，便可收止。每日或一次或两次，不拘。

太乙神针有两种用法：一将针悬起，离布半寸许，药气自然隔布透入。一将针实按布上，药气更易透入。然悬起一法，取效较缓；实按一法，轻则布易燃，重则火易灭，均有微碍，不如以针为灸较为妥当，取效亦速。窃谓此法可为太乙神针之一助，公诸世人。

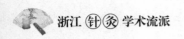

（二）马雨荪与太乙神针及太乙神针器

马雨荪（1879—1968），男，祖籍北京，于20世纪40年代起定居杭州行医。中华人民共和国成立后，与诸好友共同组建浙江省首家联合中医院——杭州市广兴联合中医院（现杭州市中医院前身）。1956年调任浙江医院，任针灸科主任。1958年起任浙江省政协委员，为浙江省名老中医。

马氏主张针灸并用，必要时辅以药物。马氏灸法以温和灸为主，尤对太乙神针的应用颇多研究。他为改进前人制作太乙神针时卷裹神针较为烦琐、使用时烧灼温度较难掌握等缺点，自制太乙神针器，使用时既可温灸，又可于患处按摩，应用方便，而取效尤佳。

与传统太乙神针和雷火神针操作单一不同，太乙神针器有"循熨法""温针法""震颤法""按点法"等多种操作，临床上可根据不同病证和证型选择运用，扩大了治疗范围，提高了疗效。

1. 马氏太乙神针基本方

艾绒90g，硫黄6g，麝香3g，乳香、没药、丁香、甘松木、桂枝、枳壳、杜仲、皂角、细辛各12g，川芎、独活、当归、白芷、穿山甲各15g，防风、秦艽、牛膝各18g，大茴、红花、雄黄各9g，川乌、草乌、三七各15g。

2. 马氏太乙神针灸法

以上为一料药，研末和匀，贮存罐内，密封备用。使用时先将药物掺拌的艾绒装填于神针器的内管，外管前端是神针器的头部，使用时随着艾的燃烧和需要的热度，可用推进装置加以调节。使用时需下垫5～9层由藏红花浸染过的红布，一般灸时20～30分钟，酌情可延长灸时。

浙江特色刺灸法

一、漆针法

漆针法是治疗风湿痹痛的一种民间疗法，在浙江宁海、海盐、桐乡以及嘉兴、绍兴、萧山、余杭、临安等地曾甚为盛行，群众简称"漆"。漆针之名是由于施术以后皮肤留有蓝色针痕经久不退，如漆着之于器皿而来。一说"砭刺"的"刺"字，古人读作"切"，故可能"漆"系"刺"（切）所误传，待考。

漆针法具体处方与操作方法：

1. 处方

乳香、肉桂、川乌、血竭、京墨各等份，米醋250ml，麝香少许。

2. 制法

先将米醋煮沸，再将上列药物和匀放入锅内，文火煎沸，贮入清洁器皿内，备用（如在气温比较高或梅雨季节，应每日或隔日隔水蒸煮1次）。

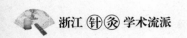

3. 施术方法

在患部先行皮肤消毒，敷铺一层药物，约1mm厚，一般直径约1cm大小为一刺激点，用10支28号毫针扎成一束（有用缝衣针者），于药物上先轻后重地点刺，针尖以刺入皮肤为度，不宜深，每一穴点约刺50下，到皮面稍显凸起时住针，敷以松花粉，然后刺别处。一般均以局部痛点及邻近穴位为刺激点。一般不超过15点。

4. 适应证

凡风湿痹痛、冷麻不仁、历节痛风、鹤膝风、肩周炎等皆可治疗。但是局部红肿、全身发热等阳证、热证病例则不宜使用。

二、金针拨内障术

周明耀（1894—1967），祖籍杭县，家贫，早年流落江湖，以卖艺售药为生，后定居富阳行医。1948年起迁居龙游城关太平路开设中医眼科诊所。1958年10月参加灯塔人民公社中心医院（今龙游区医院）工作，任医师。

周氏以金针拨内障术而闻名省内外，1955年、1957年两次应北京同仁堂之邀，赴京治愈盲疾患者多人。

针内障法早在《千金要方》《外台秘要》中已有记载，《针灸大成》亦有针内障秘歌、要歌，详细说明针术要诀，但是知其术而能在临床上施用者却寥寥。周氏于20世纪50年代起用金针拨内障，名闻于时。当时的医疗水平与手术条件等都难与当今同日而语，由此可知周氏金针拨内障术的神奇之处。

金针拨内障术操作方法及调护：

1. 金针

按《目科正宗》图式，用上好赤金制造，长约3寸许，针身约寸余，粗若鞋底针，尖端则细若绣花针而圆润滑泽，以银丝缠针柄，针尖部用银管套护。

2. 操作方法

术前半小时先针刺睛明、瞳子髎、阳白透鱼腰，远道配取合谷、太冲，留针半小时后出针，使患者镇静松弛。再令患者正坐靠背椅，助手在背后扶定头部，勿令转动，两手搦珠，心无妄想，如拨左眼，用左手大指、食指分开眼皮，即就两指捺住白睛，次用右手大指、食指、中指执针令紧而直，其余各指略按眼眶。先用三棱针于外直肌与下直肌之间，距角膜缘后4~5mm处，平行角膜缘，垂直刺穿球结膜、巩膜睫状体扁平部而达玻璃体，再用金针从切口处垂直伸入推进，经虹膜与晶状体之间，直达瞳孔缘。将拨针停留在晶状体前部，然后拨断悬韧带；将晶状体拨离原位，向下后压晶状体，停针观察；放松拨针，如晶状体重新上浮，再度加压，直至晶状体不再上浮；晶状体固定稳妥后，将拨针退停瞳孔中央，仔细检查房水是否清澈，患者能否辨颜色、人物。患眼复明后，出针时宜徐缓，先抽出拨针之一半，待晶状体不再浮起，方可缓缓退针。

3. 术后护理、调治

术后1月后，加强营养，不得高声叫唤、劳神恼怒，患眼敷以自制眼药包扎，加服活血化瘀汤药，并可针灸合谷、太冲、肝俞、三阴交，以助恢复。

三、钩针法

钩针，是杨楣良主任医师在古代针具的基础上研制出的一种新型针具，已获得国家专利。

钩针主体独特，针体坚硬，针头（针体的末端与针尖的连接部分）变曲与针体成一角度，且针头一侧有刃面。钩针的研制及钩针疗法的创立，吸取了传统针刺疗法之长，不仅能根据中医理论、经络学说取穴及操作，达到传统针刺疗法所能起到的作用，还可以利用钩针的独特结构，针对病情进行各种特殊的操作，以取得其他方法所难以取得的良好疗效，因而具有较高的临床推广价值。

钩针法具有加强刺激、提高疗效，解粘除赘、钝锐并用，先探后行、安全可靠，辨证施术、操作稳妥的特点和优点。由于钩针独特的构造，在运用钩针法治疗软组织损伤等疾病时，刺激量大于普通毫针，且患者无不适感。术后患者感觉轻松，症状消失。在解除组织、肌肉、骨骼、神经、血管等之间产生病理性粘连时，钩针法体现了钝性分离与锐性分离并用的原则，这种钝性分离与西医手术疗法中行组织分离时的操作原则颇相吻合，但这种操作损伤小，体现了安全有效的原则。钩针造型独特，针头部分不仅具有一定的弯曲度，且刃面也在内曲面，因而避免了神经、血管、肌纤维在钩拉时被损伤的可能，在操作时便有了安全保障，不会为患者带来不应有的损伤和痛苦，这也是钩针法与其他疗法的不同之处。

四、粗针法

宣丽华（1960—　），女，浙江省杭州市人，主任中医师，浙江省名中医。1984年毕业于浙江中医学院（现浙江中医药大学）中医专业，分配至浙江省中医院工作至今。现为浙江省中医院针灸科主任，浙江中医药大学教授、硕士生导师、博士生导师，兼任中国针灸学会理事，中国针灸学会临床分会常务理事，中国针灸学会腧穴分会、脑病分会理事，中国针灸学会腹针专业委员会副主任委员，浙江针灸学会副会长，浙江省针灸学会临床专业委员会主任委员，浙江省中医药学会外治分会主任委员。长期从事针灸临床、科研、教学工作，擅长运用针灸或针药结合治疗面瘫、下肢动脉硬化闭塞症、各种疼痛症、中风后遗症及其他疑难杂症。获浙江省科学技术进步奖二等奖1项，浙江省中医药科学技术创新奖二等奖3项、三等奖3项；获国家发明专利2项；主持和参加国家或省级课题20余项；参编著作5部；在国内外核心期刊发表学术论文100余篇。多次应邀赴国外讲学。

粗针法为宣丽华教授通过20余年不间断的学习思考，经过临床及理论的沉淀所创新的一种疗法。该疗法可用于治疗面瘫、下肢动脉硬化闭塞症、帕金森病、痤疮、慢性荨麻疹等疾病，因其取穴精少，疗效明显，取得了可喜的成果。她研制的"粗针"针具获国家发明专利。宣教授还应中国针灸学会临床分会的邀请，多次在国家级继续教育项目中讲授"粗针疗法"的临床应用，举办了多期省级继续教育学习班，多次在中国针灸学会临床分会年会、腧穴分会年会上演示粗针疗法。

粗针源于《内经》九针中的大针和长针，是两者相结合的产物。粗针法采用不锈钢特制针，规格为1.0mm×100mm或1.0mm×120mm。针刺时用拇指和食指挟持着进针，快速刺入，然后沿皮平刺。宣丽华教授认为，粗针疗法，针粗且长，但针刺部位较浅，又通过较长时间留针，使患者获得小刺激量而长时间的作用达到治疗疾病所需的刺激量。粗针疗法治疗某些顽固性疾病，尤其是辨证为阳气不足或阳气阻抑的神经系统疾病和皮肤病，疗效尤为显著。由此也可知，粗针疗法的取穴多在督脉，督脉为"阳脉之海"，总督一身阳气，用粗针刺激督脉穴位，振奋全身阳气，疏通经络、调整经气，则邪去病安。临床中，宣丽华教授常用神道穴。督脉神道穴粗针平刺留针具有调畅督脉经气的作用，气行则血行，气血通和，筋脉得养。操作时强调进针速度快，指力强，才能使患者无痛苦。出针后患者如有出血，宜及时按压。

五、痧法

郭志邃，字右陶，清康熙年间浙江檇李（今嘉兴市）人，著《痧胀玉衡》一书，初刊于清康熙十四年（1675年）。康熙十七年（1678年），郭氏鉴于痧证之变幻，更有陷伏于别病中者，为前书所未及，乃撰成后卷。该书曾

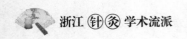

广为流传，清代有多种刻本，并被近人曹炳章编辑入《中国医学大成》一书中。

痧证之说始于明代，但无专书，郭氏遍阅仲景、东垣、丹溪之论，游学于江淮吴越诸地，返里后又精研前贤诸秘，始悟痧胀变端"如似伤寒而非伤寒，似疟疾而非疟疾之类，或虚实难明，阴阳交错，往往有痧毒杂焉"，乃撰成《痧胀玉衡》。其中应用经络、经穴和砭刺、挑针、放血、刮痧等法，自清朝至近代在民间广为流传，且为针灸医家所采用。

郭氏认为，治痧当分经络。其认为四方疫气时行，痧因而发，或为暗痧，或为闷痧，或为落弓痧、噤口痧、角弓痧、盘肠痧，或因伤寒疟痢，与胎前产后等症，而痧兼发，必从外感，感于肌肤，人不自知，则入于半表半里。痧感于半表半里，人不自知，则入于里。凡"腰背巅顶连风府胀痛难忍，足太阳膀胱经之痧也；两目红赤如桃，唇干鼻燥，腹中绞痛，足阳明胃经之痧也；胁肋满胀，痛连两目，足少阳胆经之痧也；腹胀板痛，不能屈伸，四肢无力，泄泻不已，足太阴脾经之痧也；心胃吊痛，身重难移，作肿作胀，足厥阴肝经之痧也；痛连腰肾，小腹胀硬，足少阴肾经之痧也；咳嗽声哑，气逆发呛，手太阴肺经之痧也；半身疼痛，麻木不仁，左足不能屈伸者，手太阳小肠经之痧也；半身胀痛，俯仰俱废，右足不能屈伸者，手阳明大肠经之痧也；病重沉沉，昏迷不醒，或狂言乱语，不省人事，手少阴心经之痧也；或醒或寐，或独语一二句，手厥阴心包络之痧也；胸腹热胀，揭衣去被，干燥无极，手少阳三焦经之痧也。"

郭氏有"治痧三法"。肌肤痧，用油盐刮之，则痧毒不内攻；血肉痧，看青紫筋刺之，则痧毒有所泄；肠胃脾肝肾三焦经络痧，治之须辨经络脏腑，在气在血，则痧之攻内者，可消可散可驱，而绝其病根也。

放痧有十：在头顶心百会穴，在印堂，在两太阳穴，在喉中两旁，在舌下两旁，在双乳，在两手十指头，在两臂弯，在两足十趾头，在两腿弯。

凡痧有青筋紫筋，或现于数处，或现于一处，必须用针刺之，先去其毒血，然后刮痧用药，治其肝脾肾及肠胃经络痧，万不失一。

郭氏亦用针刺出血放痧，所谓针刺出毒血，及用砭之道也，但放痧之人，俱用铁针，轻者一针即愈，重者数针不痊，盖因痧毒入深，一经铁气，恐不能解，余惟以银针刺之。

郭氏还述及凡痧筋呈深青色、紫色、深红色者，刺之方有紫黑毒血，刺法应以针锋微微入肉、不必深刺等刺痧手法。

第 八 章

浙江针灸名家临证医案

一、张治寰医案

王某某，女，27岁。自幼患癫痫发作时颈项强直，经多方治疗无效，请张老会诊。主诉：通常日间发作，两目难合，肢体拘痛。张老认为，病在阳跷、督脉，嘱针泻后溪、申脉；有发作先兆时泻大椎、腰奇。3次针后即诉发作次数减少，10次针后基本痊愈。以后每周巩固针治1次，随访3年均未发作。

按：张老注重奇经八脉的运用。对气虚下陷内脏下垂，肾气不足、清阳不升之遗尿，发育不良以及癫痫、体虚失眠等很多病，张老常取百会用温和灸；而对另一个阳经之会大椎穴，多用于清泻阳热，如对疟疾或各种发热，针泻大椎而热势速降。对上肢痿证，又常针补大椎而助阳通络；下肢痿痹，则常取腰阳关或命门。此外，气海、膻中、天突及八脉交会穴张老也常用，特别是后溪、申脉，根据所通督脉和阳跷脉的功用，常用于治疗癫痫及手足震颤、痉挛等。

二、马雨荪医案

医案一

贺某，女，46岁，杭县人。胃脘部疼痛10余年。素有脘部不适，嗳气频频，闷胀不舒，其痛隐隐郁郁，每进食生冷或脘部受寒，则易举发，纳食不佳，脘部喜按，喜热饮食，大便时溏。虽经多方治疗，无明显转机，脉象濡细，舌质淡，苔白润，形体消瘦，面黄无华。证系脾胃虚寒之胃痛。治予温中健脾和胃。用太乙神针在脾俞、肝俞熨灸，上、中、下三脘熨灸加按摩，神阙施点灸法，隔日治疗1次，每次30分钟。共治疗11次，告愈。

按：脉证合参，本案乃寒滞中焦，脾胃虚寒，中宫不健而致胃脘作痛。脾主运化，司精微物质之输布，气血不能上乘，故面色少荣，四肢疲惫，神怠乏力。寒则温之，太乙神针具有温中健脾、理气止痛之功能，脾俞为胃经之背俞穴，中脘为其募穴，俞募相配以调和阴阳、健脾和胃；神阙穴以温煦下焦，培元固本。诸穴配伍得当，则收全功。

医案二

马某，男，65岁，杭州市人。下腹胀痛，不能排尿约10小时。一天来下腹胀痛，虽有尿意，但不能排出，烦躁不安，坐卧不宁，痛苦不堪。究其病因，始自痔疮手术之后。患者2年前曾做痔疮手术，而后出现不能排尿，针灸及药物无效，拒绝导尿，曾来本所经太乙神针治疗2次而愈，故此次手术后不能排尿，即来治疗。脉象弦紧，舌质淡，苔薄白，下腹膨隆，膀胱充盈，拒按。诊为癃闭，治拟通利水道。针刺阴陵泉、阴谷无效（上午治疗），下午仍针刺上述两穴，加太乙神针关元、中极熨灸20分钟，即自动排尿，次日告云排尿正常。

按：《内经》曰："膀胱不利为癃。"本案系痔疮手术后出现尿潴留，乃术后经气戕伤，膀胱气化失司。一般针刺对术后癃闭效果显著，可能太乙神针的温热作用加之毫针的刺激而增强了通利水道、温肾补阳的协同作用，故使排尿通畅，术后癃闭证获痊愈。

医案三

赵某，男，67岁，农民，绍兴柯桥镇人。右膝肿胀疼痛7月余。数月来右膝逐渐胀痛，渐趋严重，关节屈伸不利，不能下蹲。始因不慎跌仆，但无骨折及严重损伤，之后疼痛加重，跛行。曾经多家医院治疗，抗生素及中西药物、外敷膏药等均无好转，现仍步履沉重，每遇阴雨或劳累之后，尤为不适。脉象沉弦而兼滑象，舌质淡，少苔，膝关节肿大、压痛，股、胫部枯细，膝关节屈伸不利。此为痹证，俗称"鹤膝风"。治拟温经通络，扶正祛邪，针灸兼施。足三里补，阳陵泉补，足阳关、委中平补平泻，犊鼻、血海、鹤顶泻。取针后，足三里、血海、鹤顶各温和灸5壮。治疗2次后胀痛减轻，稍能下蹲；治疗5次后肿胀明显好转，已可下蹲；经8次治疗症状基本消失，伸屈也无疼痛，唯劳累之后，局部稍有沉胀不适，继续巩固2次停诊。1年后特来告之，一切自如。

按：本案始起外伤，经筋受累，气血瘀滞，患者年逾花甲，正气不足，复为外邪留滞，关节肿胀而不得伸屈，故以扶正祛邪、温经通络为主。足三里为阳明经之合穴，针之旨在扶正固本、健脾益气；阳陵泉为胆经之合穴，筋之会穴，治之以通经利节、蠲痹祛邪；委中为膀胱经之要穴，与阳关穴组合，可增强行气止痛、舒筋通络作用；血海主血，活血化瘀，通络效著；鹤顶乃经外奇穴，加针阳明经之犊鼻穴，祛风散寒，行气消肿见长。治疗合拍，故痼疾得愈。

医案四

沈某，男，50岁，干部。病起于1946年冬，曾身处于战争环境，虽冰天雪地，亦常夜餐露宿，涉水过河，而逐渐出现两侧肘、膝关节酸痛，每值气候变化尤为明显，迄今已逾10年，关节处仍需覆盖被衣，否则疼痛更甚。曾服中西药治疗乏效。此因正气不足，腠理空虚，复因涉水受寒，致风寒湿邪乘虚侵袭，经络受阻，发为痹证。取穴曲池（双）、膝眼（双）、膝阳关（双）、阳陵泉（双）、梁丘（双）。用捻转泻法，开始针刺前4穴，自第2次针后，肘膝关节冷痛即觉逐渐减轻，但终未根治。遂于第14次时，除继续用前4穴，加针梁丘穴，冷痛当即几近消失，续针2次竟告痊愈。

按：本例采用局部为主的取穴法，并遵"虚补实泻"的治则。施以捻转较重、角度较大的捻转泻法，以疏通闭滞的经络气血，使风、寒、湿三气无所依附而痹证得解，虽然肘关节冷痛仅取曲池一穴而告愈，但对膝关节如取膝眼、足阳关、阳陵泉等穴，冷痛仅减轻而已，遂改弦易辙，法外求法，独针梁丘穴3次而终收全功。考梁丘穴系足阳明胃经的郄穴，"郄"有空隙之意，是诸经经气深聚的部位，本例风、寒、湿三气入侵较深，非郄穴难胜重任，证住临床果验，由此也证实了经穴所具有的特异性。

医案五

朱某某，男，10岁，杭州清河坊人。腮下肿胀3天半（父代诉）。耳下焮热肿胀，以右侧为最，压之痛甚，张口不利，咀嚼尤感困难，3天来渐趋加剧，身热恶寒，眩晕欲呕。某医院诊断为"急性流行性腮腺炎"，曾注射及口服西药（不详），治疗无效，特来本诊所求治。脉象浮数，舌苔薄黄，面赤神怠，两腮肿大如核桃，压痛。此系瘟毒之邪内蕴，发为痄腮。治拟清热解毒、疏风散结。取穴商阳、耳尖（双侧）点刺出血；大椎，深刺重

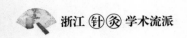

泻；翳风、颊车泻法。经4次治疗，病愈。

按：急性流行性腮腺炎是病毒所致的急性传染病，俗称"大头瘟"，属中医"瘟毒"范畴。因瘟毒之邪壅遏少阳、阳明之脉，结于腮间，故焮热肿痛。本病发病急骤，当属实热证候，宗"急者治其标"的原则，故用泻法治疗。耳尖为奇穴，商阳为手阳明之井穴，点刺出血以泄阳明火毒，疏导经气；大椎为阳经之会，泻之可清热解毒、疏风达邪；翳风为三焦经和胆经之交会穴；颊车属阳明经穴，泻之可疏散少阳风热和清阳明蕴热。诸穴协同，其病自愈矣。

三、楼百层医案

医案一

胡某某，男，12岁。自幼尿床，一直未愈，现每夜尿床2～3次，午睡时亦常遗出。夜寐特深，不易唤醒，即或拖唤起床，促其排尿，亦迷迷糊糊，很少有清醒状态。

处方：关元、肾俞（双）、三阴交（双）。

操作：概用提插补法。初3日每天针1次，以后隔日针1次，自第1次针后即无尿床出现，针至6次，因患儿不愿继续针而停止。之后曾联系观察达1年之久，未见尿床复发。

按：本病主要是由肾气不足、气化功能减弱所致。取用关元、肾俞、三阴交等穴，并运用"急按慢提"的提插补法"推阳气之内交"，以补肾元，使肾气充盈，肾阳得温，肾经功能得以恢复，则尿床自愈。

医案二

楼某某，男，13岁。病起于麻疹后，至今已5～6年，初时仅年发2～3次，近年来频繁发作，遇冷尤甚。发时带哮鸣音，呼吸困难，运动则更剧，胸部窘迫，呼气较吸气延长，不能平卧，面呈青紫色，曾经中西药物治疗，效果不显。

患儿形体消瘦，面色㿠白，舌淡苔薄，脉象细弱。病由痰浊内阻，肺失宣降，故一遇风寒则气郁痰壅而哮喘作矣。又因反复发作，肺气受阻，累及于肾，致肾不纳气，而动则喘甚。征之于平时的一派虚象，当属肺肾两方所致，治宜求其本，用隔姜灸法以补肺肾二脏真元之气，而防治其发作。

处方（分下列3组，顺序轮番使用）：①肺俞、灵台；②肾俞；③天突、膻中。

操作：用隔姜灸法。以生姜切片约1分厚，针刺数孔，置于施灸穴位，上放艾炷（约半个枣核大）燃烧，患者觉灼痛时，将姜片微微提起，待稍觉和缓仍放置之。上述3组腧穴，每日施用1组，每次每穴灸5～7壮，以9天（每组穴位轮灸3次）为一疗程。

按：针灸治疗本病，笔者曾观察过多例，效果堪称满意。哮喘发作时以针刺合谷、列缺、定喘（大椎穴旁开5分～1寸）等穴，用捻转泻法，结合留针10～15分钟，常可立即缓解喘息。缓解期（常在伏天）则灸上述3组穴位。其中取肺俞以培益肺气，肾俞以填补肾气，合膻中以顺气，灵台以止喘，天突利咽喉而调肺系，则哮喘之发作自可防止。实践证明，尤以儿童疗效为佳。本例灸治后曾追踪观察达5年之久，未见复发。

医案三

章某某，女，42岁，工人。大便稀溏，日泻2～3次，夹杂不消化残渣，迄今已有1年，病起于饮食失调。近觉腹胀不舒，肢软神疲，胃纳乏味，舌嫩苔白，脉象濡细。患者面色萎黄，精神不振，病由脾胃虚弱、健运失司所致。

处方：脾俞（双）、天枢（双）、足三里（双）。

操作：提插补法。自第3次针后，大便转干，第6次后大便完全正常，即停针观察。次春又患头痛来针，据诉针后大便一直正常，未见复发。

按：背俞是脏腑经气输注于背部的腧穴，募穴是脏腑经气汇集于胸腹部的腧穴。本例取脾的背俞穴脾俞，大肠的募穴天枢，再加胃之合穴足三里，三穴配合以调整胃肠之气，并运以提插补法"推阳入内"，则对促进胃肠运化与传化功能恢复正常，自能起到一定效果。

医案四

杜某某，女，50岁，职工。大便艰涩难排，3~5天一行，迄今已2~3年，近数月来延至7~8日始能排便1次，虽用力努挣，仍不通畅，伴纳差、腹胀、苔黄脉滑。曾服蜂蜜等润肠通便，均乏显效。病由肠胃气机郁滞，健运失司，腑气不通、传导功能失常所致。

处方：大肠俞（双）、大横（双）、支沟（双）。

操作：提插泻法。每日针1次，每次针后1小时内能排便少量，但逾时就难排出，故嘱其每日规定时间登厕，以配合针治。针至10次大便已趋正常。

按：本例取大肠俞疏通大肠腑气，大横运脾通便，支沟宣通三焦气机，再运以"急提慢按"以"引阴气之外出"的提插泻法，则大便自通。现代病理学认为，造成便秘的原因，主要由于大肠运动的减弱，因此，只有运用刺激量较轻的提插泻法以促使其蠕动增强，方能致大便的通行；若以强刺激为泻法来理解与运用，则会对蠕动起到更加抑制的作用。

医案五

吴某某，男，36岁，干部。病初自觉头痛，面部麻木，持续3天后，发现左侧面肌弛缓，眼睑、口角下垂，不能皱额、蹙眉，闭目不紧，眼裂颇宽，鼻唇沟消失，也不能做唾吐、鼓腮等动作。

处方：瞳子髎、阳白、下关、颊车、地仓（均左侧）。

操作：概用捻转补法针刺。初3日每天针1次，以后隔日针1次。自针3次后面部麻木感减轻，第4次后麻木全除，第5次后诸症好转，口歪明显转正，至10次后眼睑已能闭合，诸恙悉除，病告痊愈。

按：本病多由脉络空虚，风寒之邪侵入阳明、少阳之脉，以致经气阻滞，经筋失荣，肌肉纵缓不收，而现面部麻木等症，故遵《标幽赋》"大抵疼痛实泻，痒麻虚补"的治则，取阳明、少阳两经经穴，概施捻转较轻、角度较小的捻转补法，以通调经脉气血而恢复经筋的失荣。

四、杨楣良医案

医案一

李某某，女，33岁，已婚，农民，1977年9月6日初诊。咽喉肿痛4天。患者4天来恶寒发热，头痛，咳嗽，痰出不爽，鼻流清涕，咽喉干燥作痛，吞咽困难，口渴喜饮，全身违和。某医诊断为"感冒并急性扁桃体炎"。考虑用青霉素、链霉素治疗。乃先做青霉素皮试，在皮试过程中，患者即呼口唇及四肢发麻、头晕不适、心慌、心悸、气怯、恶心、胸中懊侬、烦躁不安，旋即摔倒人事不省。

临床所见：面色苍白，口唇发绀，全身冷汗淋漓，尤其颜面汗下如注，呼吸微弱，四肢厥逆，脉细欲绝，心率40次/分，血压65/90mmHg。

辨证施治：气闭厥逆，大汗亡阳，脉伏欲绝，病势险笃，证系青霉素药物过敏所致，先治其急，回阳固脱为要，以冀脱险境。

治疗经过：速刺内关穴，呈75°，向心性双手齐刺入针，施捻转补泻行守气法，使针感向上传导；再刺百会穴平补平泻，双艾条温灸气海穴约5分钟后，患者已能以微弱的声音说出"我头晕"。此时心率回复至50次/分，连续针灸10分钟后，心率62次/分，口唇已逐渐转为红晕，自觉胸膈稍为宽快，心悸惕怵亦转平稳，再留针20分钟后，心率已恢复至70次/分，血压回升至105/68 mmHg，颜面红晕，四肢转温，除稍感眩晕及疲惫之外，其他诸症消失，化险为夷，欣然回家。

按：本案属青霉素过敏性休克，临床偶有发现。往往突然昏厥，若失抢救良机，常能导致严重后果。本案发生在皮试过程中，在药物未能及时供应的紧急情况下，急刺内关，以强心苏厥，阻遏危象发展；头者诸阳之会，元神之府，针百会以通督振阳醒脑；温灸气海以温煦下元，回阳固脱。针灸兼施，救治及时，终于转危为安。

医案二

张某某，女，25岁，农民，1975年4月15日初诊。二侧颈部淋巴结肿胀，左侧已3年余，右侧亦已4月余。以左侧为甚，始为黄豆大小，继则逐渐增大增多，时有低烧，五心烦热，盗汗，周身疲惫，纳谷不振，因而不能坚持日常劳动。多年来曾服抗结核药物、肌注链霉素及中药治疗，仍未奏效，尤其连续使用链霉素等药后，身觉有耳鸣等反应而停药，乃来我院治疗。

慢性病容，形体消瘦，二侧颈部自锁骨以上、乳突以下可触及小如黄豆、大如粟状之结核，以左颈为多，并高出皮肤，颈部转动感到不适，脉象弦滑，舌质淡，尖赤，苔薄白根腻，面㿠白无华。

证属"瘰疬"。系痰火凝聚，气郁不解，湿邪潴留，滞于颈下所致。宗《内经》"结者散之"的原则，治拟消结软坚，疏调少阳经气。

治疗经过：患者取侧卧位或侧伏位，局部常规消毒，术者持特制的火针在酒精灯上烧红，拭去烟煤，一手固定淋巴结，一手轻捷迅速地将针刺入淋巴结之基底部，呈梅花形状刺3～5下，刺入后迅即将针拔出，上涂磺胺软膏，以消毒纱布块覆盖固定，每隔3～10天治疗1次。

4月22日二诊：经火针治疗后，多日来已无低烧出现，盗汗减少，近日已基本未见盗汗，纳谷增进，自觉精神振作，已能操劳家务，颈部转动似无不适，结核触之转软，有缩小趋势，患者颇感兴奋。脉象弦滑，苔薄腻，证势渐趋好转，治按上法。

4月28日三诊：右颈淋巴结已缩小如黄豆大小，左侧亦明显转小，且质软，已无五心烦热之象，面转红润，已能参加田间一般体力劳动，自觉精神倍增，精神愉快。

5月5日四诊：双侧颈部已无粟状大小之淋巴结，黄豆大之结块亦趋减少，已无咽干口渴等症。脉弦，苔白润，自述为患病3年来所未有的好现象。

5月15日五诊：仅有颈部散在如绿豆大小之淋巴结数个外，其余肿大之颈淋巴结均已消失，并追踪观察3年余，再未见有增大和新的发现。

按：颈淋巴结肿大一病，中医称之为"瘰疬"，俗称"鼠疮"。有关本病的记述，始见自《灵枢·寒热》，楼全善著《医学纲目》谓"结核连续者为瘰疬"。此证好发于颈之二侧，其结核小似粟，大如栗，往往成串丛生，甚则溃破溢胀，长年累月，缠绵难愈。其病因主要为肝气郁结，气郁久而化火，烁液成痰，痰蕴已燔，少阳经络阻遏，经气壅涩，郁结颈项之故。本案尚未溃破，为火针之适应证。火针具有温阳通络、活血化滞、软坚散结、温经散寒等作用，治疗得法，故仅5次即愈。

医案三

周某某，女，30岁，已婚，旅馆服务员，1962年12月12日初诊。右侧乳房已肿胀疼痛1周。开始于产后第7天，恶寒发热，周身不适，四肢疲怠，即觉右侧乳房发胀，乳汁不畅，继之渐趋红赤焮热。曾去某医院外科治疗，诊断为"急性乳腺炎"。经用抗生素及中草药治疗，未能控制病情，遂来针灸治疗。

体温38.9℃，面赤，右乳房肿胀，焮热红赤，右3～4肋乳中线处有3cm×5cm之硬结，乳头之前下方有2.5cm×5cm之硬块，触之质硬，局部压痛，尚无波动感，乳头有皲裂可见，脉象弦数，舌质淡红，舌苔黄腻。

辨证施治：证由阳明湿热内蕴，少阳郁热化火，而热毒自成。属乳痈之证。治宜清热解毒、化瘀散结。

处方与操作：少泽、商阳、三棱针点刺出血，曲池、足三里（均双）、肩井、极泉（均右）、膻中施透天凉手法，留针40分钟，留针期间重复手法2次。

12月12日下午二诊：体温降至38℃，已不觉恶寒，乳房胀痛略减。脉来弦紧，舌苔黄腻，再按上方之意去足三里加刺患侧期门为治。

12月13日上午三诊：体温37.6℃，偶有乳汁溢出，乳房胀痛感大减，述昨日下午起，乳部出现凉感，有时右侧半身亦有凉意，局部红肿基本消退，乳上之硬结缩小为2cm×4cm，质稍软，乳下之肿块缩小为2.5cm×3.5cm，患部压痛逐减，精神好转。大便已数日未解。脉弦滑，舌淡，苔薄白中黄。再拟清解兼通腑为治。取肩井、期门（均右）、少泽三棱针出血，曲池、上巨虚、支沟（均双）透天凉手法，留针35分钟。

12月13日下午四诊：体温37.3℃，上午诊后有肠鸣，大便已下，自觉精神大为好转，食欲增进。针曲池（双）、肩井（右），均行泻法；足三里、膻中行平补平泻法。

12月15日五诊：体温37℃，乳房已无胀痛感，乳上之硬结已缩小为1.5cm×2cm，乳下之肿块也缩小为2cm×2cm，且按之质软。脉弦，舌苔薄黄。湿热渐解，此恙已有好转之象。针曲池、上巨虚（均双）、肩井（右），施泻法，膻中施平补平泻法。

12月16日六诊：体温正常，乳上之硬块已基本消失，乳下之肿块缩小为0.5cm×1cm，压之基本不痛，乳房肤色正常，脉转平和，舌苔薄白。治宜和营通络，巩固疗效，并嘱其隔日复诊。取足三里、曲池（均双）、膻中、肩井（右），施平补平泻手法。

12月18日七诊：肿块也已消失，诸症悉除，乳痛已愈矣。

按：急性乳腺炎，中医称"乳痛"。本病常罹患于产后2~6周的哺乳期，初产妇尤为多见。其病因病机多由于情志失调，肝郁不舒，导致乳汁壅滞；或因产后饮食不节，过食厚味，阳明蕴热，聚而成块，发为"乳痛"。本案乃由上述原因，加之乳头皲裂，邪毒经此侵及乳络，气血运行失畅，故病来势急骤。查乳房为足阳明经所过，乳头为足厥阴经所属，治疗时采用手阳明大肠经之合穴曲池，疏导阳明的积热，为清热解毒之要穴。三棱针点刺少泽、商阳等穴以增强清泄邪热、行气止痛的效应。肩井为手少阳、足少阳、足阳明与阳维脉之会，加刺期门、极泉以理气疏肝，清阳明、少阳之郁热。取足三里以健胃、醒脾、利湿，支沟、上巨虚以导滞通便，膻中为"气会"，治以宽胸理气、疏通乳络、消肿散结。

本案病之初起，乃属急证、热证，应首重标治，故概用泻法，且每日二诊以截断病势的逆转。随着病情的转机，治法亦当随症而异，可见辨证施治的意义，临床不可忽视。

五、董正雅医案

医案一

高某某，女，23岁，已婚，会计，1962年8月8日初诊。两下肢瘫痪已40余天。6月中旬发热头痛，两足发酸，去医院就诊，体温39.8℃，注射针剂服药片，于次日体温稍退，两足酸减，但辄彻夜难寐，诊断为"流行性感冒"。过3日，两足萎软乏力，渐至瘫痪，某医院诊断为"脊髓灰质炎"。住院30天，出院时两下肢瘫痪，不能起立，而来针灸科治疗。

形体矮胖而微红，神情忧虑，眼珠略突，两足软瘫，肌肉松弛，语言顺利，头晕腰酸，夜寐不宁，胃纳不香，月经量少色淡，脉细弦，舌淡红，苔薄，膝跟反射消失。证系"痿躄"（两下肢松弛性瘫痪），治拟益气血（独取阳明），补肾督，舒筋活络。

处方：

1.大椎补、肾俞补、腰阳关补、环跳平补平泻、风市平补平泻、梁丘平补平泻、足三里补、绝骨补、解溪平补平泻、复溜补。

2.身柱补、命门补、次髎平补平泻、伏兔平补平泻、阳陵泉平补平泻、丘墟平补平泻、三阴交补。

两组处方，交替使用。

睡眠差加神门补、内关补。

胃纳差加胃俞补、中脘补。

操作：补法，得气后紧按慢提，按时加重左捻，5～7度（每度为半分钟）。平补平泻，得气后徐进徐出，5～9度（每度为半分钟）。泻法，得气后紧提慢按，提时加重右捻，4～8度。

四肢穴留针20分钟，余针持续得气30秒左右即出针。

15次为一疗程，休针3～5天后续第二疗程。初疗程每日1次，第二疗程起改为隔日1次。

治疗5次后，两膝仰卧时能提高离床4～5横指，两大腿向内、外方稍能移动。处方、操作法同上。

治疗10次后，能依坐床上1～2小时，不感腰酸，能翻身，能下床扶行数步，5～6分钟后，两下肢皮肤发紫而冷。处方、操作法同上，加足阳明、太阴下肢经线循经点刺法，每隔1寸许点刺1针，每次反复2～3次。

治疗16次后，能下地自扶床边行走10分钟左右，提足离地约2寸，皮肤仍发紫而冷，肌肉张力仍差。处方、操作法同上，加肝俞补、脾俞补。足阳明、太阴下肢经线改用梅花针轻叩。

治疗25次后，患者情绪有些悲观、思想顾虑较重，对病能否治愈信心不足。为此加强治疗、安定情绪。穴法同上，加内服中药人参养荣汤和左归丸二方加减，每日1剂。

治疗40次后，精神渐增，在房内扶壁行走来回数十步，提足高5寸，皮肤紫红减退、温度增加，眠食较好，月经逾期。穴法同上。

治疗60次后，坚持加强锻炼，每日在房内来回走5～6次，每日锻炼2～3次，提步高8寸，大小腿肌肉张力增强，月经已2个月未行。穴法同上。

治疗75次后，能在房内单独搭物行走，提步亦轻活，皮肤色泽渐趋正常，日常生活可自理。月经仍未行，但无腹胀等不良感觉。

出院带回人参养荣丸和左归丸，每次各10g，日服2次，开水吞。

出院2个月后，来信说：回单位从事轻工作，已能独行外出2～3里路，但在上楼跨步时，举力仍差。月经已行，余均好。

1年后来杭州，行走略慢，提步不够高，余均正常。

按：热痿一证，现代医学认为是脊髓灰质炎所致。成人患此病在临床较为少见。本例肝肾素亏，如头晕腰酸，月经寡少、色淡诸症。今因热邪伤肺，阴津受耗，不能滋养筋肉而痿躄不用。故治疗针、药内外并治，收效较大。针灸重点取督脉、阳明为主，以调气血，温养补肾治其本，兼用太阴、少阳，梅花针活络舒筋。中药内服养营益气，滋补肝肾，扶本元强筋骨，相得益彰。

医案二

陈某某，男，42岁，教师。右小腹疼痛、大便稀烂已4月余。去年秋天，右小腹隐痛，牵引两侧，历时月余，渐见大便稀烂，日行二三次，经某医院住院检查，诊断为"乙状结肠痉挛"。经用西药治疗无明显效果。胸腹胀闷，便溏次多，胃纳减退，睡眠素差，腰背酸胀。形体中等，面色略淡黄，声嘶，右小腹按压隐痛，脉细滑带弦，苔白腻。

两侧小腹属肝脉循行，即起小腹，肝气郁滞，气机不调；脉见弦滑，木郁克土，肠胃运化失司，湿浊内阻，而见小腹作痛、便溏次多、苔白腻而黄、胸闷腹胀、纳少诸症。治拟疏肝理气，健脾和胃。

处方：内关、公孙、足三里、太冲、中脘、气海、腹结、大肠俞、胃俞。

操作：用补法，得气后，紧按慢提，随时加重左捻5～9度（每度为30秒）。平补平泻得气后，徐进徐退5～9度。泻法得气后，紧提慢按，紧提时加重右捻6～8度。隔日1次，10次为一疗程。

初诊，针刺内关、公孙、足三里、太冲（均平补平泻）、腹结（泻法），留针20分钟。大肠俞（补法）得气后捻运30秒出针。

治疗3次后，少腹隐痛减轻，大便每日2次已成形，肠鸣矢气，睡眠差。取穴同上，加刺气海（平补平泻），留针20分钟。

治疗8次后，小腹痛已除，大便先实后溏，睡眠4～5小时。取穴内关、足三里、中脘（均补法），太冲、气海（平补平泻），留针20分钟；胃俞、大肠俞（均补法），得气后捻转30秒出针。

治疗12次后，脘腹胀痛消失，大便成形略细，每日1次，眠食亦安。取穴同上，以巩固疗效。

后因工作关系，停止治疗，4个月后随访痊愈。

按：小腹为肝、胆、脾、胃四经所布，而以肝胆为主。本案以小腹作痛，历时月余，后见便溏次多，其病在厥阴、少阳二经。先病在肝胆，后病便溏在肠胃，为肝胆气郁；日久，横逆犯胃，肠胃失和，纳化失司，则见便溏纳少诸症。取太冲肝之原穴，能疏肝理气；内关、公孙二穴乃阴维、冲脉交会穴，善治中满痞胀，肠鸣溏泄；足三里胃之合穴，腑病取其穴，能健运和胃化浊；气海、腹结，导气滞，散腹结；胃俞、大肠俞为二腑背俞穴，以调和气机，促进生化吸收功能，以达治疗之功。

医案三

陈某某，46岁，会计。头摇手抖，已2月余。病前曾发热、咯血近月，经治痊愈，渐见头摇手抖，复加情绪刺激，抖摇加重，伴头痛、握笔无力，遇疲劳、精神紧张则明显加重。形体不丰，面色萎黄，精神疲软，语声息短，头摇阵阵，右手握笔颤抖，睡眠不宁，胃纳较差，二便正常，脉细弦，舌红苔薄。证系阴血亏耗，肝风内动，发为震颤。治拟育阴平肝，息风宁神。

处方：太冲、照海、神门、合谷、风池、足三里、三阴交、肝俞、肾俞。

操作：用补法，得气后紧按慢提，按时结合左捻重5～9度；平补平泻，得气后徐进徐退7～9度；泻法，得气后紧提慢按，紧提结合右捻重6～8度。

初诊，取太冲、照海、神门、足三里（均补法），合谷、风池（均平补平泻），留针20分钟。隔日针灸1次，10次为一疗程。

治疗两三次后，头痛减少，睡眠安，精神振。取神门、太冲、足三里（均补法），风池（平补平泻），留针20分钟，肝俞、肾俞（均补法）得气后即出针。

治疗六七次后，手抖已止，偶尔摇头，睡眠、食正常。取穴同上，加三阴交（补法）留针20分钟。

治疗9～15次后，诸症均消。取穴内关、神门、足三里、三阴交（均补法）留针20分钟，肝俞、肾俞（均补法）得气后即出针。

按：摇头手抖，虚风为多。多因久病未复，病后失调，失血过多，阴虚血亏，肝肾两亏，不能涵养肝木，致风阳上扰。"头为诸阳之会，唯风可到""诸风掉眩，皆属于肝"。本案为病后阴血亏虚，兼受情志怫郁，肝气不调，化风上宣巅顶，而见头风旋摇、手抖乏力之症。取太冲以平肝息风，照海养肾阴以涵肝木，神门养心宁神，合谷配太冲名为"四关"，合谷、风池能平息肝胆之风，足三里、三阴交调脾胃养生化源，肝俞、胆俞调本脏之气化以治其本，从而获得痊愈。

六、马石铭医案

医案一

金某某，男，59岁。患者晨起突然发现右侧面部麻木，1周后来院门诊。右侧额部皱纹消失，不能皱眉，语言不清，嘴角向左侧歪斜，唇沟变浅、水肿，舌体偏向健侧，口角流涎，喝茶水时外流，伴有患侧耳后部疼痛，性情暴躁，口臭，大便干燥。

处方：患侧阳白、太阳、头维、印堂、攒竹、鱼腰、丝竹空、睛明、四白、下关、颊车、大迎、迎香、禾髎、地仓、承浆、夹承浆、金津、玉液、风池、翳风穴，以及百会、人中、健侧合谷穴。

操作：每次选7～8穴，每次必针合谷穴。均采用浅刺多捻针法，中等刺激，平补平泻。每日1次，经7日针刺后，诸症趋向好转，但尚不能闭眼及皱额眉，继续治疗15次后，症状基本消除，共针25次，全部恢复。

按：本案患者年近花甲，正气渐衰，外邪侵袭，累及阳明经筋而发病。今主取阳明、少阳经穴，采用浅刺多捻法，以扶正祛邪，面瘫初起尤当浅刺，以利恢复。

医案二

金某某，男，4岁。畏寒发热、恶心呕吐、烦躁不安1周后，右下肢麻痹瘫痪，不能站立及行走已2月余，检查见右下肢肌张力降低，腱反射消失，患肢痛觉消失。肌肉萎缩，皮肤温觉较健肢下降，足明显下垂，坐时腰部无力而弯斜。曾在儿童保健院诊断为"小儿麻痹后遗症",经某医院等针刺治疗多次无显效,来我院进行针灸治疗。取穴胃俞、秩边、膏肓、环跳、承扶、髀关、风市、伏兔、解溪、丘墟、中封、太冲、内庭、八风、涌泉、里内庭、足三里。每次配6~7穴,每日针1次,采用浅刺多捻手法。1周后肌肉渐有针感。坚持针刺并配合按摩治疗2个月,患肢开始出现屈伸等自主活动,但步履仍不稳健,又经4个月临床治疗,症状全部消失,基本治愈。

按:此属痿证。邪热伤肺,阴血耗损,筋肉失其濡养而发痿躄之证,治遵"独取阳明",培补气血,强壮筋骨,以利恢复。

七、孔尧其医案

医案一

金某某,女,34岁,1987年9月18日初诊。近年消瘦乏力,失眠,头昏头痛,精神恍惚,哭笑无常,哭多于笑,哭前有预兆,哭时泪溢、抽搐,3~5分钟即停,日发作10余次,舌淡,苔薄白,脉弦细,诊断为癔病(脏躁)。取额旁二线(左)、额中线、顶中线,引抽气法,留针24小时。行针时,配合腹式呼吸,意守丹田。针后症状得到控制,当日仅发作1次;隔日1次,续针10次,病证告愈。

医案二

赵某某,女,65岁,1987年11月27日初诊。患者今日心情不遂,晚饭后突然感到左胁疼痛,呈胀痛和刺痛,逐渐加剧,以致不能俯仰转侧,经按摩揉搓均无效。面色潮红,烦躁,左侧第9、10肋间疼痛拒按,舌质红,苔薄黄,脉弦数,系肝郁气结胁痛。取额旁二线(右)、额中线,引抽气法,并按摩胁部疼痛部位。在行针中,疼痛逐步减轻,直至消失。随访无复发。

按:头穴额旁二线可治中焦疾患,有疏肝和胃、利胆清肠之功。额旁二线位于头临泣穴下1寸，属足少阳胆经。因肝位在右，故应用缪法而刺其左，以疏利肝气。肝气条达，情志舒畅，诸症悉除。针刺治疗郁证的同时，必兼治神，这样既对因又对证，既治标又治本，相得益彰，实可收事半功倍之效。而治神之穴，多选额中线、顶中线。额中线位于神庭穴下1寸，属督脉，有宁神、定惊、止晕、开窍之功；顶中线即百会穴至前顶穴，也属督脉，有平肝潜阳、益气升阳、舒筋通络之效。同时，也可配额旁二线（右），以健脾补气、益血宁神；配额旁一线（右），以宁心安神；额旁一穴位于眉冲穴下1寸，归属足太阳膀胱经。以上诸穴相配，尚可辅佐主穴化解血、痰、湿、热、食诸郁。

医案三

赵某某，女，28岁，工人，1988年2月25日初诊。患者未婚时发现两侧乳房均有肿块。1987年3月怀孕后，4月体检时发现左乳肿块，疼痛，步行受震动时尤甚，5月后疼痛消失。12月5日分娩，系难产。婴儿健康。产后左乳胀痛，热敷后减轻，至1988年1月中旬，左乳肿块疼痛，乳头有脓样分泌物，相对应背部有刺痛，服复方新诺明片3天，未用其他药。今日来针灸科求诊。面部焮红（体温36.7℃），恶寒发热，左乳肿块胀硬疼痛，相对应背部压痛。血液检验：白细胞11×10^9/L，中性粒细胞86%，淋巴细胞14%，诊断为"乳痈"。取额旁二线、额顶线1/3节段，行抽气法，并按摩乳房硬块。针后即觉左乳胀痛锐减，背部刺痛鲜见。嘱留针至第2天。次日复诊，恶寒发热已除，左乳房与右侧宽胀程度相似，背部相应部位时有痛感。血液检验：白细胞9.5×10^9/L，中性粒细胞71%，淋巴细胞26%，嗜酸性粒细胞3%。能用吸乳器吸出乳汁，左乳疼痛明显减弱。继以上法巩固疗效，运针3～4次。2月27日复诊，背部痛感消失，夜寐安，乳房两侧相差无几，左乳无胀痛，仅抚摸时有轻微疼痛。继续用上法治疗，每天1次，至2月29日复诊，婴儿能吮患乳，乳房肿块变软，无刺痛。血液检查：白细胞7.5×10^9/L，中性粒细胞70％，淋巴30％，诸症悉除告愈。

　　按：乳痈多由产妇嗜食厚味、胃经积热，或忧思恼怒、肝气郁结，或乳头破裂、外邪火毒侵入乃致，故常责之于肝胃。《类证治裁·乳证》云："乳证多主肝胃心脾，以乳头属肝经，乳房属胃经。"故头皮针治疗时，取额旁二线和额顶线中1/3，皆以该两线主治中焦病证，可获疏肝和胃、行气散结之效。所用抽气之法，乃出自《针灸大成·金针赋》之"抽添法"。"抽添即提按出纳之状，抽者提而数拔也，添者按而数推也"（《针灸问对》），故属提插补泻范畴。抽气泻法手法重、刺激量大，易激发经气。笔者在28例观察中，不仅红肿、疼痛很快消退，且白细胞计数及其分类也随之正常，其泻火、消肿、止痛之功显而易见。在头针运针和留针期间，配合按摩患乳肿块，既可引导经气流注患部，加快头针得气获效，又可疏通乳络，促使肿消结散。治疗中有无自我按摩的配合，对疗效影响很大，临床不可忽视。